U0395911

中医肾脏病学

主　编　魏明刚

副主编　何伟明　强　胜

张　露　高　坤

杨明正　夏　平

苏州大学出版社

图书在版编目（CIP）数据

中医肾脏病学／魏明刚主编．—苏州：苏州大学
出版社，2022.6
ISBN 978-7-5672-3955-5

Ⅰ．①中⋯ Ⅱ．①魏⋯ Ⅲ．①肾病（中医）－诊疗
Ⅳ．①R256.5

中国版本图书馆 CIP 数据核字（2022）第 112233 号

中医肾脏病学

魏明刚　主编

责任编辑　肖　荣

助理编辑　何　睿

苏州大学出版社出版发行
（地址：苏州市十梓街 1 号　邮编：215006）
苏州工业园区美柯乐制版印务有限责任公司印装
（地址：苏州工业园区双马街 97 号　邮编：215121）

开本 787 mm×1 092 mm　1/16　印张 21.75　字数 463 千
2022 年 6 月第 1 版　2022 年 6 月第 1 次印刷
ISBN 978-7-5672-3955-5　定价：98.00 元

若有印装错误，本社负责调换
苏州大学出版社营销部　电话：0512-67481020
苏州大学出版社网址　http://www.sudapress.com
苏州大学出版社邮箱　sdcbs@suda.edu.cn

《中医肾脏病学》编委会

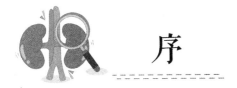 # 序

　　中医理论，源远流长。自《内经》《难经》以来，分五脏，列六腑而论周身体用。在中医理论体系中，肾的生理功能主要有三点：肾藏精，肾主水，肾主纳气。肾藏精是肾的核心功能，肾主水、主纳气的功能是从其衍生出来的。基于此，历代医家传承创新，不断丰富和完善中医肾脏病学说。遍览先贤著作，关于肾脏病的经典理论和方药灿若星河。

　　立足于生理、病理、药理及解剖基础之上的西方医学，依托日新月异的科学技术，在影像、检验、制药等领域独领风骚，引导着世界医学的潮流。肾脏病学作为现代医学的一个重要组成部分，在诊断和治疗方面也取得了令人瞩目的成就。

　　《中医肾脏病学》既从中医学的视角，系统阐述了对肾脏病的认识、发展和诊治方法，又将当前肾脏病学领域内最新的研究方法和最新的研究成果贯穿其中，注重基础和临床相结合，是一本不可多得的医学书籍。本书由国内知名院校的肾脏病专家们参与编写，展现了以魏明刚教授为代表的学者们在肾脏病学领域内多年的研究心得和临床体会，也集中体现了"开放的传扬风格"和"立新的学术风格"，临床选方用药"和缓醇正，平淡轻灵"，继承和发扬了孟河医派的学术特色。

　　甚是欣慰，为之作序。

南京中医药大学附属医院（江苏省中医院）

国医大师　郭燕勤

# 前 言

　　《中医肾脏病学》从中医学的视角阐述了对肾脏病的认识、发展及诊治方法，密切关注肾脏病最新研究方法和临床工作的开展情况，注重基础与临床相结合，将当前肾脏病学领域的最新成果介绍给读者。本书集基础性、科学性、先进性、实用性于一体，是一本不可多得的医学工具书。

　　本书与2018年出版的《肾脏病的基础与临床研究》相辅相成，分别从中医和西医两个不同的视角展示了肾脏病的基础研究与临床研究，可供与肾脏病学相关的学生、医生、科研工作者阅读。本书虽然主要围绕肾脏病探讨问题，但其研究方法和研究思路对于与中医学相关的所有学科均有借鉴价值。

　　本书的编写获得国家自然科学基金、江苏省第六期"333高层次人才培养工程"、教育部产学合作协同育人项目、江苏省中医药科技发展计划项目和苏州市科技局应用基础研究项目的支持。由于编写时间紧迫、编写水平有限，书中难免有疏漏与错谬之处，敬祈使用本书的读者不惜斧正，提供宝贵意见，以便能使本书不断修订和完善。

魏明刚

2022年6月于苏州

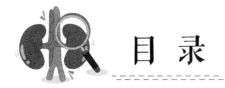

目　录

第三章 中医名家及中医流派论治肾脏病

第四章 肾脏病的科研方法概述

第一章

肾脏病溯源

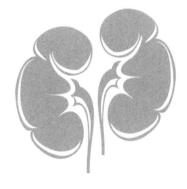

第一节　肾脏是生命之本

"肾"字，最早见于篆书，形声字。小篆从肉（月），臤声。隶变后楷书作"肾"。《说文解字·肉部》："肾，水藏也。从肉，臤声。""臤"本义为坚固，有力，多才。甲骨文中无"肾"字，与其同音的"身"意为妇女怀有身孕，从造字来说，肾代表生、坚、贤等义。

随着医学理论的发展及临床经验的积累，人们对于肾的认识通过"道""象""器"三个层次延伸，即《易传·系辞上》所言"形而上者谓之道，形而下者谓之器""见乃谓之象，形乃谓之器"。道所论为基本规律，属抽象逻辑范畴；象反映事物的联系，属理性认识范畴；器则描述具体形态。

中医之道以阴阳五行为基础，《吕氏春秋·十二纪》中记载孟冬之月祭先肾，乃五脏配五行之起源。《素问·五运行大论》曰："北方生寒，寒生水……在脏为肾。"五行与五方、四时、五味、五音等相配，肾五行属水，方位在北，通于冬气，味咸，音羽。进一步延伸至历法、术数、八卦，如壬癸为水，癸为阴水，肾为癸。《易传·说卦》言坎为水，配北方，肾对应坎卦。《河图》："天一生水，地六成之。"水之生数一，成数六，所以肾其数为六。

就阴阳属性而言，肾为阴中之阴，《素问·金匮真言论》："腹为阴，阴中之阴，肾也。""阴"在甲骨文中一出现，本义为背对阳光，如《周易·中孚》中"鸣鹤在阴"，后延伸为事物的发展变化，如《易传·系辞上》言："一阴一阳谓之道。"一般来说，具有黑暗、寒冷、向下、内藏、闭合等属性的称为阴，反之为阳。值得注意的是，阴阳属性是相对的，且可互相转化。肾五行为水，解剖位置在人体偏下方，又与自然界冬气相通应，故在五脏中为阴中之阴。

根据肾五行属水，且通于冬气，类比而推肾主蛰。《尚书·洪范》曰："水曰润下。"五行中水的特性为滋润、闭藏、寒凉等，而冬日万物闭藏，再经过对人体生理、病理现象的反复观察和比较，确定了肾具备封藏属性，故《素问·六节藏象论》载："肾者主蛰，封藏之本，精之处也。"肾主蛰是目前中医学界认知中肾的主要生理特性，其也决定了肾脏生理功能的主要特点——肾藏精。

肾藏精是肾最基础的生理功能。"精"本义为择选的上等的米，《论语·乡党》曰"食不厌精"，后引申为精气、精微物质。"肾藏精"理论之"精"，即指精华、纯粹、灵气之意，是构成并维持人体生命活动的物质基础。这一概念产生于先秦，由其在哲学思想中的万物之本原发展为中医理论中人体生命活动之原。《管子·水地》曰："凝蹇而为人，而九窍五虑出焉，此乃其精也。"随着《黄帝内经》等中医著作的产生，"肾藏精"理论成为中医学界的主流观点，并逐步形成以下共识：一、肾精为构成人体生命的本原物质；二、肾精分为先天之精和后天之精，其中先天之精禀赋于父母的生殖之精，后天之精来源于脾胃化生的水谷之精；三、肾精的生理效应为促进生殖、生长发育，以及维持、调节生命活动。在肾藏精的基础功能上，肾可以进一步延伸出另外两个生理功能，即肾主水和肾主纳气。

肾主水指肾对人体水液的调节作用。肾主纳气指肾摄纳肺吸入的清气，保持呼吸深度的作用。这两种生理功能皆以肾藏精为基础。简而言之，肾封藏属性决定其可以摄纳潜藏肺吸入的自然界的清气，从而使清气达到一定的深度，以完成气体交换。而肾所藏肾精，气化生成肾气，又分化成肾阴、肾阳，肾阴、肾阳滋养温煦各脏腑，对水液代谢的整个过程具有促进作用。另外，肾自身可以通过肾气的气化作用分清泌浊，形成尿液，这本身就是水液代谢的重要环节。

具体到可见的"器"，与肾直接相关的包括肾、膀胱、尿液、精液、天癸、骨、齿、髓、发、耳及二阴、唾液、足少阴肾经。《素问·脉要精微论》称："腰者，肾之府。"《难经·四十二难》载："肾有两枚，重一斤一两。"这些描述与现代解剖学大致相同。《灵枢·本输》曰："肾合膀胱，膀胱者，津液之府也。"膀胱与肾关系最为密切，控制尿液的排出。精液的排泄也与肾相关，《三元参赞延寿书·欲不可强》言："强力入房则精耗，精耗则肾伤。"相似地，天癸的代谢随肾中精气变化，如《素问·上古天真论》"男子二八，肾气盛，天癸至"。此外，肾主骨、生髓，其华在发，在窍为耳及二阴，在液为唾，属足少阴肾经，相关表述广泛见诸于《黄帝内经》《难经》。如《素问·六节藏象论》"肾者……其华在发，其充在骨"，《素问·四时刺逆从论》"肾主身之骨髓"，《管子·水地》"肾发为耳"，《素问·金匮真言论》"肾开窍于二阴"。《难经·三十四难》："肾色黑，其臭腐，其味咸，其声呻，其液唾。"上述这些可客观描述的外在病变可能提示内在肾的虚损。

由于肾的特殊属性，明代李中梓在《医宗必读·肾为先天本脾为后天本论》首次提及先天之本概念，"善为医者，必责其本……先天之本在肾，肾应北方之水，水为一天之源"，其源于"肾主水""天一生水"的理论，宋代《圣济总录·补益门·补虚固精》"天一在脏，本立始也"的描述可以佐证。经过发展，肾为先天之本实际包含两个层次：从哲学理论上讲，肾主水，天一生水，水为万物之原；就实际功能而言，肾藏精，包含先天生殖之精，为生命形成之本原。

无论如何，肾在传统医学理论中占有重要地位，总结其核心概念内涵，掌握其生理功能，并在此基础上辨证论治，有助于临床疗效的提高。

第二节　中医对肾脏病的认识

因为肾脏病所致的全身水肿，古代医家对其有比较深刻的认识。《吕氏春秋·情欲》有云："身尽府种（卢文弨校当作"疴肿"），筋骨沉滞，血脉壅塞……虽有彭祖，犹不能为也。"这说明古代医家已知其致命性，且将其作为当时的危重症之一给予了足够的重视。这在诸多古籍中均有记载，如《周易·说卦传》中"离为火……为大腹"，是淋证发生腹水的爻辞。《山海经·北山经》中"耳鼠，食之不睬"，"睬"同样指腹水。

随着对疾病认识的不断深入，古籍中出现了对肾脏病水肿的早期描述，如《灵枢·水胀篇》云："水始起也，目窠上微肿，如新卧起之状。"同时，中医学的基本理论体系在这一时期已相对完善，肾属水已形成广泛共识，不难得出水肿与肾相关的结论，如《素问·水热穴论》直接指出水肿病本在肾，"勇而劳甚则肾汗出，肾汗出逢于风，内不得入于脏腑，外不得越于皮肤，客于玄府，行于皮里，传为胕肿，本之于肾，名曰风水"。治疗上，《素问·汤液醪醴论》提出了"开鬼门、洁净府"的基本治疗原则。东汉张仲景在《金匮要略·水气病脉证并治第十四》中详细地论述了"风水""皮水""正水""石水""里水""黄汗""心水""肝水""肺水""脾水""肾水"等"水肿"的临床表现，其证治要点是"诸有水者，腰以下肿，当利小便，腰以上肿，当发汗乃愈"。隋代巢元方《诸病源候论·水肿病诸候》根据脏腑分类将水肿分为"十水候"。由于历史的局限性，古代医家对于水肿的研究探索，包含了古人治疗肾脏病的大量经验。在对肾脏病的认识中，尽管不同证型各自具有不同的病机特点，但也存在着一定的共性规律。研究并掌握这个规律，可以更深刻地探究疾病的本质，从而能有效地指导治疗。

一、五脏相关，以肾为主

本病的病机关键在于肾脏的主水功能失调和肾脏的封藏失职，故其病变以肾脏为中心。抓住了病变核心，自然可达到纲举目张的效果。肾脏在生理上主水液和司封藏，其功能的正常发挥同时需要肺、脾、肝、三焦、膀胱等脏腑正常行使其各自功能。肾与上述诸脏腑在生理上相互依赖、密切合作；在病理上相互传变、互相影响。肾脏的功能失调常常进一步累及其他脏腑，而其他脏腑病变也易波及肾脏。也就是说，肾脏病在发病之初即有病位非一脏、病机非一端的特点。故在探究病变实质时不仅要关注本脏，亦须关注相关脏腑。

诚如明代医家张景岳在水肿的辨证上所强调的："凡水肿等证，乃肺脾肾三脏相干之病，盖水为至阴，故其本在肾；水化于气，故其标在肺；水惟畏土，故其制在脾。今肺虚则气不化精而化水，脾虚则土不制水而反克，肾虚则水无所主而妄行……虽分而言之，而三脏各有所主，然合而言之……而病本皆归于肾。"前述概括了水液代谢失常的发病特点为关乎三脏、权重在肾。张景岳对水肿病理认识的强调五脏相关、以肾为主的学术观点与抓纲举目的辨证方法相互呼应。

《素问·逆调论》称："肾者水脏，主津液。"中医学理论认为，肾脏在行使"主津液"之职时并非单独行动，而是在调节津液运行时发挥核心作用，同时需要肺、脾等脏器的协同配合才能完成津液的调控作用。具体而言，生理状态下水液的代谢直观上可以分为若干步骤，这些步骤相互配合、循环往复，在此分开介绍仅仅是为了便于理解。这些步骤包括：胃的受纳、脾的运化、肺的敷布、肾的气化以及三焦的通调。在这些步骤循环不断地作用下，人类将摄入饮食物之中的清者化为津液，运行于脏腑肌腠；浊者化为汗、尿而排出体外，从而维持人体水液代谢的相对平衡。上述津液代谢的核心机制各环节在生理上密切配合，如果发生病变则上述平衡往往被打破，各环节在病理上相互影响甚至导致恶性循环，水液代谢失常出现水肿甚至痰浊瘀毒等情况。结合《黄帝内经》对于水液代谢的认识，"脾气散精，上归于肺"是津液代谢的首要环节，若脾气虚弱，不能为胃行津液，则水失传输布化，肆虐为患。此外，继"脾气散精"之后是肺脏对于水液的宣发散布，肺脏发挥"通调水道，下输膀胱"的功能，从而保证"水津四布"的作用。如果肺脏气化功能异常，会直接引起肺脏气化受阻而致水津失布，水液代谢异常而致清浊相混、壅塞三焦，水邪壅盛以致肺肾俱病而发为水肿。对水液代谢发挥作用的脏腑均与肾关系密切，如脾对水液的运化需要肾的温煦，脾气虚弱往往与肾阳虚不能温煦脾阳密切相关。肺对水液的宣发敷布，则有赖于肾中元气的气化和纳气作用的协助。三焦水道的循环流通，更以肾气通行其间为前提，尤其是肾的气化作用往往直接影响到膀胱的气化作用。因此，肾脏的功能失职会不同程度地影响水液代谢功能而导致水肿的发生和发展。肾脏的功能失职既可以导致水寒射肺引起患者出现咳喘气急的证候，也可以导致水湿困脾而表现为纳呆腹泻等证候。综合上述内容，我们可以发现人体在生理上构成了以肾脏为主体的水液代谢调控系统，也就进一步在病理上确立了以肾脏为核心、以水液代谢失常为基础的病因病机学说。

肾脏对精气的闭藏作用是其主要生理功能。正如《素问·六节藏象论》："肾者主蛰，封藏之本，精之处也。"肾精是人体生长发育的基础物质，是人体各种功能活动的物质基础产生的根本，人体通过肾藏精气的作用使肾中精气不随意外漏从而在体内充分发挥其应有的生理效应。《素问·金匮真言论》："夫精者，生之本也。"肾脏所藏的精气分为两个方面，包括生殖之精和脏腑之精。其中生殖之精主要禀受于父母而化生于肾，是构成胚胎并促使其发育的原始物质；脏腑之精主要来源于饮食水谷而化生于五脏，脏腑之精以肾脏为核心并依赖于脾胃的运化作用而化生。脏腑之精对五脏六腑、四肢百骸发挥充养、濡润的作用。脏腑精气归藏于肾，如《素问·上古天真论》说："肾者主水，受五脏六腑之精而藏之。"脏腑精气异常外泄亦责之于肾脏。例如，我们发现与"水肿"密切相关的"蛋白尿"往往与肾的闭藏作用有关，也就是说"蛋白尿"是肾关不固、封藏失职所致脏腑之精随尿外泄的结果。肾脏的闭藏作用往往有赖于肾气充足，肾气充足则能正常发挥藏精作用。如果各种原因引起肾气虚损，导致肾气不能正常固藏精气而使精微物质异常流失，进而导致五脏的精气失去滋养，出现五脏虚损的证候。肾脏的藏精作用不是孤立的，肾脏精气是其他脏腑的动力和源泉，其他脏腑功能正常也是肾脏闭藏功能稳固的根本。脾脏健运和升清失常则导致精微不能正常上呈肺脏而致肾精不能滋养；如果肺脏宣发肃降失常亦会导致精微不能正常布散而致肾精不能滋养，两者均会导致肾脏藏精失守而精微外泄。此外，心脏和肝脏异常往往会导致君相之火内动，湿热、风热等六淫外邪影响亦可扰动肾关而影响肾脏的封藏功能导致封藏失职。因此，肾脏病出现蛋白质和血细胞等异常漏出也与五脏的功能活动异常密切相关。

二、阴阳失调，肾为核心

中医学理论认为，认识阴阳是认识人体的关键，明确阴阳的概念和肾之阴阳的价值是学习中医肾脏病理论和开展中医肾脏病诊治的基础。《素问·生气通天论》所谓"阴平阳秘，精神乃治"是中医学对阴阳理论认识的总结，主要强调人体的健康之本是阴阳之间的动态平衡。阴阳在人体内相互依存、相互制约、相互滋生；如果阴阳之间失去了上述作用，则人体阴阳失去平衡，如果进一步发展至极则"阴阳离决"，即为生命消亡的征兆。阴阳失调主要是人体内的阴阳失去正常平衡协调的状态，表现为阴阳的绝对或相对的偏盛偏衰而导致疾病。人的健康、疾病和死亡是由阴阳之间的协调、失调和离决所决定的。五脏皆有阴阳，而以肾之阴阳为根本。肾之阴阳，又名元阴元阳，或真阴真阳、真水真火。张景岳在《类经附翼》指出："故命门者，为水火之府，为阴阳之宅，为精气之海，为死生之窦。"命门即肾脏，结合以上论述，肾中元阴乃一身阴液之源，肾中元阳乃一身阳气之主。因此，张景岳认为"五脏之阴气非此不能滋，五脏之阳气非此不能发"，他认为人之寿夭刚柔皆与肾中阴阳之盛衰盈亏有关，阴阳之间的协调作用与疾病之发生发展、正邪之消长进退密切相关。诚如冯楚瞻《冯氏锦囊秘录》论及真阴真阳时指出"二气充足，其人多寿；二气衰弱，其人多夭；二气和平，其人无病；二气偏胜，其人多病；二气绝灭，其人则死。可见真阴真阳者，所以为先天之本，后天之命，两肾之根，疾病安危，皆在乎此"。综合上述，人体内肾脏的阴阳不仅关系到五脏的阴阳，而且与全身的阴阳盛衰直接相关。五脏如有病变则日久必及肾脏，导致肾脏的阴阳损伤，肾脏的阴阳失调日久也会导致他脏的阴阳失调。因此，阴阳失调是肾脏病病变的关键，主要与肾脏病病位的深浅、病性的寒热和肾关开阖等直接相关。

（一）病位层次

病位层次是能够直接反映疾病阶段的概念，主要是指疾病的病位由表入里、由浅入深的问题。病变一般是由较浅的层次向较深的层次发展，随着病位推移则病情也逐渐加重。病位层次的表里、浅深反映疾病的早期、中期和晚期的不同阶段，而不同阶段的疾病状态则与人体内阴阳失调程度密切相关。例如，病位较浅者，机体阴阳失调的程度相对较轻，病情亦较轻；反之则机体阴阳失调较重，病情也相应加重。

肾脏位居于下焦，其在五脏之中相对而言位置最深。然而，肾脏的位置虽深入人体内部，但是其所络属的经脉却主要运行在人体的外部甚至表面。其中最为重要的表里络属如肾脏与足太阳膀胱经表里相合。足太阳膀胱经的作用主要是使肾脏中阳气蒸腾、阴精化生的肾气借助于足太阳膀胱经的经脉敷布于人体的体表从而发挥保卫机体和抵抗外邪入侵的作用。如果肾脏的精气不足，则足太阳膀胱经无法得到充养，其经脉必虚而易于受到外邪侵扰。也就是说，外邪侵袭与肾脏病病变的发生甚至演变息息相关。临床认识上，张仲景将水肿分为风水、皮水、正水和石水等。正如《金匮要略·水气病脉证并治第十四》："风水，其脉自浮，外证骨节疼痛，恶风；皮水，其脉亦浮，外证胕肿，按之没指，不恶风，其腹如鼓，不渴，当发其汗；正水，其脉沉迟，外证自喘；石水，其脉自沉，外证腹满，不喘。"不难看出，风水、皮水、正水、石水代表着水肿病变在人体内的表里内外、浅深轻重不同情况的四个层次。根据四种不同病变情况，结合证候特点辨证论治。风水和皮水两种病变的特点是肾脏虽然已经受到伤害，但是肾脏的阴阳却并未发生严重失调，病邪的位置尚浅，病势偏于肌表，因此治疗上可以因势利导，治疗的方法主要以汗法取效。但是，如果因病变认识不明而出现病变失治甚至误治，就会导致机体内邪气愈盛而正气渐虚，病深入里，酿成正水和石水。肾脏病的部分患者多是隐匿起病且隐匿进展，临床出现症候或者人体自觉不适之时，病变已处在较深层次。因此，应注重分析肾脏疾病在不同阶段和不同层次上阴阳失调的变化规律，及时地调节阴阳的偏颇而使人体的阴阳归于平衡。

（二）病性寒热

机体的寒热病性与阴阳失调关系密切，直接与肾脏病变相关。阴阳盛衰决定了机体的寒热属性，是导致寒热病变的主要病因。对于阴阳偏盛所导致的寒热表现而言，正如《素问·阴阳应象大论》曰："阳胜则热，阴胜则寒。"而对于阴阳偏衰所导致的寒热表现而言，亦如《素问·调经论》曰："阳虚则外寒，阴虚则内热。"

1. 阴盛阳虚则寒

（1）阴盛

阴盛主要是指机体因受到寒邪或者饮食不节、过食生冷，抑或用药失当、服用寒凉太过导致机体阳气被寒邪阻遏致阴气偏盛。《三因极一病证方论·五脏中寒证》言："寒喜中肾，以类相从。"结合具体临床，寒邪往往容易侵犯肾脏而导致肾脏的阳气郁阻，人体不能发挥正常的气化温煦作用，有时甚至损伤肾脏的阳气。阴盛在临床上的症状主要表现为恶寒喜暖、四肢不温、筋脉拘急、腹中冷痛、水肿尿少或小便清长、脉象沉迟等，上述表现均为阴寒之症，但是因病位层次不同而临床表现各异。正如《素问·

至真要大论》言"诸病水液，澄澈清冷，皆属于寒""诸寒收引，皆属于肾"。

（2）阳虚

阳虚主要是由于患者机体先天禀赋不足，或素体阳虚、大病久病、寒邪久羁损伤肾阳等导致阳虚火衰。阳气亏虚则阳气在外不能敷布于太阳之表，导致机体"温分肉，抗外邪"能力降低；在内不能蒸腾于形廓之里以"煦脏腑，助气化"而致病症渐显。阳虚往往会出现下列多种证候：肾阳亏虚不能温煦肺脏则易导致胸中宗气失于斡旋，上焦水道失于通调；肾阳不能温煦脾土，脾胃失于健运则饮食水谷腐熟失常，中焦水湿失于运化；肾阳不能温煦膀胱，肾脏气化不及州都之关而致下焦沟壑失于决渎。阳虚在临床上的症状主要表现为形寒肢冷、面白无光、神疲乏力、气短纳少、下利清谷、舌淡而胖、脉迟弱无力或微细等。结合上述论述，小便不利是肾脏病患者最为常见的临床症状，患者亦可表现为癃闭和肢体浮肿，随着病情加重出现痰饮水湿内聚和三焦水道壅塞的病症。三焦水道壅塞和水液运行失常导致水湿痰饮等病理产物形成，反过来影响肾中阳气，从而使阳虚进一步加重。水湿痰饮是机体内的有形之阴邪，外感寒邪为邪从外受，两者均具备"阴盛则寒"的共性。其中，外感寒邪，致病以寒邪为原始因素；水湿痰饮则寒从内生，其发生在阳虚的基础之上而属继发性病因。

2. 阴虚阳盛则热

（1）阴虚

阴虚主要是由于机体内阴液亏损不能制约阳气导致阳热之气偏盛。对于肾脏病所出现的阴虚，最常见的原因包括以下几个方面。

体质因素：先天不足、后天失调从而导致机体常常处于阴虚的状态。

生活因素：阴液亏损也往往与不适当的生活方式密切相关。生活中如果劳累过度，精血亏耗；或者饮食失节，损伤脾胃，生化乏源；或者七情过用，脏腑气机紊乱，化火伤阴；或者恣情纵欲，房室不节，损精败肾；或者嗜食肥甘，醇酒厚味，从而滋生湿热，都会导致阴津受损。

疾病因素：肾脏病变往往时间长，病情易反复，久病无论轻重均易消耗人体的阴精而致病情加重。水肿是肾脏病变的常见因素，临床多用渗利药物来治疗而导致阴液流失。部分患者久用或者误用阳刚药物亦可直接导致机体内的阴津耗伤。

环境因素：自然气候和社会环境的变化也会直接影响人体内的阴阳变化。一方面气候变暖导致环境温度升高，影响人体的阴阳变化；另一方面社会观念改变、工作节奏加快以及人际关系复杂化等，往往使人长期处于精神紧张和肝气郁结等状态而致阳气弛张、阴精亏耗。

阴虚在临床上的症状主要为潮热颧红、口干咽燥、五心烦热、头晕耳鸣、失眠盗汗、舌质红少苔、脉细数等，上述表现均为阴虚之证，但是因病位层次不同而临床表现各异。在临床上，肾脏病的肾阴虚除了上述症状外，往往兼见肢体水肿甚至胸腹腔水液蓄积等症状。肾脏的重要作用是总司人体水液代谢，其作用的发挥离不开肾脏的气化作用。肾气是由肾阳蒸腾肾阴产生，肾阴不足必然影响到肾气的化生，从而进一步影响肾脏对水液的气化功能，导致水液蓄积而成水肿。水液蓄积而成水肿后反过来阻碍肾脏的气化、肺的宣发与脾的升清功能，最终伤及肾中阳气，使津液不能正常敷布，则肿势更趋加重，从而形成病理上的恶性循环。此时必须从张仲景"育阴利水法"中探求治病纲领，妄用渗利攻逐之品必然会更伤阴液。仲景名方猪苓汤用于治疗阴虚水肿，开育阴利水之先河，后世医家对其多有阐发："阴虚不能化水，则小便不利。"从而比较明确地揭示了阴虚与气化及水液代谢的关系。清代唐容川《血证论·肿胀》："失血家往往水肿气肿，抑又何哉？盖以血之与气，水之与火，互相倚伏……其血既病，则亦累及于水。"

（2）阳盛

阳盛，中医称之为壮火，主要是指阳热之气在机体内偏盛的临床表现。壮火是指机体内非生理性的火，主要是指体内肾阳（肾阳亦称"少火"）对温（热）病邪的致病因素所产生出来的一种防御反应，也就是说壮火主要表现为脏腑功能的亢奋状态，壮火的产生是机体内正邪相争的结果。对于壮火，《素问·阴阳应象大论》认为"壮火食气……壮火散气"，可见壮火非但不具有对人体温煦气化的功能，反而会损伤人体的正气并耗损人体的阴液，这就是所谓的"阳盛则阴病"。阳盛在临床上主要表现为发热、烦渴、脉数、小便短赤涩痛、大便干结等象，上述表现均为阳盛之症，但是因病位层次不同而临床表现各异。对于壮火而言，如果出现风热客于肺系、湿热蕴结于大肠以及热毒窜入溺窍而导致阴伤气耗，则原有的证候将向阴虚火旺或气阴两虚的方面转化。

（三）开阖失常

肾脏是水液开阖之关，肾脏开阖失常是水液代谢失调的重要原因。人体在生理状态下通过肺的宣发肃降使水液下输膀胱，肾的气化使其清者上升，浊者下降至膀胱以排出体外。也就是说尿液排出的多少依靠肾脏的气化功能调节肾关的开阖启闭。诚如《医门法律》所说："肾气从阳则开，阳太盛则关门大开，水直下而为消；肾气从阴则阖，阴太盛则关门常阖，水不通则为肿。"在病理上，肾关的开阖失常主要表现为以下两个方面。

1. 关门不利

关门不利主要是肾关失和而致，正如《素问·水热穴论》云："肾者胃之关也，关门不利，故聚水而从其类也。上下溢于皮肤，故为胕肿。胕肿者，聚水而生病也。"也就是说关门不利多因肾阳衰微，气化不及州都，从而导致关门不开，水无输泄而为肿满。

2. 关门不闭

关门不闭与关门不利的临床证候恰恰相反。关门不闭即关门失阖，是水液由肾脏直趋膀胱而出现多尿、烦渴。正如《医门法律·消渴论》云："关门不闭，则水无底止而为消渴。"关门不闭的病因往往是"上虚不能制下"，可以是肾脏中的阳热偏盛、上灼肺金、肺燥叶痿所致，也可以是热盛迫液下趋而致肾关开而无阖，津液直走溺窍。此外，肾阳不足导致津液失于气化蒸腾，肾关失约亦可导致关门不闭。

因此，肾脏的阴阳平衡是协调肾关开阖的主要原因，阴阳平衡失调则引发关门不利或关门不闭等病理状态。需要注意的是，肾脏中的阴阳即使是同样程度的偏盛偏衰，对于不同个体、不同疾病、同样疾病的不同阶段，或者关门不利与关门不闭等不同的病理状态，情况也会有所不同，不可拘泥于"阳太盛则关门大开"或"阴太盛则关门常阖"之说。

三、实邪内蕴，贯穿始终

实邪内蕴是各种肾脏疾病在发生发展过程中贯穿始终的病机，对实邪的认识和分析有助于明确疾病的演变和预后。中医学理论认为，临床上出现的溺浊、痰饮、瘀血、水湿等皆属于有形之邪，即为实邪。关于上述实邪，湿邪较为特殊，既可内生又可外受，而溺浊、痰饮、瘀血等则皆是内生之邪，是脏腑在致病因素作用下生成的病理产物。病邪形成后往往会直接或间接地损伤脏腑组织，从而导致脏腑组织的气血阴阳失调。对肾脏病患者，特别是病程较长者而言，湿邪内蕴往往相伴而生，而且主要表现为头面部和四肢的水肿，水肿甚至会出现于胸、腹腔。此外，溺浊和瘀血之邪也很常见。从临床的认识来看，部分患者由于病情尚浅或者发病时间短未见颜面和肢体明显的水肿，但是其内脏组织分肉之间的水肿却在所难免。同时仔细观察和了解舌苔、皮肤和症状的变化也是判断有无湿邪内蕴的重要方面。例如，舌苔厚腻或水滑可考虑内有湿邪；肌肤甲错或肢体麻木、皮下瘀斑或瘀点、腰痛固定或刺痛、舌质紫黯或瘀斑瘀点、脉细涩或沉涩则是瘀血的明证。

肾脏病的实邪内蕴既可以出现在发病之前，也可以在病变发生后逐渐出现。其中，出现在发病之前多与体质因素有关，如遗传相关的多囊肾患者，囊肿形成之初即有肾中瘀滞。而发病之后的情况如消渴病日久累及肾脏，则肾络可见损伤和瘀阻。就人体的先天禀赋来说，消瘦体质的患者常常伴有阴虚络瘀，而肥胖体质的患者则往往伴有气虚湿聚的问题。针对疾病而言，急性肾小球肾炎的发病原因多是风热之邪客于咽喉，循足少阴肾经下行犯肾，邪壅肾络，阴伤血瘀；药物性肾病变则往往表现为溺浊内聚，病变是由于误用或过用肾毒性药物而导致药毒伤肾，肾脏气化失常、浊邪不泄而造成。肾脏病的病变过程中往往有内蕴之实邪，内蕴之实邪也可以成为新的致病因素从而引起另一些后果，例如为其他致病因素的发生提供条件。临床上实邪内蕴对脏腑功能的损害主要表现在以下几个方面：

第一，阻滞气机、影响气化：导致脏腑功能失调甚至损伤；

第二，阻塞经络、壅滞气血：加重血瘀的重要因素；

第三，蕴积日久、化热生毒：同时具备毒、热致病的特点；

第四，相互滋生、交相济恶：使病机更加复杂，病情日趋危重。

实邪内蕴导致肾脏疾病时往往不断进展，最终导致肾脏功能恶化，而其贯穿于肾脏病发生、发展的全过程。因此，肾脏病不同时期、不同阶段的治疗均要恪守"去邪为先"的原则。

四、虚实互见，病变特点

中医学理论认为，虚实是人体内邪正盛衰在临床上的综合反映。作为八纲辨证的重要内容，虚实也是认识和诊治疾病的关键依据。正如《素问·通评虚实论》所言："邪气盛则实，精气夺则虚。"

《医学正传》言："实者，邪气实也。或外闭于经络，或内结于脏腑，或气壅而不行，或血涩而凝滞。"实证所导致的邪气不但包括侵入人体的六淫外邪，还包括脏腑失调导致的气机郁滞等内在脏腑化生的病邪，以及水液气化障碍产生的水湿痰饮、瘀血、溺毒等病理产物。我们还可以看到与"实邪"内容相对的论述，如《医学正传》："虚者，正气虚也。"《素问·评热病论》："邪之所凑，其气必虚。"《灵枢·口问》："故邪之所在，皆为不足。"《灵枢·百病始生》："此必因虚邪之风，与其身形，两虚相得，乃客其形。"而正虚的原因包括先天禀赋不足、后天饮食起居失调以及各种致病因素；在实邪病变发生过程当中出现的失治、误治等也是造成虚证的主要原因。因此，虚实证候是邪气有无和正气盛衰的关键，有邪气存在者为实，正气不足者为虚。然而，在肾脏病发生发展过程中，邪气的存在与正气的不足并不是孤立的。一方面，正气不足是邪气从外侵袭或从内滋生的条件，即《素问·评热病论》所谓"邪之所凑，其气必虚"。另一方面，邪气的存在又能导致正气的损伤。邪正双方的相互作用贯穿于肾脏病的整个病程，因而虚实互见成为其显著的病理特点而出现在疾病的不同时期和不同阶段。此外，虚实互见的病理在肾脏病中的表现也极为复杂，体质状态的迥异、病邪性质和所在部位的不同导致正气受损的具体内容有别，疾病的阶段性和邪正对比力量的变化表现不一。在虚实夹杂的病变中不仅有表虚里实、表实里虚、上虚下实、下虚上实等质的差异，还有虚中夹实、实中夹虚的主次之分，以及虚实参半、虚多实少、实多虚少等复杂的临床病理变化，从而使具有"谨守病机""辨证论治"特色的中医治疗学在肾脏病的临床应用上内容十分丰富。在肾脏病的治疗过程中要总览全局，动态地把握疾病虚实的变化，分清虚实的性质、主次，辨明虚实的表里、上下。补虚不忘其实，泻实不遗其虚，治表不忘其里，治里不遗其表；或虚实同治，或表里并举，或上下齐观。虚实病机虽复杂，补泻治法亦百端，法随机转，方从法出，以收扶正祛邪、正胜邪却之效。

第三节　肾脏病的病因病机

病因，指人体发生疾病的原因；病机，即根据疾病的本质，研究疾病的变化规律。《类经》云："机者，要也，变也，病变所由出也。"中医诊治疾病重视病因病机理论，以便辨证论治，因此认真分析肾脏疾病生理功能、病因病机和临床治疗的原则与方法，同时熟悉肾脏病领域的专家学者对于肾脏病的经验和临床体会，对促进当代中医肾脏病领域对于传统肾脏病诊断和治疗方面的继承与发展是非常重要的。

一、肾脏的生理功能

中医学理论认为肾脏为先天之本，也是机体"先天之精"的储存之处。肾脏是人体五脏的根本，是人体的元气（生命活动的原动力）产生和储存的脏器。肾脏主要有以下三个方面的生理功能。

1. 肾主藏精

肾脏的精气是人体精气化生的源泉，也是人体精气化生的根本。一方面，肾脏的精气是人体生长发育和繁衍后代的基本物质；另一方面，肾脏的精气是人体生命活动如生长、发育和生殖等所需物质的基础。

2. 肾主水

水是人体的生命本源，人体的正常生命活动离不开水液的运行和输布。肾脏对于水液的调节是水液在人体内正常运行和输布的基础。肾脏主要是通过蒸腾气化作用来实现对水液的输布和排泄的。如果肾脏功能异常，水液在人体内就会无法正常运行、输布和排泄，从而成为机体疾病产生和进展的症结。因此，肾主水的核心机制就是：肾脏精气充足则可以使元气充足，进而发挥气对水液的调摄功能，即气能生水、气能行水和气能摄水。

3. 肾主纳气

肾有摄纳肺吸入清气的作用，保持呼吸的深度，利于气体交换，使气道通畅，呼吸均匀。肾精不足、肾气亏虚皆可导致肾主纳气功能失常，出现呼多吸少、动则气喘等临床表现。肾纳气的功能，是肾藏精作用在呼吸运动的具体体现。

二、肾脏病的病因病机

肾脏位于身体内部，发病隐匿且往往持续时间较长。对于肾脏病的形成而言，不论是外感还是内伤、虫毒创伤和精气血津液丢失等因素，均会损及肾脏，损伤肾精和肾气而致病变。而且，由于肾脏娇嫩且精气不易闭藏，病变往往以肾脏精气亏虚为肇始。肾精亏虚则机体气血精微无以化生，导致五脏六腑失去濡养而病变丛生；肾气亏虚则机体缺乏生命活动的动力，引起五脏六腑功能障碍。

1. 精气亏虚是病机核心

中医学认为，肾脏为先天之本，气血生化之源。正如《素问·金匮真言论》所说："夫精者，生之本也。"也就是说肾脏所藏精气对于人体而言至关重要。肾脏所藏精气包括两个方面，其一是来源于父母的"先天之精"，"先天之精"个人无法控制；其二是"后天之精"，它是人出生后通过胃的受纳、脾的运化和肺的宣发肃降而形成的。肾脏精气充盈需要后天之精的滋养，重视后天之精的正常化生才能预防疾病或在病变时快速恢复肾脏精气。

脏腑的功能活动要依赖脏腑精气，脏腑精气充足才能相互协调、互根互用。五脏皆有阴阳，而以肾中阴阳为根本。肾脏包括肾阴（肾精）和肾阳（肾气）两个部分，其中肾精是基础，而肾气是动力。肾之阴阳，又名元阴元阳。明代医家虞抟明确提出"两肾总号为命门"，认为命门"为元气之根本，性命之所关"。张景岳在《类经附翼·真阴论》中提出："故命门者，为水火之府，为阴阳之宅，为精气之海，为死生之窦。"此外，《景岳全书·命门余义》言："五脏之阴气非此不能滋，五脏之阳气非此不能发。"肾中阴阳之盛衰盈亏直接关系到人体疾病的发生发展和寿夭刚柔。诚如冯楚瞻所说："真阴真阳二气充足，其人多寿；二气衰弱，其人多夭；二气和平，其人无病；二气偏胜，其人多病；二气绝灭，其人则死。可见真阴真阳者，所以为先天之本，后天之命，两肾之根，疾病安危，皆在乎此。"肾中阴阳不仅关系到肾脏自身阴阳盛衰，同时也与五脏的阴阳盛衰直接相关。不论是预防肾脏病变还是治疗肾脏疾病，必须时刻注重肾脏阳气的盈亏。综上所言，慢性肾脏疾病的治疗必须注重补益肾阳、顾护肾阴，从而达到肾脏病变治疗的最佳效果。

2. 脾肾两虚是常见证候

脾为后天之本，人体水谷精微的化生需要依赖脾脏健运。脾脏阳气充足是脾脏健运的前提，而脾脏阳气是否充足则与肾脏阳气直接相关，故有"脾阳根于肾阳"的认识并在临床实践中发现其有效性。脾脏功能健运则可以化生水谷精微，滋养肾脏精气。脾肾两脏的功能活动在生理上相互为用，因此在病理上必然会相互影响。脾脏功能异常导致脾虚失运、湿邪困脾、脾不健运则无以养肾；肾虚不能制化水湿，水湿愈盛则肾阳亏虚无法温煦脾阳，脾阳亏虚则精血化生无源进而损及肾阳，形成脾肾阳虚的病证。慢性肾脏病患者脾肾阳虚证往往比较多见，在肾脏病临床工作中需要引起足够的重视。肾脏阳气蒸腾则肾脏精气化生肾气，肾气温煦五脏六腑而使之发挥正常的生理功能。正如《医宗金鉴·水肿胀满》："命门火衰，既不能自制阴寒，又不能温养脾土，则阴不从阳而精化为水，故水肿之证，多属火衰也。"故有一分真阳则有一分真阴，如果因未能及时治疗或者治疗失当而引起病情发展，病变过程之中出现寒水过盛，则肾阳不能安居于下，致使肾阳更虚而导致恶性循环，最终造成机体内肾元衰败的恶果。因此，肾脏病变的发生和发展过程中兼见脾脏病变不足为奇。我们在临床治疗肾脏病变的同时适当使用健运脾胃或补脾祛湿的药物，往往能达到事半功倍的疗效。

3. 血脉闭阻是主要兼证

《素问·逆调论》言："肾者水脏，主津液。"肾脏主水液的功能不但可以直接通过肾气的蒸腾调节机体水液的输布，还能够通过控制前后二阴调节机体水液的代谢。肾脏水液代谢失常会出现尿少和肢体水肿等症状，这与肾脏功能失常直接或间接相关。正如《素问·水热穴论》所言："肾者胃之关也，关门不利，故聚水而从其类也。上下溢于皮肤，故为胕肿。胕肿者，聚水而生病也。"肾脏病变引起水液不能正常在体内输布排泄的核心是气机失调，脾肾亏虚、三焦气化障碍，则分清泌浊的功能减退，致水谷精微化生浊阴，停留于体内阻遏气机、壅塞三焦，气机升降出入失衡。"气为水阻"则水液在体内代谢失调，不能正常运行。"气为血之帅"，气机运行不利直接影响血液在体内的运行。肾脏血脉细微，类似于经络学中的"孙络"，极易受到损害而出现脉管瘀阻和血流不畅等。肾脏病变引起瘀血的原因主要包括以下三个方面。

（1）气虚致瘀

气虚则无力推动血行而致瘀。肾脏病变往往伴有命门火衰，阳气亏虚则温煦鼓动无力引起血液运行不畅，同时阳气虚易伴有寒自内生，则更能凝滞血液而致血瘀。

（2）血虚致瘀

肾脏病变导致肾精不足，则机体精气无法充养，易于引起阴血亏损、血脉不充而致瘀。肾精不足常常伴有阴虚火旺，则阴血受灼而稠黏亦可致瘀。

（3）水湿致瘀

肾脏病变导致脾的运化和肾的泄浊功能障碍，此时容易出现水湿停滞聚湿生痰，痰湿内蕴则阻遏气机，病变反复导致机体病变丛生则累血成瘀。血脉瘀阻，停留脏腑可以直接影响机体气机的运行，血瘀病变加重影响到肾脏，则肾脏失去血液中精微物质的滋养，肾脏精气亏虚进一步加重。

三、小结

慢性肾脏病变发病原因可能单一，但是肾脏病变过程往往缓慢且持久，病变过程中常常表现为肾脏精气亏虚、水液停蓄和血脉瘀阻等多种问题兼现。随着时间的延长，如果病变得不到恰当有效的治疗，机体内的脏腑则会运行失衡，往往变症百出而致损命。病变犯上焦导致心肺气机不利，多见胸闷、烦躁、气短、心悸；病变阻中焦，犯及脾胃，升清降浊无权，多见恶心呕吐、纳呆厌食、便秘或腹胀便溏；病变阻下焦，肾失气化，开阖失度，多见夜间尿多、尿少或无尿。正如《景岳全书·传忠录》所言："命门为元气之根，为水火之宅。五脏之阴气，非此不能滋。五脏之阳气，非此不能发。"《类经附翼·真阴论》也谈到："故命门者，为水火之府，为阴阳之宅，为精气之海，为死生之窦。"结合慢性肾脏病病因、病机、病位、病性、病势的中医辨证综合分析，慢性肾脏病的病因包括肾元亏虚、素体阴虚、气虚或气阴两虚、外邪侵袭等。其中，肾元亏虚是发病的主要内因。病变发展过程之中，肾阳亏虚和脾肾阳虚是主要的证候。而血脉瘀阻，特别是肾脏血脉瘀阻是病变中主要的病理产物和病情加重的重要因素。慢性肾脏病的病位以肾为中心，涉及肺、脾等脏腑。其病性属本虚标实、虚实夹杂之证，其中本虚主要是气虚或气血两虚，标实则以血瘀、湿热为多见。因此，治疗上应注重补益肾阳或脾肾双补，同时配合活血通络和利尿泄浊的方法，这样才能抓住慢性肾脏病的病机并在治疗上取得理想的效果。

第四节　肾脏病的常见中医证候

一、水肿

1. 水肿的概念

水肿是指人体水液代谢失常，停聚于体内或泛滥于肌肤，引起以眼睑、头面、四肢等局部或全身浮肿为特征的一类病证。水肿在《黄帝内经》（简称《内经》，后同）中被称为"水"，张仲景在《金匮要略》中称水肿为"水气"，巢元方在《诸病源候论》中首次提出"水肿"病名，后世历代医书多沿用此称，亦有称其为"胕肿""肿胀"者。

2. 水肿的分类

水肿在《内经》中根据不同临床症状分为风水、石水、涌水。张仲景在《金匮要略·水气病脉证并治第十四》中，将水肿按证候特点分为风水、皮水、正水、石水、黄汗等证型；按病理因素分类，其有气、血、水之分；按五脏的发病机理及证候表现，可分为心水、肝水、肺水、脾水、肾水，称为"五脏水"。华佗在《中藏经》中将水肿分为十类，分别是青水、赤水、黄水、白水、黑水、玄水、风水、石水、里水、气水，分别归类于肝、心、脾、肺、肾及胆、胃、膀胱、小肠、大肠，在五脏水的基础上又增五腑水。宋代严用和将水肿分为阴水、阳水两大类，区分了虚实两类不同性质的水肿。宋以后的历代医家对于水肿的分类则多沿袭前人阴阳分类及气血水之分，但水肿仍有其他分类方法，如清代程钟龄在《医学心悟》中以表里、寒热、肾胃等对水肿分而论之。

3. 水肿的病因病机

水肿的病因有风邪袭表、疮毒内犯、外感水湿、饮食不节以及禀赋不足、久病劳倦。水肿的病机为肺失通调、脾失转输、肾失开阖，三焦气化不利。水肿的病位在肺、脾、肾，而关键在肾。水肿的病理因素有风邪、水湿、疮毒、瘀血，病理性质有阴水、阳水之分，可相互转化或夹杂。水肿的转归，一般而言，阳水易消，阴水难治。水邪壅盛或阴水日久，脾肾虚衰，水毒潴留，则可出现水饮凌心犯肺的危重证候。水肿后期可发展为关格或转为癃闭。

《内经》对水肿的病因病机已经有了初步的认识，《素问·水热穴论》从内外两个方面论述了水肿的病因：外因有"劳汗当风""风客玄府"，内因则在脏腑内伤，"其本在肾，其末在肺"。张仲景在《金匮要略》中对水肿的病因病机进行了总结，他认为水肿病的形成主要是肺失宣降、脾失运化、肾失蒸腾，三脏失调导致人体津液运行障碍，从而导致水液停聚，泛溢人体，此论述为后世对水肿的认识提供了坚实的基础。秦汉以后，历代医家对水肿的病因病机亦多有阐述。巢元方在《诸病源候论》中设《水肿病诸候》专篇论述，认为水肿的发生与肾、脾胃、三焦关系密切。张景岳受《内经》影响颇深，认为水肿"乃肺、脾、肾三脏相干之病"，"其本在肾，其标在肺，其制在脾"。叶天士在《临证指南医案》中设有水肿专篇，其述阳水者，因风因湿，因气因热，认为阳水水肿多为有余之邪侵袭内扰，导致机体气机运行阻滞；而阴水者，以肺脾肾功能失调为主，涉及心、肝、三焦。现代医家中，邹云翔认为水肿不单关乎肾脏，脾气先衰不能运化，肺气伤不能降气，肺脾气机升降失调而水气横溢泛滥，浮肿乃生；余承惠认为肺失通调、脾失固摄、肾失封藏是水肿的基本病机，且随着病程的迁延，风、湿、毒邪相合，久而酿生湿热，损伤气阴，并进一步产生痰浊、瘀血。

4. 水肿的临床特点

水肿往往先从眼睑或下肢开始，继而发展至全身。轻者仅眼睑或胫前水肿，重者全身皆肿，甚至出现尿少、恶心呕吐等严重症状，以及抽搐、神昏等危象。

临床上水肿往往分为阳水证和阴水证。阳水证多由外感风邪、疮毒、水湿而成，病位在肺、脾，起病急，水肿多从头面部开始，自上而下，肿势多在腰以上，肿处皮肤绷急光亮，按之凹陷即起，兼有寒热等表证，小便不利或尿炽热。阳水证往往病程较短，属表实热证。阴水证多由饮食劳倦、禀赋不足、久病体虚所致，病位在脾、肾，发病缓慢，水肿先见于足踝或胫前，自下而上，肿势多在腰以下，肿处皮肤松弛，按之凹陷不易恢复，甚则按之如泥。阴水证病程较长，属里虚寒证。

阳水迁延不愈，反复发作，正气渐衰，脾肾阳虚，或因失治、误治损伤脾肾，阳水可转为阴水。反之，阴水复感外邪，使肿势加剧，呈现阳水的证候，可成虚实夹杂、本虚标实之证。

5. 水肿的常见治疗原则

水肿治疗当以发汗、利尿、泻下逐水为基本原则。阳水证以祛邪为主，予发汗、利水、解毒或攻逐，同时配合清热化湿、健脾理气等法。阴水证当以扶正为主，予以健脾温肾，同时配以利水、养阴、活血、祛瘀等法。对于虚实夹杂证，治法则当兼顾，根据证的性质、轻重、转变趋势灵活运用，或先攻后补，或攻补兼施，不可固执一法。

《素问·汤液醪醴论》提出"平治于权衡，去宛陈莝……开鬼门，洁净府"的基本治则，张仲景在《内经》的基础上提出了"诸有水者，腰以下肿，当利小便，腰以上肿，当发汗乃愈"的基本治疗原则。巢元方在《诸病源候论》中指出水肿难治的五种情况，包括"唇黑伤肝、缺盆平伤心、脐出伤脾、足下平满伤肾、背平伤肺"，对水肿病的预后判断起到了指导作用。孙思邈在《备急千金要方》中首次提出水肿必忌盐，亦提出水肿有五不治。尤在泾治疗水肿总的治则为补虚泻实，根据不同水肿分型论治，风水则驱散风气，皮水则宣肺行水，石水则有健脾宣肺、利水消肿之分，肾水则温补脾肾，妇人水肿则以活血利水为治疗大法。叶天士认为治疗水肿要先辨阴阳，治阳水重在祛邪，或宣肺或清肺，或重脾胃而利水湿；治阴水重在温补，或通补肺气，或温补脾肾。丁甘仁治疗水肿病急则治标，缓则治本，早期水肿重时"开鬼门，洁净府"，到中期时温肾助阳，后期注重调理脾胃。邹云翔治疗肾病水肿时，认为久病之人兼有瘀血较为多见，注重顾护肾气的同时，往往加用活血化瘀之法。

6. 水肿的常用方药

水肿以头面浮肿为主，兼见风寒表证，治以发汗利水，方用麻黄汤或越婢汤，可合五皮饮增强其利水功效。若遍身水肿、小便短赤，乃外感风寒兼有湿热，治以宣肺解毒、利湿消肿，方用麻黄连翘赤小豆汤合五味消毒饮。脾虚水湿内盛者，治以淡渗利湿，方用五苓散。湿蕴化热者，治以清热化湿，方用疏凿饮子。脾阳虚衰证，阴水泛滥，治以温阳扶脾利水，方用实脾饮。肾阳虚衰，阴寒水湿阻滞少阴，治以温肾化气利水，方用真武汤及济生肾气丸。水肿迁延日久，瘀水互结，治以活血利水，方用桃红四物汤合五苓散。

《神农本草经》全书载药365种，其中治疗水肿的药物包括海藻、泽兰、郁李仁等。张仲景对风水、皮水、正水等分别采用不同的经方来治疗，治疗水肿的常用方剂有越婢汤及越婢加术汤、麻黄连翘赤小豆汤、真武汤、五苓散、猪苓汤、防己黄芪汤、防己茯苓汤、栝楼瞿麦丸、当归芍药散等。葛洪著《肘后备急方》为急症所设，以治标为先，常用甘遂、大戟、芫花、巴豆、商陆等峻下逐水药以及泽泻、茯苓、桑白皮、白茅根、葶苈子等利水消肿药，使水去肿消。王焘的《外台秘要》记载有宣肺发汗之麻黄煎、攻逐泻下之茯苓丸、温阳利水之羊肉汤、滋阴利水之泽漆汤、活血利水之海藻丸、理气利水之白前汤等多味治疗水肿的方剂。严用和重视温补脾肾，在《济生方》中创制了治疗水肿的著名方剂实脾饮和济生肾气丸。朱丹溪治疗阳水，用五皮散或四磨饮，病情重则用疏凿饮子；治疗阴水，用实脾饮或木香流气饮。李时珍在《本草纲目》中将治疗水肿的药物分为开鬼门、洁净府、逐陈莝、调脾胃、活血消肿五大类。叶天士治疗湿壅三焦所致水肿，以清肃上焦为先，创制了枇杷叶煎（滑石、杏仁、生苡仁、通草、枇杷叶、茯苓皮、淡豆豉、黑山栀壳）来宣降肺气。

二、淋证

1. 淋证的概念

淋证是以小便时淋沥涩痛、尿频数、小腹拘急疼痛为特征的一类病证。《素问·六元正纪大论》将这类病证称为"淋"，张仲景在《金匮要略》中称其为"淋秘"，后世对本病称谓众多，有"淋病""淋满""淋沥"和"淋溲"等。明代的《玉机微义》中首次提出"淋证"这一名称。

2. 淋证的分类

汉代的《中藏经》首次提出了淋证的分类，根据不同的临床症状将淋证分为八大类，分别为冷、热、气、劳、膏、砂、虚、实。隋唐时，医家对淋证的分类有了进一步的认识。巢元方在《诸病源候论》里根据不同的病机将淋证分为气淋、寒淋、热淋、石淋、膏淋、劳淋、血淋七类，这一分类影响后世。将淋证分为五种的医家较多，后世称为"五淋"。唐代的《备急千金要方》《外台秘要》都将淋证分为热、气、石、膏、劳五种。宋代的《济生方》也将淋证分为五类,分别是气、石、膏、劳、血,其与《备急千金要方》《外台秘要》的区别只在热淋和血淋的有无。事实上,这六种淋证均在临床常见。明清时,医家对淋证的认识进一步提高。张景岳和尤在泾都认为各种淋证之间可相互转化,如尤在泾在《金匮翼》中提出"初则热淋、血淋,久则煎熬水液,稠浊如膏、如砂、如石也"。近代医家张锡纯在《医学衷中参西录》中将淋证分为血淋、砂淋、寒淋、膏淋、气淋、劳淋、毒淋七类,并对每一类淋证进行了详细的论述。现代临床及教科书多将淋证分为热淋、血淋、石淋、气淋、劳淋、膏淋六种。

3. 淋证的病因病机

淋证的病因有外感湿热、饮食不节、情志不畅、先天禀赋不足、久病劳伤和年老体弱等。诱发各种淋证的病因往往不同,如外感湿热常引发热淋、血淋;劳累则是劳淋反复发作的原因;情绪不佳与气淋密切相关;而膏淋的发作也与饮食不节有关。《诸病源候论》有云:"诸淋者,由肾虚膀胱热故也。"《丹溪心法》提出"清浊相干,蓄在下焦,故膀胱里急,膏血砂石,从小便道出焉"。现代医家孙伟认为"正气不足与湿热瘀毒蕴结下焦"是淋证的发病关键。故淋证的病因总体来说以湿热和肾虚为主,其基本病机为湿热蕴结下焦,肾与膀胱气化不利。不同的淋证,病机各不相同。巢元方认为热淋是"三焦有热,气搏于肾,流入于胞",即湿热蕴结,膀胱气化不利,发为热淋;石淋是"肾主水,水结则化为石,故肾客沙石,肾虚为热所乘",盖因湿热日久,煎灼尿液,形成砂石,发为石淋;膏淋是"肾虚不能制于肥液,故与小便俱出也",多由湿热之邪阻滞经脉,膏脂不循常道,与尿液混杂而下,发为膏淋;劳淋是"劳伤肾气,而生热成淋也",即邪恋膀胱,日久损及脾肾,发为劳淋。此外,《证治要诀》提出"气淋气郁所致",故情志不畅,肝气郁结,发为气淋。《医学正传》认为"血淋为病,遇热则发,甚则溺血",所以膀胱湿热,灼伤血络,迫血妄行,发为血淋。淋证病位主要在膀胱与肾,但《中藏经》认为"诸淋与小便不利者,皆由五脏不通,六腑不和,三焦痞涩,荣卫耗失",即五脏六腑失调,皆可导致淋证。《灵枢》有云"中气不足,溲为之变",张从正在《儒门事亲》中阐述了淋证是"乙木之病,非小肠与肾也",故淋证的发作与肝、脾也有一定关联。淋证初起多因外感湿热,属实证;久病伤正,导致脾肾两虚,淋证由实转虚或虚实夹杂,此时以肾虚为本、膀胱湿热为标。虚实之间亦可转换,如实证的热淋、血淋等病程日久,可转化为虚证的劳淋,而劳淋新感外邪,亦可与热淋、血淋等并存。不同淋证的预后也有区别,热淋、血淋治疗得当可治愈,治疗不及时也可出现高热神昏的重症;石淋病程日久可转化为癃闭、关格;膏淋日久可与水肿并见,各种淋证失治,都会发展为肾劳,甚至关格等重症。

4. 淋证的临床特点

《中藏经》云热淋"小便涩而色赤如血也"。热淋的临床特点是小便色黄赤,有灼热感,伴口苦,有发热或大便秘结,舌苔黄腻,脉滑数。

《医学衷中参西录》描述血淋为"或红、或白、成丝、成块，溺时杜塞牵引作疼"。血淋的临床特点为尿色深红或夹有血块，小腹满急、疼痛剧烈，舌尖红，苔黄，脉滑数。

《石室秘录》阐述石淋"未尿之前痛甚，已尿之后少少宽快"。石淋的临床特点是尿中夹砂石，尿时涩痛或有尿流中断，疼痛往往突然发作牵连腰腹部及会阴，疼痛难忍，舌红，苔薄黄，脉弦。

《医学正传》对气淋的描述有"小便涩滞，常有余沥不尽"。气淋的临床特点是小便滞涩、淋沥不尽，每因情志不畅小腹可有胀痛，苔薄白，脉弦。

《圣济总录》总结劳淋症状有"小便淋沥，水道涩痛，劳倦即发"。劳淋的临床特点是小便淋沥，疼痛不甚、时作时休，劳累后加重，伴腰酸乏力，舌质淡，脉细弱。

《证治要诀》形容膏淋"小便色如米泔，或便中有如鼻涕之状……便欲出不能而痛"。膏淋的临床特点是小便浑浊、乳白色或伴有絮状物，尿时阻塞不畅伴尿道涩痛，舌红，苔黄腻，脉濡数。

5. 淋证的治则治法

淋证总的治疗原则是实则清利，虚则补益。具体而言，热淋者治宜清热利湿通淋；血淋者治宜清热凉血，通淋止血；石淋者治宜清热通淋排石；气淋者治宜利气疏导通淋；劳淋者治宜补脾益肾通淋；膏淋者治宜清热利湿，分清泄浊。

张景岳在《景岳全书·淋浊》中概括淋证治疗总的原则为"凡热者宜清，涩者宜利，下陷者宜升提，虚者宜补，阳气不固者宜温补命门"。叶天士则在《临证指南医案·淋浊》中提出"若因心阳亢而下注者，利其火腑；湿热甚而不宣者，彻其泉源。气陷用升阳之法，血瘀进化结之方……用滑利通阳，辛咸泄急，佐以循经入络之品，岂非发前人之所未发耶"，总结了利火腑、彻泉源、升阳、化结、滑利通阳、辛咸泄急、循经入络等随证施治的具体治法。国医大师朱良春以清热、利湿、通淋为淋证的治疗大法，在临床治疗时常分期论治：淋证急性发作期，以清淋凉血为主；淋证迁延，疾病进入慢性期时，治以通淋，兼顾气阴；淋证后期，日久不愈，治宜益肾固摄，泄浊化瘀。孟河派传人、国医大师邹燕勤教授总结了淋证治疗八法，分别为：苦寒直折法、清热解毒法、清热利湿通淋法、芳香化湿法、淡渗利湿法、清源洁流法、健运中焦法、补益肾元法。

此外，对淋证的治疗，古有忌汗、忌补之说。张仲景在《金匮要略》中提出"淋家不可发汗"，朱丹溪则在《丹溪心法·淋》中说淋证"最不可用补气之药，气得补而愈胀，血得补而愈涩，热得补而愈盛"。但结合临床实际，淋证治疗禁忌亦非绝对。如淋证时虽有恶寒发热，但无外邪袭表，自然不能用解表药发汗；但若淋证时又伴鼻塞流涕、咽痛、咳嗽、恶寒发热等表证，则可适当运用发汗解表药。而淋家忌补之说，则主要针对淋证属实证者，虚实夹杂或虚证则无此禁忌。如张锡纯治疗淋证时就特别注重扶正祛邪之法，针对脾肾亏虚者，投以补气固涩之品。

6. 淋证的常用方药

膀胱湿热之热淋常用八正散或五淋散；热灼血络之血淋常用小蓟饮子或知柏地黄丸；砂石结聚之石淋常用石韦散；气滞不利之气淋常用沉香散；脾肾亏虚之劳淋常用无比山药丸或补中益气丸；脂汁外溢之膏淋常用程氏萆薢分清饮。

张仲景治疗淋证强调辨证论治，在《伤寒杂病论》中创制了能够化气利水的五苓散、育阴利水的猪苓汤、润燥利水的栝楼瞿麦丸、温阳利水的肾气丸以及养血清热的当归贝母苦参丸。上述经方都具有通利小便的作用，在临床中运用于不同的淋证，沿用至今。张景岳治疗热淋常用导赤散、抽薪饮、清心莲子饮、大分清饮、火府丹等。王肯堂治疗血淋常用瞿麦散、立效散，治疗气淋常用木香流气饮、榆枝汤。张锡纯治疗淋证用药独特，在《医学衷中参西录·淋浊》中，他创制了14首与淋证相关的方剂。其中有以益气固肾的山药为君药的理血汤、膏淋汤、劳淋汤，有配伍了滋阴利水的芍药的气淋汤、鸡膍汤，有利用知母清热滑利之效的清肾汤和舒和汤，有用龙骨牡蛎来固摄肾气、收敛精微的澄化汤、醒脾升陷汤等。他还善用鸡内金、硼砂、硝石等药物化石治疗石淋，用白头翁清肾脏之热治疗血淋，为后世治疗淋证提供了新的思路。

三、癃闭

1. 癃闭的概念

癃闭是以小便量少、排尿困难，甚至点滴不通为特征的一类病证。《素问·六元正纪大论》首先提出"癃闭"一名。此外，在《内经》中癃闭还被称为"闭癃""胞痹""水闭""小便闭""不得小便"等。张仲景在《伤寒杂病论》中没有提到"癃闭"，是为避讳汉帝刘隆，故在著作中以"淋""小便不利"代称之。《诸病源候论》将癃闭称为"小便不通""小便难"。至明朝时，《景岳全书》将"淋"与"癃"区别开来，癃闭作为独立的疾病名称被沿用至今。

2. 癃闭的病因病机

《诸病源候论》曰："小便不通，由膀胱与肾俱有热故也。"《灵枢·五味》曰："酸走筋，多食之，令人癃。"《灵枢·经脉》曰："肝足厥阴之脉……是主肝所生病者……闭癃。"《景岳全书》曰："或以败精，或以槁血，阻塞水道而不通也，若此者，本非无水之证，不过壅闭而然。"《诸病源候论·虚劳病诸候》曰："肾气虚弱，不能藏水，胞内虚冷，故小便后水液不止而有余沥，尺脉缓细者，小便余沥也。"故癃闭的病因有湿热等外邪侵袭、饮食不调、七情内伤、浊瘀内停以及久病体弱等。

癃闭的基本病理为膀胱气化功能失调，病位在膀胱与肾，与肺、脾、肾、肝、三焦等脏腑均有密切关系。历代医家多从五脏六腑分别阐述癃闭的病因病机。《素问·五常政大论》云："癃闭，邪伤肾也。"《素问·标本病论》云："膀胱病小便闭。"故癃闭的发生与膀胱和肾气化失常密切相关。《证治汇补·癃闭》云："一身之气关于肺，肺清则气行，肺浊则气壅，故小便不通。"故癃闭的发生也与肺的宣发肃降失调相关。

《素问·标本病传论》云："厥阴之厥……腹胀泾溲不利。"故癃闭的发生与肝失疏泄相关。《素问·玉机真藏论》云："夫子言脾为孤脏，中央土以灌四傍……太过，则令人四肢不举；其不及，则令人九窍不通。"故癃闭的发生也与脾虚升降失度相关。《证治准绳·闭癃》云："上中下三焦之气有一不化，则不得如决渎之水而出矣，岂独下焦膀胱气化而已哉。"故癃闭的发生还与三焦通调水道失司相关。癃闭的病理因素有湿热、热毒、气滞及痰瘀等，病理性质有虚实之分。虚证为膀胱气化不利；实证为脾肾亏虚，膀胱气化无权。清代医家黄元御对癃闭的认识提出了"一气周流"的理论，他认为癃闭是肾、脾、肝、肺为病或合而为病，引起一气运行不畅所致。

3. 癃闭的临床特点

明代王肯堂《证治准绳·闭癃》言："闭癃合而言之一病也，分而言之有暴久之殊。盖闭者暴病，为溺闭，点滴不出，俗名小便不通是也；癃者久病，溺癃淋沥，点滴而出，一日数十次或百次。"李中梓《医宗必读·小便闭癃》言："闭与癃，二证也。新病为溺闭，盖滴点难通也；久病为溺癃，盖屡出而短少也。"清代林佩琴在《类证治裁·闭癃遗溺》中言："闭者，小便不通；癃者，小便不利……闭为暴病，癃为久病。闭则点滴不通……癃则滴沥不爽。"故小便不畅，点滴而出，病势较缓者称为癃；小便不下，点滴不通，病势较急者称为闭。癃与闭的区别，在病情的轻重程度。癃闭的转归，亦与病情轻重相关。病情轻，救治及时，则疾病好转或痊愈；病情重时，可由"癃"转"闭"，甚至发生变证。尿闭不通，水饮上凌心肺，则可并发喘证、心悸；水液潴留，泛溢肌肤，则并发水肿；癃闭日久，脾肾衰败，气化不利，湿浊内壅，则转归为关格。

4. 癃闭的治则治法

癃闭以"腑以通为用"为治疗大法，但治疗时一定要分清虚实，不可不经辨证，滥用通利小便之法。实证往往通过清湿热、疏气机、散瘀结来通调水道，虚证则通过补脾肾、助气化使小便自通。具体而言，有清利湿热、清肺泄热、疏利气机、行瘀散结、升清降浊、温补肾阳等治则。

元代曾世荣将癃闭分为阴闭和阳闭，分而治之。明代张景岳在《景岳全书》中专设《杂证谟·癃闭》一篇，以调气为治疗大法，对实证采用宣降肺气、疏肝利水、清热利湿、化瘀行气等治法，对虚证则用培补中气、滋阴化气、温肾化气等治法。李中梓在《医宗必读》中提到的治癃闭之法有八种之多，分别是清金润肺、燥脾健胃、滋肾涤热、淡渗分利、疏利气机、苦寒清热、温补脾肾、化瘀散结。清代医家陈士铎在《辨证录》中将治疗癃闭的方法总结为六条，分别为清心泻火法、泻热导水法、水中生火法、滋阴降火法、助金生水法、升清降浊法。当代肾病专家杨洪涛教授提出从三焦来辨治癃闭：病在上焦，用提壶揭盖法；病在中焦，用补中益气法；病在下焦，用温肾化气法；而病在少阳三焦，用疏利之法。

5. 癃闭的常用方药

湿热壅结下焦，膀胱气化不利，常用八正散；肺热壅盛，失于肃降，肺气不能下输，常用清肺饮；肝失疏泄，气机失常，水道通调受阻，常用沉香散；瘀血、败精、肿块、结石等阻塞尿道，常用代抵当丸；脾气下降，清阳不升，浊阴不降，常用补中益气汤合春泽汤；肾阳不足，命门火衰，膀胱气化无权，常用济生肾气丸。

早在《神农本草经》中就记载了滑石、车前子、冬葵子、瞿麦、石韦等14味能治疗癃闭的药物。张仲景在《伤寒论》和《金匮要略》中用肾气丸治疗虚劳导致的小便不利，用五苓散治疗气机不行导致的小便不利，用猪苓汤治疗湿热伤阴导致的小便不利，用蒲灰散或滑石白鱼散治疗瘀血夹热的小便不利，用茯苓戎盐汤治疗脾虚夹湿的小便不利。此外，他创制的桂枝去桂加茯苓白术汤、葵子茯苓散等经方均能治疗小便不利之证，给后世治疗癃闭提供了借鉴。金元时期，刘河间创制了宣上通下的倒换散和清热利水的益元散以治疗癃闭；李东桓用通关丸治"不渴而小便闭，热在下焦血分"，用导气除燥汤治"血涩致气不通而窍涩"。近代名医张锡纯善于创制新方，《医学衷中参西录》中共收录了他为治疗癃闭创制的9首方剂，其中有益气助阳的宣阳汤、滋阴增液的济阴汤、温阳化气的温通汤、清热利湿的寒通汤、升清降浊的升麻黄芪汤、理气利水的鸡胵茅根汤。这些方剂中常用于治疗癃闭的药物有鸡内金、地肤子、白茅根、人参、白术、威灵仙、芍药、柴胡等，体现了张锡纯治癃闭的独到之处。当代名中医徐福松教授治疗癃闭自拟公英葫芦茶用于膀胱湿热证，自拟枇杷开肺汤用于肺气郁闭证，自拟二海地黄汤用于阴虚火旺证，自拟老人癃闭汤用于中气下陷证。

6. 癃闭的其他治法

《内经》中论及针刺治疗癃闭的方法较少，后世医家对《内经》的解释和阐述拓宽了对《内经》原文的理解。《素问·刺法论》曰："膀胱者，州都之官，津液藏焉，气化则能出矣，刺膀胱之源。"《灵枢·邪气脏腑病形》曰："膀胱病者……欲小便而不得……取委中央。"后世张景岳等医家将上述条文理解为膀胱病致癃闭者，可针刺京骨穴和委中穴。《针灸甲乙经》是晋代医家皇甫谧所著，书中对癃闭的针灸治疗用穴十分精练，常为单穴，多选用腹部和腰骶部的穴位，如曲骨、关元、石门、肾俞、中髎、胞肓、秩边等。明代是针灸学发展的活跃时期，《针灸大成》中记载治疗癃闭的常用穴位有曲泉、然谷、阴陵泉、行间、大敦、小肠俞、涌泉、气门等。现代名老中医路绍祖教授治疗癃闭常选用中极、曲骨、足三里、三阴交、外关等穴，并配合肾、膀胱、肺、脾、三焦等耳穴埋籽。

孙思邈在《备急千金要方·膀胱腑》中记载"胞囊者……若脏中热病者，胞涩小便不通……以葱叶除尖头，纳阴茎孔中深三寸，微用口吹之，胞胀，津液大通即愈"。这是世界上关于导尿术的最早记载。而王焘在《外台秘要》中记载了"盐二升，大铛中熬，以布绵裹熨脐下揢之"，"取盐填满脐中，大作艾炷，灸令热为度良"，用盐和艾灸等外治法来治疗癃闭。朱丹溪在《丹溪心法》中记载"气虚用参、芪、升麻等，先服后吐，或参、芪药中探吐之；血虚四物汤先服后吐，或芎归汤中探吐亦可；痰多二陈汤，先服后吐……若痰气闭塞，二陈汤加木通、香附探吐之"，辨证地使用探吐法治疗癃闭。可见外治法治疗癃闭古已有之，历代医家创制的手段多种多样，沿传至今，尚有催嚏法、敷贴法、熏洗法等，不一一敷述。

四、关格

1. 关格的概念

关格是以小便不通和呕吐并见为特征的一类危重病证，关指小便不通，格指呕吐。"关格"一词首见于《内经》，《素问·六节藏象论》认为"人迎与寸口俱盛四倍以上为关格"，在《素问》中"关格"一词代表的是异常的脉象。《灵枢·脉度》认为"阴气太盛，则阳气不能荣也，故曰关；阳气太盛，则阴气弗能荣也，故曰格。阴阳俱盛，不得相荣，故曰关格"，此处"关格"代表的是阴阳离决的病理状态。最早将关格作为一种疾病名称来阐述的是汉代的张仲景，他在《伤寒论·平脉法》中提出："关则不得小便，格则吐逆。"《诸病源候论》认为"关格者，大小便不通也。大便不通，谓之内关；小便不通，谓之外格；二便俱不通，为关格也"，晋唐医家多遵此说，认为关格是二便皆不通的危候。唐以后的历代医家，大多宗仲景之说，将关格定义为小便不通及呕吐不止，此定义沿袭至今。

2. 关格的病因病机

关格是由水肿、淋证、癃闭等多种疾病迁延不愈，日久而成，病因复杂。虽然《内经》和《伤寒论》对关格的认识并不一致，但关格确实属于阴阳离决的危象。历代医家对关格病因病机的认识不尽相同，张景岳认为是"邪气隔拒三焦"，巢元方认为是"三焦约"，王焘认为是"风寒冷气入肠"或"小肠有气急"，李东桓认为是"邪热"，张元素认为是"寒在胸中，遏绝不入，热在下焦，填塞不出"，朱丹溪认为是"有痰"和"中气不运"，叶天士认为是"肥甘酒食、积痰生火、郁热伤津"导致"阳结于上，阴衰于下"。《景岳全书》云"关格……总由酒色伤肾，情欲伤精，以致阳不守舍"，《医门法律》云"中枢不运，下关上格"，《杂病源流犀烛》云"关格，即内经三焦约病也。约者，不行之谓，谓三焦之气，不得通行也"，《证治汇补》云"此因浊邪壅塞三焦，正气不得升降，所以关应下而小便闭，格应上而生呕吐"。故关格的基本病机是脾肾虚衰，浊毒壅盛，三焦气化失司。病理性质为本虚标实，以脾肾虚衰为本、湿浊毒邪为标。初起病在脾肾，以脾肾阳虚、阳不化湿为主；后期脾肾更衰，可损及多个脏腑，水湿、浊毒、痰热、瘀血壅滞三焦。

3. 关格的临床特点

《寿世保元》云"溺溲不通，非细故也，期朝不通，便令人呕，名曰关格"，关格以小便不通和呕吐为主要症状，伴随症状多，临床表现复杂，根据疾病的程度可分为前后两阶段。《类证治裁》描述关格的表现为"粒米不欲食，渴喜茶水，饮之少顷，即吐出，复求饮，复吐"。前期除主症外，还可见面色苍白或晦暗，指甲及唇色暗淡，神疲乏力，腰酸肢冷，食欲不振，晨起恶心呕吐，白天尿量少，晚上尿量多。《医贯》中描述关格的表现为"渴饮水浆，少顷则吐，又饮又吐，唇燥，眼珠微红，面赤"，可见关格在前期虽以脾肾阳虚为主，但也有患者会出现唇燥、面赤、舌红、脉细等阴虚的症状。《重订广温热论》中详细描述了关格后期的临床特点："溺毒入血，血毒上脑之候，头痛而晕，视力蒙眬，耳鸣耳聋，恶心呕吐，呼气带有溺臭，间或猝发癫痫状，甚或神昏痉厥，不省人事，循衣摸床撮空，舌苔起腐，间有黑点。"关格后期，原有症状加重，呕吐频发，甚至食入即吐，口有尿味，少尿或无尿。关格后期，病变脏腑由脾肾波及心、肝、肺等脏腑，还会出现胸闷心悸、手足抽搐、吐衄便血、气急不得平卧、肌肤甲错、皮肤瘙痒等，甚至出现神昏、谵妄等危象。

关格与癃闭皆有小便量减少或闭塞不通的症状，区别在于关格是小便不通与呕吐并见，还伴随口有尿味、四肢抽搐、皮肤瘙痒、昏迷等其他症状；而癃闭则以小便不通为主症，没有呕吐等症状。从病情轻重程度来看，癃闭病情轻，关格病情重。从疾病转归来看，癃闭若失治误治，病情进一步加重，出现呕吐等症状，可发展为关格；而关格既可由癃闭发展而来，也可由水肿、淋证等其他疾病转化而来。

4. 关格的治则治法

王肯堂的《证治准绳》提出了关格治疗的总体原则为"治主当缓，治客当急"，"主"指的是脾肾阳虚，"客"指的是湿浊毒邪。王肯堂认为治疗脾肾阳虚当缓缓图之，不要急于求成，一味用大量峻补之品；要通过长期调理，使脾肾阳气慢慢恢复；而湿浊毒邪长期不去，必损正气，要急祛之。缓和急分别体现了关格治疗的补法和泻法，《景岳全书·关格》曰："凡阳盛于阳者，若乎当泻，而阴分见阴，有不可泻。阴极于阴者，若乎当补，而阳分见阳，又不可补。病若此者，阳自阳而阳中无阴，阴自阴而阴中无阳，上下否隔，两顾弗能，补之不可，泻之又不可。"关格属虚实夹杂之病，补之则恋邪，泻之则伤正，张景岳道出了关格治疗补泻两难的境地，临床治疗时需掌握好补与泻的平衡。

关格的具体治法需要按照病程的进展分期论治。疾病早期当以补为主，温补脾肾兼化浊利水；疾病后期当补泻并重，在温补脾肾的同时配合止呕利溲、降浊化痰、开通疏利、活血化瘀、息风止痉等治法。喻嘉言对关格的治疗强调"批郄导窍"原则，他认为治疗关格需开通疏利、因势利导，使邪有出路。而赵献可治疗关格善用温通治法以驱逐阴寒浊毒。当代名医程门雪善用清养气阴、化痰降逆之法治疗关格，张镜人教授治疗关格则多用清湿热和健脾胃之法，颜德馨教授治疗关格在温降苦泄的常法之外还会运用活血化瘀、提壶揭盖等治法。

5. 关格的常用方药

脾肾阳虚，湿浊内蕴，常用温脾汤合吴茱萸汤；偏脾阳虚者，可用理中丸或小建中汤；偏肾阳虚者，还可用肾气丸或右归饮；若有尿少、水肿者，加用防己黄芪汤或真武汤。浊毒袭上焦导致痰浊壅肺，可用苓桂术甘汤、甘草干姜茯苓白术汤；浊毒困中焦引起湿浊蕴脾，可用实脾饮；浊毒犯下焦导致肝肾阴虚，肝风内动，常用杞菊地黄丸合羚角钩藤汤。此外湿热蕴结者，用黄连温胆汤；浊毒入营动血者，用清瘟败毒饮；疾病后期肾气衰微，邪陷心包，急用参附汤合苏合香丸，继用涤痰汤。

最早记载关格病证的《伤寒论》虽对关格的定义做出了描述，但没有给出具体治疗的方药，后世医家做了补充。《备急千金要方》首次记载了用芒硝、乌梅、桑皮、芍药、杏仁、麻仁、大黄等药物来治疗关格。《圣济总录》治疗关格分三焦而治，病在上焦，用黄芩汤；病在中焦，用茯苓丸；病在下焦，用木香饮。《医门法律·关格门》中详细论述了喻嘉言自拟治疗关格的两方：进退黄连汤和资液救焚汤。进退黄连汤由《伤寒论》黄连汤化裁而来，以黄连、干姜、人参、桂枝、半夏、大枣为进法，而退法则不用桂枝，黄连减半，或加肉桂五分。用进退黄连汤来燥湿降逆，交通上下，治疗"中枢不运，下关上格"之证。由人参、炙甘草、阿胶、胡麻仁、柏子仁、五味子、紫石英、寒水石、滑石、生地黄汁、麦冬汁、生犀汁、生姜汁等组成的资液救焚汤是由《伤寒论》炙甘草汤化裁而来，能够清热去火，滋补肾阴，配合崔氏八味丸，治疗属"五志厥阳之火"之关格。近代名医汪逢春治疗关格常用陈皮、旋覆花、苏子、代赭石、柿蒂等调理气机之药，常获佳效。当代时振声教授用橘皮竹茹汤治疗上格，春泽汤治疗下关。

6. 关格的外治法

由于关格存在呕吐等症状，患者呕吐频作时，往往汤药难下，因此外治法亦是治疗本病的重要手段。《本草从新》记载了古人将大蒜外用来治疗关格，如"捣纳肛门，能通幽门，治关格不通"，"敷脐能达下焦，消水，利大小便"。高位保留灌肠是现代治疗关格最常用的外治法，该法通过直肠黏膜将药物吸收入体内，再将体内的代谢产物及毒素排泄到肠道中，继而排出体外，从而达到泄浊的目的。灌肠常用的中草药有生大黄、生牡蛎、六月雪、槐花、丹参等。将药物浓煎至 150 mL，灌肠时需保持药液温度在 37 ℃左右，每日保留灌肠 1 小时左右，以每日排泄大便 2~3 次为佳。

五、尿血

1. 尿血的概念

尿血是以尿中混有血液或血丝，甚至夹杂血块为特征的一类病证。《素问》将其称为"溺血""溲血"，张仲景在《金匮要略·五脏风寒积聚病》中首先提出"尿血"一名，该名沿用至今。尿血属于"血证"的范畴，是血液不循常道，从前阴下泄而成。

2. 尿血的病因病机

尿血的病因主要有外邪侵袭、情志过极、饮食不节、劳虚久病等。《素问》所云"悲哀太甚，则胞络绝，胞络绝则阳气内动，发则心下崩数溲血也"，指出情志失常可导致尿血。巢元方在《诸病源候论·血病诸候·小便血候》中提出"心主于血，与小肠合，若心家有热，结于小肠，故小便血也"及"下部脉急而弦者，风邪入于少阴，则尿血。尺脉微而芤，亦尿血"，概括性地论述了尿血的三大病因，即火热之邪、风邪、气血阴阳虚衰。陈无择在《三因极一病证方论·尿血证治》中提出"病者小便出血，多因心肾气结所致，或因忧劳、房室过度，此乃得之虚寒"，认为虚寒亦是尿血的病因。国医大师张大宁认为尿血的主要病理因素有"虚""热""湿"和"瘀"。

《素问·气厥论》认为"胞移热于膀胱，则癃溺血"，《金匮要略·五脏风寒》认为"热在下焦者则尿血"，故尿血的主要病机是湿热蕴结膀胱、伤及血络，病位主要在下焦的膀胱与肾。后世医家在论述本病时，则认为本病的发生不仅与膀胱相关，还与其他脏腑有密切关系。《诸病源候论·小便血候》提出"心主于血，与小肠合，若心家有热，结于小肠，故小便血也"，心火亢盛，下移小肠，血热妄行，而致尿血。《医学心悟》提出"肝火盛，亦令人尿血"，肝主藏血，肝火亢盛，血不循行常道，而致尿血。《医学衷中参西录》认为"中气虚弱，不能摄血，又兼命门相火衰微，乏吸摄之力，以致肾脏不能封固，血随小便而脱出也"，脾气虚弱，气不摄血，肾失封藏，精血外泄，而致尿血。《血证论·尿血》提出"尿血……当兼治其肺，肺为水之上源，金清则水清，水宁则血宁"，风热之邪袭肺，循经灼伤肾络，而致尿血。是故尿血与心、小肠、肝、脾胃、肺等脏腑均有密切关系，五脏六腑皆可致尿血，非独膀胱也。

3. 尿血的临床特点

尿血是以小便中混有血液或夹有血丝、血块，排尿时无疼痛为临床特点。随出血量的多少，小便可呈淡红色、血红色或茶褐色。尿血与血淋均表现为血由尿道而出，这两种疾病的区别在于尿血排尿时无疼痛，而血淋排尿时伴随疼痛。以往尿血是指"肉眼血尿"；随着现代检测手段的发展，因出血量极其微小，肉眼无法观察到，仅在显微镜下才能发现红细胞的"镜下血尿"也应包括在尿血范畴中。

4. 尿血的治则治法

尿血属于"血证"范畴，故其治则当首先遵从血证总的治疗原则。唐容川《血证论》是专门论述血证的著作，他在书中提出的"止血、消瘀、宁血、补虚"是治疗血证的通用法则。《景岳全书·血证》曰："凡治血证，须知其要，而血动之由，惟火惟气耳。故察火者但察其有火无火，察气者但察其气虚气实，知此四者而得其所以，则治血之法无余义矣。"血证的治疗可归纳为治火、治气、治血三方面：治火当分虚实，实火当清热泻火，虚火当滋阴降火；治气亦然，实则清气降气，虚则补气益气；治血则包括凉血止血、收敛止血、化瘀止血等。

尿血的具体治法，有清热利湿、清心导赤、清肝泻火、滋阴清热、化瘀止血、健脾益气、益肾固摄等，当根据尿血病因及损伤脏腑的不同，结合证候虚实及病情轻重论治。金元四大家中，刘完素认为"诸见血证无寒，衄血、下血、吐血、尿血皆属于热"，强调治热以寒；张从正认为"血之为物，太多则溢，太少则枯"，常用降心火滋肾水法来攻邪；李东桓认为"脾胃之气既伤，而元气也不能充，而诸病之所由生也"，主张健脾以统血；朱丹溪认为"阴气一亏伤，所变之证……妄返于下则便红，稍血热则膀胱癃闭溺血"，治以升阴散火法。

5. 尿血的常用方药

心火下移小肠，血热迫血妄行，常用导赤散；湿热蕴结膀胱，伤及血络，常用小蓟饮子；肝火旺盛，灼伤血络，常用丹栀逍遥散；热搏血瘀，瘀阻络伤，常用桃仁承气汤；肾阴不足，虚火内炽，脉络受损，常用知柏地黄丸；中气亏虚，统血无力，血液外渗，常用归脾汤；肾虚不固，血失封藏，常用无比山药丸。

宋代《幼幼新书》记载了治疗小儿血尿的 16 首方剂，这些方剂针对儿科特点，用药少，配伍精妙，还包括了"甘草""蒲黄""升麻"等 5 首单方。明代李梴在《医学入门》中记载了用升麻煎汤送服益元散治疗暑热所致的尿血，用肾气丸、小菟丝子丸、鹿角胶丸等治疗房劳虚损所致的尿血。张锡纯在《医学衷中参西录》中创制了理血汤来治疗尿血，该方在桂甘龙牡汤的基础上去桂枝、甘草、生姜、大枣，加生山药、海螵蛸、茜草、阿胶、白头翁、龙胆草，针对阴虚火旺之尿血，以起到滋阴清热、收敛止血之效。国医大师郑新擅长用风药治疗风邪外感所致尿血，常用麻黄、桂枝、羌活、荆芥、薄荷、桑叶、菊花、柴胡、葛根等疏风药，透邪外达，使邪去正安，血尿自止。名老中医时振声治疗尿血时，重视化瘀法的运用，常用血府逐瘀汤加减来治疗瘀血内阻、血不循经之尿血。国医大师张大宁自拟加味四神丸（补骨脂、肉豆蔻、吴茱萸、五味子、黄芪、太子参、白术、川芎、丹参、三七粉、升麻、胡桃肉）治疗脾肾阳虚型尿血。国医大师王静安以荷叶茅仙汤为基础方，随证加减治疗小儿尿血。

六、肾劳

1. 肾劳的概念

肾劳指因劳损导致，以肾气衰竭、日久不愈、水毒潴留为特征的病证。肾劳属五劳之一，包括在"虚劳"范畴中。虚劳又称虚损，是以脏腑亏虚、气血阴阳虚衰、久虚不复为主要病机，以五脏虚证为主要临床表现的多种慢性虚弱证候的总称。《内经》中无"肾劳"之名，"肾劳"一词是由唐代王冰在注解《素问·评热病论》劳风一证时首次提出的："劳，谓肾劳也。肾脉者，从肾上贯膈，入肺中。故肾劳风生，上居肺下也。"当代肾病大家邹云翔在著作《中医肾病疗法》中提出"伤甚为虚，虚极为劳"及"肾脏内伤中，有严重的病症，则要称之为肾劳"，明确了肾劳的定义，此定义沿用至今。

2. 肾劳的病因病机

肾劳属五劳之一，感受外邪、饮食不节、情志不遂、年老体虚、劳累过度等各种致病因素长期、持久侵犯肾脏，致肾脏之疾经年不愈，五脏之气逐渐衰败，病情迁延日久，久虚而不复则成损，久损而不复则成劳，最终导致阴阳两虚，水湿瘀毒内伏。陈无择在《三因极一病证方论》中提出，"五劳者，皆用意施为，过伤五脏，使五神不宁而为病，故曰五劳……矜持志节则肾劳"，认为肾劳是情志异常、思虑日久、肾失封藏、肾精不固所致。邹澍在《本经疏证》中提出，"肾劳者，明肾因劳而阳不伸，阳不伸而浊气遏之"，认为肾劳是因久劳耗伤阳气，肾阳被伤之后无以制化湿浊，湿浊内聚伤正，肾体逐渐亏损而形成。费伯雄在《医醇賸义·劳伤》中提出，"肾劳者，真阴久亏，或房室太过，水竭于下，火炎于上，身热腰痛。咽干口燥，甚则咳嗽吐血"，认为肾劳是因房劳过度、肾阴亏虚、真阴不足而导致肾无以主水、无以司二便，久则肾之功用减退。肾劳的病机关键为脾肾亏虚，肾气衰败，三焦气化失司，湿浊瘀毒羁留；脾肾亏虚是病变核心，湿浊瘀毒是病理产物。肾劳病位在肾，波及他脏，与肝、心、脾、肺等脏腑均有关系。肾劳病情复杂，预后差。

3. 肾劳的临床特点

古籍中对肾劳临床特点的描述各有侧重。如巢元方在《诸病源候论·虚劳病诸候》中详细描述了五劳，其中肾劳表现为"背难以俯仰，小便不利，色赤黄而有余沥，茎内痛，阴湿，囊生疮，小腹满急"。另有《目经大成》云"肾劳则皆难俯仰，小水不行"，《大方脉》云"骨痿不能久立，午后发热，盗汗骨蒸，肾劳也"，《望诊遵经》云"耳鸣面黑，尿赤阴疮者，肾劳也"，《内伤集要》云"小便赤涩，兼有余沥，腰痛耳鸣，夜多异梦，此为肾劳"。故肾劳的临床特点包括恶心呕吐、纳呆、口有尿臭、夜尿多或少尿、水肿、腰酸、神疲乏力、头痛、烦躁、衄血、面色无华、肌肤甲错、惊厥甚至昏迷等。

4. 肾劳的治则治法

肾劳的治疗当首先分清标本虚实的主次缓急，本着"急则治标、缓则治本"的原则，以补肾健脾、活血化瘀、泄浊祛邪为治疗大法，急性发作时以驱祛湿浊瘀毒为主，平时要顾护肾气，还要重视中焦脾胃的调理。肾劳的治疗还要做到通补互施，因湿浊瘀毒羁留导致壅塞不畅，用通法；因脏腑虚损致气血阴阳虚亏，则用补法。

国医大师邹燕勤认为，肾劳以肾元衰竭、湿毒潴留为基本病机，治疗上以培本固元、化湿泄毒为主要治则。袁长津认为肾劳以脾肾衰败为本，浊邪瘀阻三焦为标，治疗上以补肾益气、活血泄浊为基本治法。孙伟教授对肾劳分期论治，疾病早期以正虚为主，治以益气养阴；疾病中期分别用活血化瘀、清热利湿等治法针对不同病邪；疾病晚期则重用泄浊之法。

5. 肾劳的常用方药

寒湿阻滞之肾劳，常用小半夏汤；气滞水停之肾劳，常用五皮饮合五苓散；脾胃气虚之肾劳，常用香砂六君子汤；脾肾阳虚之肾劳，常用真武汤；肝肾阴虚之肾劳，常用杞菊地黄丸；气阴两虚之肾劳，常用生脉饮；阴阳两虚之肾劳，常用金匮肾气丸；血脉闭阻之肾劳，常用桃红四物汤。

治疗虚寒性肾劳，《三因极一病证方论》中用五加皮汤，《医宗必读》中用温肾丸，《奇效良方》中用玉霜丸。明代王肯堂在《类方证治准绳》中运用地黄汤治疗邪热犯肾导致的肾劳，清代尤在泾在《金匮翼》中则记载用菟丝子丸治疗肾精不足之肾劳。此外尚有单味中药治疗肾劳的记载，如《备急千金要方》记载麻黄根粉"治肾劳热，阴囊生疮"。当代肾病大家邹云翔认为肾劳是因肾元衰竭，水毒潴留，创制保肾甲丸和保肾乙丸来补益肾元，利湿泄浊。戴希文提倡以"和"法治疗肾劳，将大柴胡汤或大黄附子泻心汤等寒温并用、攻补兼施的方剂运用于肾劳的治疗中。浙江名医程锦国则常用桂枝茯苓丸合大柴胡汤治疗湿浊内蕴、夹虚夹瘀之肾劳。

6. 肾劳的外治法

肾劳后期，湿浊瘀毒弥漫，邪不易出。《素问·阴阳应象大论》提出"清阳出上窍，浊阴归下窍"，可以用以大黄为主的中药煎剂保留灌肠来透出浊毒、疏通三焦，使水毒下利、清阳上升，使湿浊瘀毒从肠道排出，同时利用肠道的吸收作用，使中药作用于全身发挥疗效。除大黄以外，常用于灌肠的中药尚有六月雪、龙骨、牡蛎、槐花、附子等。

肾劳常用的外治法还包括药浴。药浴疗法常选用具有发汗解表作用的药物进行加热沐浴或熏蒸以促进发汗，通过发汗将体内的浊毒排出体外。治疗肾劳的药浴方剂常选用麻黄、桂枝、羌活、细辛、益母草、土茯苓、红花等药物。药浴每次 30 分钟左右，每周 3 次，以汗出不疲惫为度。

七、遗尿

1. 遗尿的概念

遗尿是 5 周岁以上儿童和成人在睡眠中小便自行排出，醒后方知的一类病证。遗尿在《内经》中被称为"遗溺"，《素问·宣明五气篇》提出"膀胱不利为癃，不约为遗溺"。"遗尿"一词首见于《伤寒论·辨阳明病脉证并治》："不仁而面垢，谵语遗尿。"其在《伤寒论》中含义较广，包括了小便不禁的含义。小便不禁是指小便不受自行控制而排出的疾病。"遗尿"一词沿用至今，仅指睡眠中小便自行排出的疾病。

2. 遗尿的病因病机

遗尿多因小儿先天禀赋不足，肾气未充或受到惊吓，恐则伤肾，成年人病后失调或年老体衰引起。《灵枢·本输》认为"三焦者……入络膀胱，约下焦，实则闭癃，虚则遗溺"，《诸病源候论》亦认为"夫人有于眠睡不觉尿出者，是其禀质阴气偏盛，阳气偏虚，则膀胱肾气俱冷，不能温制于水，则小便多，或不禁而遗尿"。故遗尿的基本病机是肾气不足，膀胱虚冷。

《诸病源候论·小儿杂病诸候·遗尿候》有云："遗尿者，此由膀胱冷，不能约于水故也……肾主水，肾气下通于阴，小便者，水液之余也，膀胱为津液之腑，既冷气衰弱，不能约水，故遗尿也。"这段话表明肾气不固，气化失司，膀胱失约，则可导致遗尿，因此遗尿的病位主要在膀胱与肾。《金匮要略·肺痿肺痈咳嗽上气病脉证并治》云"肺痿吐涎沫而不咳者，其人不渴，必遗尿，小便数"，可见肺虚不能制约下焦，肾气不固，膀胱失约，也可以引起遗尿。《脉经·胃足阳明经病证》云"趺阳脉虚，则遗溺"，脾胃亏虚，不能约束水道，则膀胱失约，亦可引起遗尿。《灵枢·经脉》云"是主肝所生病者……遗溺，闭癃"，《医学心悟·遗尿》亦云"火性急速，逼迫而遗"，肝气郁结，气结膀胱，膀胱开阖失司或肝经湿热，循经下扰膀胱，皆可引起遗尿。《奇效良方·遗尿失禁》云"盖心属火，与小肠为表里，二气所以受盛，是为传送；又肾属水，合膀胱为表里，膀胱为水之府，水注于膀胱，而泄于小肠，实相交通也"，心火亢盛，心肾不交，亦可导致遗尿。

3. 遗尿的临床特点

不同病因引起的遗尿，临床症状也各有特点。如肾虚不固所致遗尿，以儿童为多见，常伴有早产，行迟、立迟、语迟等先天发育迟缓或隐性脊柱裂，及小便清长等症。肺虚膀胱失司导致的遗尿，常伴有自汗、易感冒，有哮喘等呼吸道疾病或咳嗽时漏尿等症状。脾虚膀胱失约所致遗尿，常伴有食欲差，消瘦羸弱。心肾不交所致遗尿，常伴有夜梦多、口舌生疮、潮热盗汗等症状。肝经湿热、气机不畅导致的遗尿，常伴有烦躁易怒、喜冷饮、大便干结、尿赤等症状。

4. 遗尿的治则治法

遗尿的治疗当分清虚实。遗尿以虚证居多，因脏腑虚衰引起，则补之；因气滞、湿热等实邪引起，则泻之；虚实夹杂者，当标本兼治。治疗遗尿时，不能见遗止遗，纯用固涩之法，当治病求本。遗尿的发生，与肾、肺、脾、肝、心五脏均密切相关，治疗时当分而论之。肾虚不固者，当温肾固摄，培补下元；肺虚宣降失常者，当宣肺降气，通调水道；脾虚不能升清降浊，当健脾助运、升阳举陷；肝失疏泄，湿热下迫，当条达肝气，清肝泻火；心火偏旺，肾水偏寒，水火不济，当清心利水，交通心肾。

明代张景岳在《景岳全书》中提出"故治水者，必须治气；治肾者，必须治肺"，在遗尿的治疗中重视宣畅肺气。明代秦昌遇在《幼科折衷·遗溺尿床》中提出"亦有热客于肾部及膀胱……治当补膀胱阴血，泻火邪为主，而佐以收涩之剂"，提倡辨明寒热后治疗遗尿，对于热证，提出了补血泻火，佐以收涩的治法。当代中医儿科专家刁本恕认为小儿遗尿盖因先天禀赋不足，须后天固扶调治，治疗遗尿时重视脾胃，常用芳香醒脾和胃之法。

5. 遗尿的常用方药

肾虚不固，膀胱气化失司，常用缩泉丸；肺虚不能约束水道，常用麻黄附子细辛汤；脾胃虚弱，不能调节水液代谢，常用补中益气丸；肝经湿热，肝气郁结，常用泻黄散；心火亢盛，心肾不交，常用桑螵蛸散。

张景岳在《景岳全书·遗溺》中提出治疗下元虚寒之遗尿，用大菟丝子丸、家韭子丸、五子丸、缩泉丸等方剂；而治疗心气不足导致的遗尿，则用大补元煎、归脾汤、五君子煎等。王肯堂在《证治准绳》中提出治疗肝经湿热之遗尿，用加味逍遥散加钩藤合六味丸。当代名老中医黄建业强调从心论治遗尿，治疗心肾不交之遗尿，常用天王补心丹合三才封髓丹。山西省名中医朱进忠用柴胡疏肝散治疗肝郁气滞之产后遗尿，用桂甘龙牡汤治疗营卫失调之遗尿。

6. 遗尿的其他治法

治疗遗尿，除内服汤药外，针灸的疗效也很显著。针灸治疗遗尿，中医古籍中多有记载，如《针灸甲乙经》记载"遗溺关门及神门、委中主之"，《备急千金要方》记载"关元、中府、神门主遗尿"及"遗尿失禁，出不自知，灸阴陵泉，随年壮……又灸阳陵泉。又灸足阳明，各随年壮"。现代医家针刺治疗遗尿常用穴位有遗尿点、关元、中极、肾俞、膀胱俞、脾俞、肺俞、太冲、命门、神门、三阴交等。灸法治疗遗尿常用穴位有关元、气海、三阴交、中极、神阙、命门等，用艾条或隔姜灸。耳针或耳穴埋籽常用耳穴有尿道、膀胱、肾、脾、肺、心、肝、内分泌、皮质下、神门等。穴位注射常用黄芪注射液，三阴交和关元是治疗遗尿最常选用的注射穴位。

遗尿患者以儿童居多，内服汤药口感差，针灸、穴位注射会带来疼痛，患儿往往不能配合。推拿及中药外敷患儿更易接受。推拿常选肾俞、膀胱俞、丹田、关元、外劳宫以及腰骶部、下腹部等穴位和部位，用揉法、摩法、点压法、一指禅推法等手法进行按摩。针对下元虚寒之遗尿，可用生硫磺粉 5 g，葱白 3 根，捣泥外敷脐中；针对脾肾气虚，不能固摄之遗尿，可用五倍子、五味子等份为末，用醋调敷脐中。遗尿患儿容易产生自卑等心理疾患，治疗遗尿还要重视对患儿心理的疏导以及对患儿家长的宣教，帮助家长训练患儿养成夜间定时排尿的习惯。

八、尿浊

1. 尿浊的概念

尿浊是以小便浑浊不清或白如米泔水，排尿时无疼痛不适为特征的一类病证。《素问·玉机真藏论》曰："脾传之肾，病名曰疝瘕，少腹冤热而痛，出白，一名曰蛊。"故该病最早记载于《内经》时被称为"蛊"，后世亦称其为"赤白浊""溺浊""便浊""溲浊"等。

2. 尿浊的病因病机

《素问·至真要大论》认为"水液浑浊，皆属于热"，指出热邪是尿浊的病因之一。而《诸病源候论·虚劳小便白浊候》则提出"胞冷肾损，故小便白而浊"，认为肾阳虚亦是尿浊的病因之一。《丹溪心法·赤白浊》云"浊主湿热，有痰有虚"，《医学正传·便浊遗精》又云"血虚而热甚者，则为赤浊……气虚而热微者，则为白浊"。故尿浊一病究其病机，不外乎湿热毒邪蕴结下焦和脾肾亏虚，病位主要在脾肾与膀胱。疾病初起多由饮食不节，过食肥甘厚味，脾失健运，酿生湿热，湿热下注膀胱，致清浊不分。病久或劳倦、年老体弱则脾虚中气下陷，谷气下流，肾虚固摄不力，精脂下流导致尿浊。亦有患者机体素亏，直接受到下肢丹毒、丝虫、痨虫等外邪侵袭，经隧壅遏，水谷精微不能正常输布，下趋膀胱，致清浊混淆，尿若米泔。湿热灼络，络损血溢，或脾肾亏虚，气不摄血，均可出现尿浊夹血。尿浊属水液代谢异常的一种情况，所以不单单与肾相关，也与肺、脾、肝、三焦有关，其中与脾肾关系最大。尿浊病因复杂，虽不易出现变证和危候，预后较好，但有的病情可迁延日久，甚至几十年不愈，病程缠绵，易于反复。

3. 尿浊的临床特点

《时方妙用》卷四称"浊者，小水不清也"，浊与清相对而言，浊有不洁净之意。朱丹溪在《丹溪心法·赤白浊》中详细描述了尿浊的临床特点为"其状漩白如油，光彩不定，漩脚澄下，凝如膏糊"，小便若浑浊不清，根据小便颜色，即有无出血、出血量的多少可分为白浊、赤浊、赤白浊。颜色呈乳白色，无出血者称为"白浊"；混有血液，出血量较多呈现粉红色者称为"赤浊"；出血量不多，颜色红白相兼者称为"赤白浊"。尿浊和膏淋都会表现为小便浑浊如米泔样，或伴有絮状物或混有血液，区别在于膏淋常伴有尿道热涩疼痛，尿时阻塞不畅，而尿浊则尿时无涩痛不适感。多食肥甘厚味或劳累过度，常可诱发或加重本病。尿浊尚须与精浊相鉴别，《医碥》有云"精浊出自精窍，与便浊之出于溺窍者大异"，精浊多见于男性尿前或便后以及大便怒挣时尿道口流出糊状浊物，小便并不浑浊。

4. 尿浊的治则治法

治疗尿浊，首先当分清虚实。疾病初期以湿热居多，属于实证，治宜清热利湿，解毒化浊；病久则虚实夹杂或以虚证为主。脾肾亏虚，治宜培补脾肾，固摄下元。补脾又包括健脾胜湿、益气升清等具体治法，补肾则有清热益阴或温阳固摄之别。临床上虚实夹杂尤为多见，因而补益之中可加以清利，清利之法又可兼以补益。补益脾肾常与清化湿浊同用，须掌握好两者的平衡，既要祛邪务尽，避免留邪，防止复发，又不可清利太过，损伤正气，做到清中寓补，补中寓通。

此外，中医儿科专家丁樱教授认为，小儿尿浊的复发和加重由风邪蕴结肺咽、风激水浊所致，治疗时在清热利湿、温补脾肾的基础上佐用疏风之法以洁流。王兆军教授认为络脉瘀阻是尿浊的基本病机，治疗必须佐以通经活络、化瘀和血之法。

5. 尿浊的常用方药

湿热下注膀胱所致尿浊，常用程氏萆薢分清饮；脾虚气陷所致尿浊，常用补中益气丸；肾阴亏虚所致尿浊，常用知柏地黄丸；肾阳不足所致尿浊，常用鹿茸固涩丸；肾气不固所致尿浊，常用金锁固精丸。

《本草纲目》认为，"萆薢，足阳明、厥阴经药也……萆薢能除阳明之湿而固下焦，故能去浊分清"，故萆薢是治疗尿浊的要药。朱丹溪在《丹溪心法》中创制的萆薢分清饮可温暖下元，分清化浊，是治疗下焦虚寒导致尿浊的代表方。而程钟龄在《医学心悟·赤白浊》中新拟治疗尿浊的方剂，亦名萆薢分清饮。程氏萆薢分清饮君药同丹溪方，均用粉萆薢和石菖蒲，但又增黄柏、莲心、茯苓、车前子等清热利湿药物，主治下焦湿热之尿浊。时振声教授治疗尿浊日久脾虚夹湿证常用当归芍药散合水陆二仙丹，治疗尿浊日久肾阳虚衰证常用菟丝子丸。张文柱教授师从国医大师张大宁教授，自拟补肾活血化浊汤（生黄芪、土茯苓、荠菜花、丹参、川芎、水蛭、莪术、芡实、金樱子、甘草）治疗肾虚血瘀型尿浊。浙江名中医沈元良教授治疗尿浊常用药对有菟丝子与沙苑子，金银花与土茯苓，升麻与枳壳，煅龙骨与煅牡蛎，芡实与薏苡仁，附子与制大黄等。

第五节　湿邪是肾脏病最常见的中医证候

蛋白尿是肾脏病进展的独立危险因素，肾脏病研究者一直在探究消除蛋白尿的方法。临床发现，湿邪与蛋白尿发生相关。无论是祛风除湿的雷公藤，还是清热利湿的黄蜀葵花，均可减少尿蛋白，这进一步提示湿邪在肾脏病的发病和病因病机方面有着举足轻重的地位和作用。"湿"作为中医基础理论中五行学说和病因学说的重要内容之一，在中医学理论体系中具有重要的地位。对于"湿"，一般从湿气、湿邪和湿病三个方面来认识。湿气是"风、寒、暑、湿、燥、火"六气之一，属于正常的自然界气候变化，行令于长夏季节，是构成万物"化生"的自然因素。湿气反常则成为致病因素，谓之"湿邪"；湿邪侵袭人体表现出的一定的病理机转和症候，称为"湿证"；湿邪侵袭所表现的某一脏腑系统或者全身的病理变化形成"湿病"。《内经》中有关于湿气、湿邪和湿病的论述，如《素问·阴阳应象大论》言"中央生湿，湿生土"，是关于湿气的论述；而《素问·阴阳应象大论》中"秋伤于湿，冬生咳嗽"，是湿邪致病的论述；《素问·至真要大论》云"诸颈项强皆属于湿"，是湿证发病后的症候表现。由于湿邪在肾脏病的发病和病因病机方面有着举足轻重的地位和作用，因此通过对《内经》等经典著作的分析，从湿气、湿邪和湿病来认识"湿"的含义，可为临床治疗肾脏病提供理论基础。

一、湿气

1. 基本特征

《素问·气交变大论》曰："中央生湿，湿生土，其德溽蒸，其化丰备，其政安静，其令湿，其变骤注，其灾霖溃。"

所谓"政"，即作用和职能之意；所谓"令"，是时气和气候的表现形式。湿气的作用"安静"，其气候表现为"湿润"。《素问·五常政大论》曰"备化之极""其政安静，其候溽蒸，其令湿……其应长夏"，指出长夏为湿气起作用的时期。万物储备化生，气化蒸腾，气候平静，标志着"化生万物"的职能。气候湿润是湿气行令的重要特征。正如张景岳在《类经》中言："湿润则土气旺而万物生。"

2. 湿气作用

湿气发端于中央，主令为长夏，从以上湿气的德、化、政、令、灾、变论述中，可以归纳出湿气的以下两点特征。

（1）生化、承载、受纳

湿气的"德"与"化"揭示了其外表现象和环境，湿气的祥瑞之兆应当是生长化生和承载受纳相结合，可将此与中央湿土的化生万物结合起来认识。正如《尚书·洪范》言："土爰稼穑。"

（2）湿胜则濡泄

"湿"即潮湿，水分充足是其最明显的特征，湿气反常引起的"灾"与"变"可反证这个道理。"其变骤注，其灾霖溃"，水湿过剩如在自然界雨水过多则成灾，在人体则水湿浸淫可以成肿胀，甚可致死。

湿邪的阴阳属性及病变特点正如吴鞠通在《温病条辨》所言："湿为阴邪，自长夏以来，其来也渐，且其性氤氲粘腻。"《素问·六元正纪大论》中对于湿气反变为害的病症表现论述颇多，如"故民病心腹胀，肠鸣而为数后，甚则心痛胁䐜，呕吐霍乱，饮发注下，胕肿身重"。湿邪其性寒，其政静，其用蒸腾化物，其变重浊、粘滞而伤阳，具备阴的特点。

二、湿邪

1. 定义

湿气反常即为湿邪，每当湿气妄行过度，人体受其所害即成为致病淫邪，产生病理机转。湿气与湿邪的区别，即正常之气与异常致病邪气的不同。《素问·遗篇·刺法论》言："正气存内，邪不可干。"《素问·评热病论》言："邪之所凑，其气必虚。"临床上正是由于人体正气减弱，湿气妄行成为湿邪，导致人体发病。同时，我们也注意到体弱之人或者适应能力较差的人即使感受正常"时气"亦可以致病，这种情况亦称为湿邪致病。再者，地理环境与人体是否感受邪气密切相关。我们在临床上可以看到某些地区由于湿气较盛亦多见湿邪致病。正如《素问·异法方宜论》言："中央者，其地平以湿……故其病多痿厥寒热。"张景岳在《类经》中论述："土气逆于脾而至四肢，故湿滞则为痿，寒热则为厥。"此外，脾气素虚者不能蒸腾运化津液使其布达全身，故湿从内生，聚而为患。

2. 特点

湿邪为六淫之一，其客于人体，有一定的侵入途径和季节性。夏秋之交的长夏季节，阳热下降，氤氲熏蒸水气上腾，潮湿充斥，是一年之中湿气最盛的季节。故后世医家多将长夏时期流行性疾患称为"暑湿"。然而湿气在其他季节亦可以发生，也就是说湿邪在四季中时时有之。在其他季节出现的疾患，只要有与湿邪特点相同的症候，就应按湿邪论治。

（1）湿邪重浊，粘滞不畅

重浊，重是指沉重或者重坠之意；浊与清相对，为秽浊之意。重浊作为湿邪的重要特点之一，是说湿邪侵犯人体而发病，临床上多表现为沉重的感觉和分泌物浑浊不清。正如《素问·生气通天论》所言："因于湿，首如裹，湿热不攘，大筋緛短，小筋弛长。"湿邪侵袭人体肌表而致病，临床多表现为清阳不升，营卫不和，头部沉重如被物裹一样，即湿困清阳的表现；伤于肌肉四肢，则可导致机体困重酸沉。"粘"即粘腻，

"滞"即停滞。在临床上，一方面湿邪致病多表现为起病缓、病程长、难清除、治愈慢，多可以反复发作；另一方面，湿邪导致疾病多表现为分泌物排出涩滞不畅。

重浊与粘滞，两者往往不能截然分开。湿邪侵袭，水谷精气不能化生，停而为湿，阻滞于机体某一部位而重浊难去，同时湿邪又作为致病邪气，使机体气机运化更加困难，而致湿邪积聚，变得更加秽浊，粘附滞留于某些器官组织而更加重浊难消。但是人体正气与湿邪不断相搏，当正气的愈复力量旺盛之时，气血常可夺路而行，轻病如此，重病亦如此。临床所见病证正如前言，伤于机体经筋使全身大小筋脉或收缩或弛缓。这些均是由于湿邪停滞而使阳气布达受碍，可见肌肤不仁，关节重浊疼痛。同时，湿邪所致痹证多病程长、反复不愈、停滞过久、正气不行、重浊更重。《类证治裁·痹证》所言"正气为邪所阻，不能宜行，因而留滞，气血凝涩，久而为痹"，反映湿邪致病过程中重浊与粘滞的特点并见。

（2）易伤脾阳，其性类水

脾为阳土，乃运化水谷精微的重要器官。水谷精微运化失常即可以聚而为湿。湿为阴邪，易伤阳气，脾喜燥而恶湿，故人体感受的湿邪外袭，同气相求，留滞体内易先困脾，而使脾阳不振，运化失权则水谷精微内停，水湿内生而发为腹泻、尿少、水肿等证。故《素问·六元正纪大论》言："湿胜则濡泄，甚则水闭胕肿。"湿性类水，其性趋下，因而湿邪侵袭人体致病多表现为下肢的病证。《素问·太阴阳明论》曰："伤于湿者，下先受之。"湿邪的特点具体体现在湿邪致病的临床特征上。《素问·六元正纪大论》中对于太阴湿土的病变有以下记载：

其一云："太阴所至为积饮否膈。"

其二云："太阴所至为中满霍乱吐下。"

其三云："太阴所至为重胕肿。"

其四云："太阴所至为畜满。"

从上述可知，体内水湿停聚均应责之于太阴脾土，王冰注"胕肿"云："谓肉泥按之而不起也。"脾主四肢，湿邪困脾，水湿侵于皮下，四肢肿胀。此外，湿邪为病的脉象正如《素问·至真要大论》言："太阴之至其脉沉。"沉脉为湿病的常脉。

（3）湿邪与脏腑的关系

《素问·至真要大论》中首次提出了"六淫"的概念和"六化分治"的理论。湿于脏腑为病的表现正如病机十九条中已经明确提出的"诸湿肿满，皆属于脾"和"诸痉项强，皆属于湿"的论点。

湿邪致病虽责之于脾，但是实际上与脾、胃、肺、肾和三焦均有密切的关系。正如《素问·经脉别论》所言"饮入于胃，游溢精气，上输于脾，脾气散精，上归于肺，通调水道，下输膀胱，水精四布，五经并行"，水液的运行与胃的受纳、脾的运化、肺的宣发肃降、三焦的通调和肾的蒸腾气化都有非常密切的关系。营卫调和，上输下注，外充肌肤，濡润筋骨，废水浊液随汗尿排出，无水液滞留和积聚成湿之虞。笔者认为，在诸多与湿邪致病有关的因素中，肾脏的作用应是其病变与否及病机转变的关键。外湿相袭多可伤肾，肾气衰减亦可以招致湿邪为病。正如《素问·至真要大论》言："湿气大来，土之胜也，寒水受邪，肾病生焉。"《素问·气交变大论》亦言："岁土太过，雨湿流行，肾水受邪。"肾中育人体真阴真阳，肾阳即命门之火，对全身五脏六腑起温养作用，肾阳充盛则脾阳得温而脾运为之健也，三焦水道通调，膀胱气化水液正常。正如《景岳全书·传忠录》言："命门为元气之根，为水火之宅……五脏之阳气，非此而不能发。"赵献可对于肾脏调节机体水液运化的重要性也有较深刻的认识，他在《医贯·内经十二官论》中言："命门为十二经之主……膀胱无此，则三焦之气不化，水道不行；脾胃无此，则无能蒸腐水谷，而五味不出矣。"临床病证中也有见于此，由于肾气不能蒸腾气化，水液停于胃而化生痰湿，通过口排出体外。《杂病源流犀烛·诸汗源流》言："唾为肾液，而肾为胃关，故肾家之唾为病，必见于胃也。"从中我们更能发现肾与脾胃运化水液在生理与病理上的密切关系。

（4）外湿与内湿

湿邪为六淫之一，六淫致病自外而内，中医称之为外因，湿邪导致的疾病称为"外湿"，如湿邪侵肺而致咳嗽。《素问·阴阳应象大论》言："秋伤于湿，冬生咳嗽。"所谓"内湿"，是由内因引起的湿病，如七情、饮食、劳伤、嗜欲不节等因素导致体内水液代谢失常，水液停聚形成病理状态。其临床上的表现常与外湿相似或者相同，但是究其病因尚有一定区别。外湿从表而入，常先伤于下，多因气候潮湿、涉水、淋雨、居处潮湿等从外侵袭人体所致。内湿既是病理产物又是致病因素，多由于脾失健运、水湿停聚而生。

外湿与内湿虽有不同，发病过程中又常相互影响。伤于外湿，湿邪困脾，进而损伤肾阳，健运失职而易形成湿浊内阻；而肾阳虚损，脾气不健，水湿不化，亦可以招致外湿侵袭。其病理关键在于脾与肾。肾气盛则脾气得养而脾运有权，湿邪不生。《杂病源流犀烛》言："脾气充盛，自能健运，内因之湿何由生，外来之湿何自成。"

（5）湿邪的证候

结合《内经》等著作关于湿邪的论述，湿邪的临床特点可归纳为以下十个方面：

① 舌苔滑腻，或白或黄，脉缓或涩或濡；

② 头身沉重，或头有紧束感、重压感，或关节疼痛而肿；

③ 汗出不透，或齐颈而还，或齐腰而还；

④ 肢体或者面目浮肿，尤其多表现在下肢，或呈目下卧蚕；

⑤ 面色黄滞或暗滞，或有黄疸；

⑥ 口不渴，或口渴而饮水不多，或喜热饮，喝水后反觉不舒；

⑦ 胸闷，胃脘或腹部满闷，不思食或不知饥；

⑧ 皮肤瘙痒有湿疹，或者阴囊潮湿起疹，或者有脚癣；

⑨ 小便不利或者浑浊不清，有沉淀或有淋浊白带；

⑩ 大便溏软，不成形，排出不畅。

三、湿病的辨证论治

1. 治疗原则

（1）外湿宜散，内湿宜运，分别论治

外湿为六淫之一，由非时邪气所致，故治疗重点在于祛湿；治疗或汗或下，从肌表而解，运气散之。内湿多由于脏腑气机运行失调所致，故重点在于扶助正气。脾肾之气旺盛，气运畅达，补气消之则外湿不能犯，内湿无由成。

（2）运化气机，健脾除湿，治以苦温

《素问·至真要大论》指出"结者散之"，湿邪致病是由于其性阴，具有伤阳及凝滞阻碍的特点，治疗首当温运气机，使气行津津无水湿停着致病之虞。《素问·六元正纪大论》言："太阴所致，为积饮痞膈。"太阴脾土健运与否与湿气是否形成有密切的关系。正如《医学传心录》曰："脾土旺则能运化水谷，上归肺，下输膀胱，无湿气可留也。"对于湿病的用药，《素问·至真要大论》言："湿淫于内，治以苦热，佐以酸淡，以苦燥之，以淡泄之。"《素问·六元正纪大论》言："下太阴，其化下甘温。"从上述论述可知，苦温药物为治疗湿邪的正治。但是对于其变证，则需要选取相应的药物治疗。如《素问·至真要大论》所述："湿上甚而热，治以苦温，佐以甘辛，以汗为故而止。"另有论述"湿司于地，热反胜之。治以苦冷，佐以咸甘，以苦平之"。

（3）协调五脏，治脾为先，益肾为本

从湿邪的病因可知，湿邪为病与肺、脾、肾和三焦气机运行均直接相关，因而在治疗用药上需要五脏兼顾，五脏运化正常才能使病邪祛除。但是从湿邪伤人来看，不论内外湿邪，由于"同气相求"均先侵袭脾土而使脾运失健，脾土虚弱运化无权导致湿邪化生。"脾主湿"，因而在病变过程中健运脾土是治疗要务。我们亦应看到脾肾之间先、后天的相互关系。肾气充则脾土得养，脾运健而气运湿除。脾土运则水谷精微得化而变生肾精。脾土源于命门，命门充于脾化，前贤有"脾阳根于肾阳"之说，因而湿邪祛除与否不但要责之于脾，其本还要责之于肾。"肾主水"，肾脏的功能正常则水液蒸化正常，无水湿也。因而湿邪的治疗"其治在脾，其根在肾"。

2. 治疗方法

（1）温阳祛湿

湿为阴邪，易损伤阳气而导致阳虚寒盛之证，当以辛温或者苦温之品治之。而补命门之火的药物是方中常用之品。张仲景在《金匮要略》中就应用三个附子汤治疗湿盛阳虚的病证，根据病变不同分别用了桂枝、白术和甘草，三方附子用量都较大，而附子乃除寒湿之圣药，能补真阳不足以助脾阳而使湿邪得除。正如张元素在《医学启源》曰："附子以白术为佐，乃除寒湿之圣药，湿药稍加之引经。"而罗东逸在《古今名医方论》言："脾家得附子，则火能生土，而水有所归矣；肾中得附子，则坎阳鼓动，而水所摄矣。"

（2）解表散湿

外湿伤于肌肤，使皮毛闭塞，阴气不得外达而见恶寒发热，肌表无汗，头痛项强，舌苔白腻。代表方：羌活胜湿汤。《徐大椿医学全集·伤湿》言："此散湿活血之剂，为伤湿头痛身重之要方。"《金匮要略》中治疗湿邪在表，不用一般解表散湿药，而是以麻黄配以利湿化湿药以达到发表祛湿的作用。正如《素问·至真要大论》言："治以苦温，佐以甘辛，以汗为故而止。"

（3）芳香化湿

脾喜燥而恶湿，湿邪内阻则脾胃运化失常。芳香化湿之药能够舒畅气机，宣化湿浊，健脾醒胃。湿邪郁遏，气机不畅，病位偏于上焦，"上焦宜化"。代表方：甘露消毒丹。方中重用滑石、茵陈蒿、黄芩三药并配以芳香化湿之品以芳香化浊，行气悦脾以祛湿邪。王孟英赞之："此治湿温时疫之主方。"而对于湿热经久不退，侵入营血蒙闭心包，神志不清，舌苔垢腻者可以用菖蒲郁金汤加减。

（4）苦寒燥湿

苦能燥湿，寒能清热，用药苦寒可以治疗湿邪蕴蓄体内之证。正如《素问·至真要大论》言："湿司于地，热反胜之。治以苦冷……"如湿热蕴蓄体内用芍药汤。治此类病证，应辨明脏腑，治以苦寒，分类用药。

（5）苦温燥湿

《内经》中提及苦温药物为治疗湿邪的要药。《素问·至真要大论》言："湿淫于内，治以苦热。"苦温药物适用于湿邪过盛或者寒湿内盛而阳虚不太明显的病证。主要是苍术、厚朴、法半夏和陈皮等。代表方：平胃散。如果痰湿重可合用二陈汤，在湿温病中湿重热轻也可以在清热利湿药中佐以苦温药物。如在藿朴夏苓汤中使用厚朴和制半夏就是显证。

（6）运脾化湿

气机郁滞不能布津化湿，因而导致湿邪为病。气虚气化无力，脾虚运化失常是湿邪致病的常见因素。治疗应当益气健脾，行气化湿。主要药物黄芪、党参、白术、茯苓等，以补益脾气为主，亦有温阳培元之功。其中黄芪为主药，正如张元素《珍珠囊》有云："黄芪甘温纯阳，其用有五。补诸虚不足，一也；益元气，二也；壮脾胃，三也……"代表方剂：防己黄芪汤。方剂当中黄芪补气化湿，白术健脾化湿，防己祛湿利水。对于女科病证脾虚湿邪下注的完带汤，亦为健脾化湿的常用方。

（7）淡渗利湿

《素问·至真要大论》曰："以淡泄之。"湿邪郁滞在体内，主要症状是小便不利，小便通利则湿邪自能排出体外。《金匮要略》言："湿痹之候，小便不利，大便反快，但当利其小便。"刘河间在《河间六书》中论述："治湿之法，不利小便，非其治也。"《徐大椿医学全集》云："脾虚湿盛，不能上输下达而浸渍内外，故浮肿泄泻，小便短少焉。"代表方剂：四苓散。方剂当中茯苓、猪苓淡渗利湿，泽泻利水渗湿，白术健运脾气而运化水湿，诸药合用而成祛湿之功。

（8）苦辛通湿

"湿热之邪，非辛不通，非苦不降"，因而在治疗湿困中焦、脾胃升降失调时见脘腹满闷食少、呕吐恶心、肠鸣便溏或者泄泻等症，当应用苦辛通湿的方法。代表方：半夏泻心汤。方中干姜、半夏辛开散结以和阴；黄连、黄芩苦寒降邪泄热以和阳，此四味均具有燥湿之功。更配以人参、红枣和甘草健脾益气，治疗湿邪停留肠胃疾患有良效。

（9）解毒燥湿

湿邪蕴久成毒进而侵淫人体可以分为两种表现。其一是内攻脏腑，多见舌苔黄腻、脉浮数或者滑数，同时伴见咽痛、小便浑浊短赤，并且有痛感，前后二阴热如火燎，妇女可以伴有带下黏稠腥臭的症状。另外一种表现为湿邪郁于肌肤，而肌肤乃脾、肺两脏所主，故而身发疮痍甚至溃烂，湿毒未能及时清解内归脏腑而发病。代表方剂：龙胆泻肝汤。此方对于湿热毒邪所致诸症皆可清除。而对于湿郁肌肤所致诸症如带状疱疹、皮肤湿疹等，也可以内服龙胆泻肝汤进行治疗，如果配合应用蛇床子、明矾和苦参等药物外洗则疗效更优。

第六节　肾脏的结构和功能

一、肾脏的结构

1. 肾脏的解剖

正常人的肾脏位置在腹膜后，形似蚕豆，左、右各一个（图1-6-1）。右肾上邻肝脏，故位置略低于左肾。肾脏的位置可随呼吸及体位变化而轻度改变。左肾上极平第11胸椎下缘，下极平第2腰椎下缘；右肾上极平第12胸椎，下极平第3腰椎。肾脏的大小和重量依年龄、性别而异。正常成年人肾脏的大小约为长12 cm、宽6 cm、厚3 cm，女性肾脏的体积和重量均略小于同龄的男性。肾脏色泽红褐，质地柔软，外侧缘光滑，内侧缘的中部凹陷。内侧缘中部有纵向深裂，主要为肾脏血管、神经、输尿管、淋巴管和肾盂的出入处，称为肾门。这些出入肾门的结构和肾盂总称为肾蒂。肾门向内连续为一个较大的腔，称为肾窦。肾窦由肾实质围成，窦内含有肾大盏、肾小盏、肾盂、肾血管、淋巴管、神经及脂肪等结构和组织。

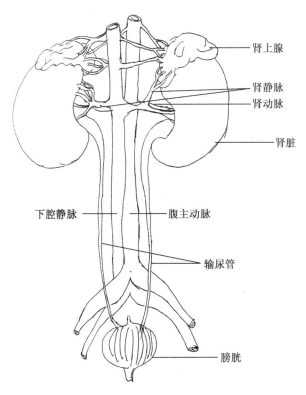

肾上腺

肾静脉
肾动脉

肾脏

下腔静脉 ——　—— 腹主动脉

输尿管

膀胱

图1-6-1　腹膜后肾脏及血管（大体解剖）

肾脏的冠状切面结构如图 1-6-2 所示。肾实质分为位置较浅的肾皮质与较深的肾髓质两个部分。肾皮质偏于外侧的浅层，占大约三分之一的厚度，富含血管，主要由肾小体和肾小管构成；肾髓质位于内侧的深层，占大约三分之二的厚度，主要由肾小管组成。髓质底部与皮质部的交界处被称为皮髓交界处。肾髓质的管道结构有规律地组成向皮质呈放射状的条纹，称为髓放线；向内则集合成锥体形，称为肾锥体。肾锥体的基底朝向皮质，尖端钝圆朝向肾窦，称为肾乳头。每个肾脏有 8~18 个肾锥体。每个肾乳头的顶端有 10~25 个小孔，为远端集合管向肾小盏的开口。肾皮质包绕髓质，并伸入肾锥体之间，称为肾柱。在肾窦内，有 7~8 个呈漏斗状的肾小盏，2~3 个肾小盏合成 1 个肾大盏，2~3 个肾大盏集合形成前后扁平的漏斗状的肾盂。肾盂出肾门后逐渐变细，移行为输尿管。

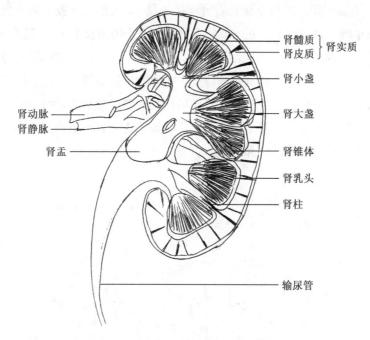

图 1-6-2　肾脏的冠状切面（大体解剖）

肾脏表面由外向内依次有肾筋膜、脂肪囊与肾纤维膜这三层被膜。肾筋膜位于肾脏最外侧，脂肪囊之外，分前、后两层共同包绕肾脏和肾上腺。肾周脂肪层又称脂肪囊，位于纤维膜之外，肾筋膜之内，为脂肪组织层，经肾门伸入肾窦，充填于肾窦诸结构间的空隙。肾纤维膜主要由致密结缔组织构成，菲薄而坚韧，是紧覆于肾实质表面的一层固有膜。正常情况下，肾纤维膜易于从肾实质表面剥离。肾脏的这三层被膜具有保护和固定肾脏的作用。

2. 肾脏的组织学

人体肾实质主要由皮质和髓质两部分组成。肾髓质位于内层，呈条纹状，分内、外区。其中外区颜色深，条纹致密；内髓颜色较浅，条纹稀疏。肾皮质位于肾外层浅层，由 100 多万个肾单位组成。每个肾单位由肾小体和肾小管构成。肾小管由单层上皮细胞组成，其末端与集合管相连。肾小体由肾小囊与肾小球构成。肾单位的组织学结构如图 1-6-3 所示。

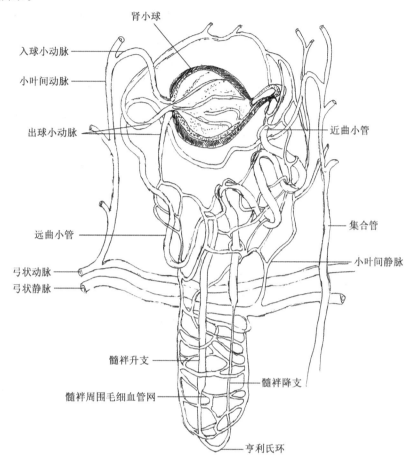

入球小动脉
小叶间动脉
肾小球
出球小动脉
近曲小管
远曲小管
集合管
小叶间静脉
弓状动脉
弓状静脉
髓袢升支
髓袢降支
髓袢周围毛细血管网
亨利氏环

图 1-6-3　肾单位的组织学结构

（1）肾单位

肾单位是肾脏结构和功能的基本单位，是尿液形成的基本功能单位。肾单位主要由肾小体和肾小管两个部分组成。肾小体由肾小球与肾小囊组成，血液通过肾小体的滤过作用形成原尿。根据肾小体在肾皮质中的位置通常可分为表浅、中间和髓旁三种肾单位。髓旁肾单位的肾小体位于皮质深层，靠近皮髓质交界处。肾小管具有重吸收和分泌功能，它分为近端小管、髓袢细段、远端小管三个部分，其末端通过连接小管与集合管相通。近端小管在皮质表面呈弯曲走行的部分被称为弯曲部或近曲小管；而后垂直下行的部分则被称为垂直部；垂直部继续下行到达髓质浅层深部时，其外形转为细而扁，移行为细段，先下行形成髓袢降支；该支再返折向上成为髓袢升支；升支到达内髓部时，形态开始变粗，称为髓袢升支粗段；粗段至皮髓部后转为斜行，继而在皮质部弯曲而行，称为远端曲管或者远曲小管。相邻几个远曲小管通过连接小管与集合管相通。集合管在功能上与肾单位密不可分，但在结构上不属于肾单位。它分为皮质部集合管和髓质部集合管两大部分。

（2）肾小体

肾小体由肾小球和肾小囊两个部分组成。其中肾小球是由毛细血管组成的毛细血管丛，两端与入球小动脉以及出球小动脉相连，是人体内唯一介于两条小动脉之间的毛细血管网。肾小球毛细血管壁由内皮细胞、基底膜以及上皮细胞三个部分组成，三者共同构成了肾小球的毛细血管滤过膜。球内系膜细胞在肾小球血管极处与肾小球外的系膜细胞相连，系膜细胞之间充满基质成分。

上皮细胞又称足细胞，贴附于肾小球基底膜外侧。足细胞依次分出主突起和次级突起，次级突起被称为足突。足突之间的间隙被称为裂孔。裂孔直径为 25～60 nm，由裂孔隔膜桥接。裂孔隔膜是由多个蛋白分子组成的复合体样结构。裂孔隔膜蛋白相互作用构成裂孔隔膜并控制肾小球对于大分子物质的物理性选择作用。裂孔隔膜蛋白分子包括 Nephrin、Podocin、CD2AP 及 ZO-1 等。足突裂孔隔膜蛋白的保护作用是保证肾小球滤过作用的关键。足细胞的细胞骨架包括细胞骨架微管、微丝和中间丝，含有肌动蛋白（actin）、肌球蛋白（myosin）和 α-辅肌动蛋白（α-actinin）等成分。这些成分与整合蛋白（integrin）等相互作用，可以调节细胞裂孔大小及肾小球毛细血管的管径和血流量，从而调节肾小球的滤过率。

内皮细胞位于肾小球的内侧，呈扁平形。内皮细胞的表面被一层带强负电荷的唾液酸蛋白所覆盖，包括 podocalyxin 等，它对血液中的物质有选择性滤过功能。现代研究认为，足细胞与内皮细胞之间存在一定程度的相互作用，两者之间通过某些细胞因子的作用相互协调，从而影响肾小球的滤过作用。

基底膜位于肾小球毛细血管内皮细胞与足细胞足突之间，常规病理切片显示基底膜为均质状，电镜下成人基底膜分为致密层、内疏松层和外疏松层三个部分。成年人的基底膜厚度为 260～360 nm，婴幼儿的基底膜厚度约为 110 nm，儿童的基底膜较成人的薄且随年龄增长而增厚。肾小球基底膜由基膜蛋白和细胞表面蛋白组成。基膜蛋白包括胶原（collagen，COL）、层粘连蛋白（laminin，LN）、纤维连接蛋白（fibronectin，FN）和 integrin 等成分，细胞表面蛋白包括 integrin 和 podocalyxin 等。基底膜带负电荷，是肾小球滤过膜电荷屏障的重要组成部分。基底膜的主要功能是保证毛细血管壁的完整性和一定的通透性。

系膜由系膜细胞和系膜基质组成。系膜基质从肾小球血管极处与毛细血管丛中的每个小叶广泛联系，主要起支撑作用。系膜细胞上的血管活性物质相关受体在受到刺激后可以调节肾小球滤过面积。系膜细胞具有吞噬功能并参与了基底膜的更新。多数肾脏病变情况下都会出现系膜细胞不同程度的增生，因此系膜细胞的功能变化与肾脏病变的产生机制及预后密切相关。

（3）肾小管

广义的肾小管包括近端小管、髓袢、远端小管、集合管和连接小管，它们共同构成了肾脏中尿液形成的管道，对于尿液的浓缩、部分物质的滤过和重吸收发挥了重要作用。

① 近端小管。近端小管由鲍曼囊壁直接延伸所形成。它是由低柱状或立方上皮细胞组成的，管腔侧有大量微绒毛构成刷状缘，从而使细胞表面积增加，以利于发挥它的重吸收功能。按照形态不同，近端小管分为曲部和直部两种。近端小管的生理功能主要是重吸收原尿中大部分的水和溶质。

② 髓袢。髓袢在尿液浓缩中发挥重要的作用。髓袢分为粗段和细段，髓袢皮质部的升支粗段对于水的通透性较低，能够把 Na^+ 和 Cl^- 转运到间质。

③ 远端小管。远端小管包括直部和曲部两个部分。其中直部即为髓袢升支粗段；曲部即远曲小管，起始部细胞形态与髓袢升支粗段基本相似，呈立方高柱状，后面部分细胞体亦大，但较为扁平。与近端小管比较而言，远曲小管管径小，管腔大，上皮细胞体积小，线粒体多，上皮表面也有较多的长绒毛，细胞间有紧密连接。

④ 连接小管。连接小管主要连接远曲小管和集合管，细胞形态为立方形，侧面较狭而深。细胞核位于细胞中央，细胞表面有短小的绒毛。

⑤ 集合管。集合管分为皮质集合管和内、外髓集合管三种类型。皮质部与集合管相连接，而近髓部则是几个远曲小管共同连接于一个集合管上。集合管细胞主要包括亮细胞（主细胞）和暗细胞（嵌入细胞）。前者主要与 H^+ 的分泌有关，后者主要与碳酸氢盐（HCO_3^-）的分泌有关。

（4）肾间质

肾间质是结缔组织，主要为充填在肾脏的肾小管和血管之间的成分，对于肾脏组织起黏附和支撑作用。肾间质包含有多种成分，包括成纤维细胞和细胞外成分等。细胞外成分主要由基质构成，包括胶原和多种糖蛋白，如纤维连接蛋白和层粘连蛋白等。肾间质细胞在受到某种刺激后可能会产生一些细胞因子，如转化生长因子（transforming growth factor，TGF）、白细胞介素（interleukin，IL）和黏附因子（adherence factor，AF）等。

（5）肾脏的血管

肾脏的血管包括动脉、静脉和毛细血管网。肾动脉来源于腹主动脉，动脉血管自肾门处入肾后分成叶间动脉，再在皮髓交界处分叉形成弓形动脉，进入皮质后化生为小叶间动脉，进一步分为入球小动脉进入肾小球。进入肾小球的肾动脉比较特殊，包括入球动脉和出球动脉，分布在毛细血管网的两端，两者之间所形成的压力梯度是保障肾小球滤过功能正常的主要动力。出球小动脉再分支成球后毛细血管网，分布于相应的肾小管周围。上述毛细血管网汇成小叶间静脉和叶间静脉，而后通过肾静脉回流到腔静脉。这种血管分布的特点有利于肾小球和肾小管之间的相互联系。

二、肾脏的功能

肾脏是机体的主要代谢器官，但是肾脏的功能不仅仅是排泄代谢废物，还包括维持机体水、电解质和酸碱平衡的重要调节功能。此外，肾脏还是机体内多种激素（如促红细胞生成素和 $1,25-(OH)_2D_3$ 等）产生和发挥作用的核心"加工厂"。肾脏的这些功能与机体的正常生命活动密切相关。

1. 肾脏的代谢功能

肾脏通过排出体内多余的水分、电解质和代谢废物保证了机体内环境的稳定，这是肾脏的重要生理功能。肾脏的代谢主要是由肾小球滤过和肾小管重吸收之间相互配合完成的。成年人在肾脏功能正常的情况下，肾小球的滤过率平均值约为 125 mL/min，按照体重 60 kg 的成年人血浆约占机体体重的 5% 计算，每天全身的血浆在肾脏中会被清洗 50 次左右，从而保证了人体内环境的稳定。如此大的血浆清洗量需要依赖肾小球特殊的解剖结构和精密的调节机制来完成。肾小球滤过膜是肾小球血浆滤过的主要结构，它是由内皮细胞、基底膜及上皮细胞（足细胞）组成的。肾小球滤过率受年龄和性别等多种因素的影响。此外，肾小球的系膜细胞、出球小动脉、入球小动脉和致密斑形成的球旁器对肾小球滤过发挥调节作用。滤过分数是肾小球滤过率与肾血浆流量的比值，是指流经肾脏的血浆占肾小球滤过形成原尿的比值。

（1）肾小球滤过的决定因素

肾小球毛细血管血流量、静水压、胶体渗透压、肾小球囊内静水压和超滤系数这些因素均可直接影响肾小球的滤过。一方面，肾小球毛细血管静水压及肾小囊内胶体渗透压加快了血浆滤过；另一方面，肾小球毛细血管胶体渗透压及肾小囊内静水压拮抗了血浆滤过。正常生理情况下，肾小囊内原尿基本上不含蛋白，所以肾小囊内胶体渗透压近似于零。

① 肾小球毛细血管静水压。肾小球毛细血管静水压推动了血浆成分滤过，从而成为影响肾小球滤过作用的主要因素之一。肾小球毛细血管静水压的大小主要由动脉血压和入、出球动脉血压共同调控。由于肾动脉粗而短，因而肾内动脉的压力高于其他部位小动脉的压力，造成肾小球毛细血管的血压较高。在生理条件下，其数值可以控制在较为稳定的范围，且受到肾小球自身的调节，从而保证了肾小球滤过功能的稳定。

② 肾小球毛细血管胶体渗透压。肾小球毛细血管胶体渗透压的大小与流经肾小球血液中的血浆蛋白浓度直接相关，它也是阻止血浆成分通过滤过屏障的主要力量。在血液流经肾小球的过程中部分血浆被滤过，同时水分等也被滤过，血浆蛋白被浓缩，从而导致其在毛细血管内的浓度升高，毛细血管胶体渗透压升高。正常情况下，胶体渗透压的大小随着滤过过程而增加，从入球端最初的 2.66 kPa 到出球端的 4.66 kPa。

③ 肾小球囊内静水压。肾小球囊内静水压在生理条件下维持在比较稳定的数值，一般接近近曲小管内压力，约为 1.33 kPa。

④ 滤过系数。滤过系数是反映肾小球毛细血管内在特性的参数，由毛细血管通透性和滤过面积所决定。滤过系数和肾小球滤过率成平行关系。

肾小球毛细血管血流量与肾小球的滤过量呈正相关。保持肾小球滤过作用的主要机制是保证机体肾小球滤过率保持在一个比较稳定的水平，不同条件下机体调节的重要机制主要包括两个方面的认识。其中一方面是肌源反应学说，认为肾动脉压增高时血管扩张，导致牵张血管壁平滑肌，引起平滑肌收缩，血管阻力增加，限制肾内血流量，保持肾小球毛细血管压的恒定；另一方面是管球反馈机制，肾小球滤液中某些无机盐（如 Na^+）刺激肾小球旁器致密斑细胞后，肾小球入球小动脉收缩或舒张，引起肾小球毛细血管静水压升高或者下降，从而导致肾小管管腔内滤液中无机盐增加或减少，进而影响尿液排出无机盐等物质的量，维持了机体内环境的稳定。

（2）肾脏的尿液浓缩和水电解质调节作用的特殊机制——逆流倍增作用

逆流倍增作用是肾脏浓缩稀释功能的生理机制基础。逆流倍增形成的原因主要为髓袢、肾小管各段和直小血管解剖上特殊的"U"型排列，肾小管各段对 H_2O、NaCl 及尿素等的通透情况不同以及髓袢升支粗段对 NaCl 的主动重吸收等因素，往往造成髓质间质从表浅到深部渗透梯度逐渐增加，逆流交换作用使该梯度得以建立和维持（图1-6-4）。

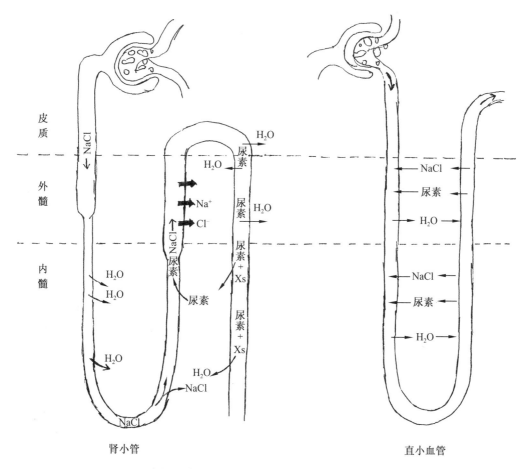

细箭头表示物质的运动方向；粗箭头表示髓袢升支粗段主动重吸收 Na^+ 和 Cl^-；Xs 表示未被重吸收的溶液。

图1-6-4　肾脏浓缩稀释功能的逆流倍增作用示意图

经过近曲小管对 H_2O、NaCl 等溶质的等渗吸收，容量减少的等渗尿流入髓袢的降支，该段仅对水高度通透，导致水逐渐被重吸收，肾小管中的水进一步减少，管腔中 NaCl 的浓度进行性升高，尿的渗透压逐渐增高；尿液进入髓袢升支，该段对水的通透性很低，对 NaCl 的主动重吸收增加，尿量变化不大，但尿渗透压下降；尿液经过远曲小管后，低渗尿进入集合管，在抗利尿激素（antidiuretic hormone，ADH）的作用下水的重吸收增加，尿量进一步减少，尿渗透压升高。在这个过程中，髓袢升支重吸收 NaCl 构成了肾髓质外层的渗透浓度梯度，这种由皮质到髓质逐渐增高的溶质浓度梯度是水重吸收的动力。而尿液的浓缩过程实际上发生了两次，第一次发生在髓袢降支，第二次发生在集合管。

目前大家比较认可肾髓质外带的渗透梯度存在依赖于逆流倍增机制，而这种逆流倍增机制的基础是髓袢升支粗段对 NaCl 的主动转运，但是位于肾髓质内带的髓袢升支细段没有对 NaCl 的主动转运功能，肾髓质内带形成渗透梯度的主要溶质是尿素。

（3）正常肾脏滤过功能对水和电解质的调节作用

① 钠的调节作用。生理条件下，约70%的钠盐在近端小管伴随氨基酸、葡萄糖和碳酸氢盐等被重吸收。其中葡萄糖和氨基酸主要通过基底膜侧 Na^+-K^+-ATP 酶（又称钠泵）主动转运 Na^+ 的过程中继发性转运被重吸收。碳酸氢盐（HCO_3^-）则通过反向转运被重吸收。在肾小管上皮细胞内 H^+ 通过管腔膜侧 Na^+-H^+ 交换分泌至管腔后，与肾小球滤过的 HCO_3^- 结合形成碳酸，后者在碳酸酐酶催化作用下分解成 CO_2 和 H_2O。CO_2 可自由通过细胞膜向细胞内扩散。碳酸酐酶是决定 HCO_3^- 重吸收的关键。Cl^- 则通过细胞间隙顺电化学梯度被动扩散。肾小球滤液中约20%的钠在髓袢被重吸收并构成外髓部的高渗状态，其余的钠盐在远端小管和集合管内被重吸收。钠盐的平衡调节主要与肾脏交感神经对于钠盐重吸收有关，与血流量和肾素的内分泌调节密切相关。

② 钾的调节作用。K^+ 是细胞内最多的阳离子，是机体维持细胞功能正常的主要物质基础。体内的钾有99%存在于细胞内，肾内 K^+ 的排泄主要依赖肾小管分泌。血浆中 K^+ 通过肾小球时完全自由滤过，其中66%~70%的 K^+ 在近曲小管顺电化学梯度被重吸收。髓袢主要参与钾的再循环。远曲小管同时具有泌钾和重吸收钾的功能。皮质集合管是肾脏泌钾的主要场所，主要由主细胞基侧膜上钠泵作用将 3 个 Na^+ 泵出细胞外，2 个 K^+ 泵入细胞内，使细胞内 K^+ 维持在较高水平，促使 K^+ 经管腔侧的高传导性钾通道顺电化学梯度泌入管腔。体内 K^+ 调节主要与醛固酮的分泌情况、血液酸碱度、血容量的改变和加压素的作用密切相关。

③ 钙的调节作用。钙是机体内多种生理过程所需要的重要阳离子，对神经肌肉传导和神经元的稳定性发挥重要作用。钙同时也是骨骼的主要组成成分，对于维持机体内钙的稳定和机体生理功能正常十分重要。机体内99%的钙存在于骨骼内，人体内血清钙离子的浓度与 pH 密切相关。体内血清中60%的钙经过肾小球滤过，仅少量由尿中排

泄，绝大部分在肾脏中被重吸收。其中 60% 在近端小管末端以被动转运的方式被重吸收，20%～30% 在髓袢升支粗段被重吸收，10% 在远端小管被重吸收。钙的转运与机体内血清中钙和磷的浓度密切相关，受甲状旁腺激素和维生素 D 等内分泌激素的调节。

④ 镁的调节作用。Mg^{2+} 是细胞内含量仅次于 K^+ 的阳离子，是激活体内代谢和磷酸化等重要生理过程中多个关键酶的重要物质，同时它在调节线粒体功能、蛋白质合成、DNA 合成以及 mRNA 翻译方面发挥重要作用。血浆中 70%～80% 的 Mg^{2+} 可以滤过，其中大约 30% 的 Mg^{2+} 在近曲小管被重吸收，50%～60% 在髓袢被重吸收。肾脏对 Mg^{2+} 的作用受到甲状旁腺激素、加压素和降钙素等多种内分泌激素的调节，并与肾脏血流量和肾小球滤过作用密切相关。

2. 肾脏的其他功能

（1）肾脏对多种机体内物质的滤过作用

研究表明，肾小球超滤液中除了不含大分子蛋白质之外，其他成分如葡萄糖、尿素、肌酐和氯化物等的浓度与血浆基本一致，其渗透压和酸碱度也和血浆十分相似，证明肾小球毛细血管的滤过屏障作用主要是作用于血细胞和大分子蛋白质等物质。肾小球毛细血管对不同分子量物质的滤过具有不同滤过率的特点，称为选择性滤过作用。肾小球滤过屏障对大分子溶质的滤过取决于分子大小及电荷性质。肾脏病变时，这种滤过作用减弱甚至消失，从而导致滤液中出现血细胞和蛋白质成分，其临床表现为血尿和蛋白尿。肾小球毛细血管构成的滤过膜分为三部分，主要包括毛细血管内皮细胞、基底膜和上皮细胞（足细胞）。由于滤过膜各层具有大小不同的筛孔，因此在滤过中发挥不同的作用。内皮细胞和基底膜的孔径较大，仅能限制较大的蛋白质如球蛋白通过；足细胞之间的足突相互之间通过分子键构成拉链状的滤过结构，可限制白蛋白通过。另外，滤过膜特别是足细胞表面存在唾液蛋白等物质，带有负电荷，所形成的电荷屏障可以有效地阻止其他带负电荷大分子物质的通过。

（2）肾脏在机体内分泌及代谢中的功能和作用

肾脏在机体的内分泌及代谢方面具有十分重要的作用，一方面是指机体内某些重要的激素在肾脏中合成或活化，如促红细胞生成素（erythropoietin，EPO）、胰岛素样生长因子-1（insulin-like growth factor-1，IGF-1）和表皮生长因子（epidermal growth factor，EGF）等；另一方面，人体内多种激素在经过肾脏的过程中被灭活或者清除，如生长激素、降钙素和胰岛素等。下面主要介绍肾脏分泌的生物活性物质的作用。

① 肾素的作用。肾素是由肾小球入球小动脉的球旁细胞和远端小管连接部的致密斑所合成的。肾素是一种蛋白酶，其作用底物是血管紧张素原，血管紧张素原通过肾素的作用及在机体内的进一步作用转化为血管紧张素Ⅱ，进而发挥对血管平滑肌细胞的收缩作用，使交感神经兴奋并刺激肾上腺皮质球状带分泌醛固酮，通过一系列的作用导致机体内血流动力学改变。其中，最为直接的作用是对血压的调节作用。由此产生的作用系统被称为肾素-血管紧张素-醛固酮系统（renin-angiotensin-aldosterone system，RAAS）。

② 促红细胞生成素的作用。EPO 是肾脏产生的一种激素，它的主要作用是促进机体内红细胞的生长和成熟。目前认为，EPO 产生的主要部位是在肾间质靠近近端小管的部位。关于 EPO 的作用，结合肾衰竭患者的临床表现和应用 EPO 治疗后的效果，其不仅可以减轻患者的贫血症状，而且可以解决肾衰竭患者包括脂肪和蛋白质代谢、内分泌异常和心血管病变等在内的多个临床问题。这些证据表明，EPO 在机体内的作用不仅仅限于红细胞，其作用值得进一步研究。

③ 维生素 D 的作用。维生素 D 是机体内调节钙磷代谢和促进骨骼生长发育的重要激素。但是维生素 D 本身并没有生物学活性，它需要活化成 $1,25\text{-}(OH)_2D_3$ 活性产物才能在机体内发挥作用。而活化成 $1,25\text{-}(OH)_2D_3$ 活性产物的最后一个步骤主要是在肾脏内完成的。就其作用而言，主要是维持体内骨骼相关的矿物质的含量稳定并发挥调节作用，同时对于体内胰岛素的分泌、皮肤角细胞的诱导分化和红细胞的生成均具有一定的调节作用。如果体内缺乏活性维生素 D，则会发生佝偻病、软骨病和骨质疏松等多种临床问题。

第七节　肾脏病的病理学

病理检查是明确肾脏病病变程度和判断预后的重要手段，作为一种有创性检查操作，其本身具有一定的临床风险，进行病理检查需要提前对患者的病情进行评估。病情评价包括以下几个方面：患者是否必须进行病理检查才可以明确诊断，患者是否可以配合完成穿刺操作，穿刺部位是否有外伤，患者的凝血功能是否正常，患者是否有血液相关的传染病，患者肾脏的大小和位置是否达到穿刺的要求，肾脏的穿刺部位是否有其他病变影响穿刺结果的判断等。

肾脏疾病按照病变产生的原因分为原发性和继发性。然而就病理表现而言，除了一些比较特殊的情况（如肾淀粉样变性和遗传性肾炎等）外，多数肾脏病理改变的形态与病变是原发性还是继发性没有直接关系。因此，本节着重介绍各型原发性肾小球肾炎的光学显微镜（光镜）、免疫病理（免疫组化）和电子显微镜（电镜）检查的病理形态特点及相应病理类型。

一、肾脏病理学检查的一般问题

肾脏病理学检查对于各种肾脏疾病的诊断、治疗和预后等方面的价值非常显著。其结果是各种原发性、继发性和遗传性肾脏病诊断最为直接的临床依据。但是如果存在检查的禁忌证，需要注意在检查前详细了解病史并避免风险。临床上肾脏病理检查的禁忌证主要是明确有出血倾向且为不能纠正的出血。如果患者不能配合检查或者是孤立肾、肾脓肿、肾血管瘤、心功能衰竭患者以及妊娠妇女，均应慎重对待，操作者应严格判断是否需要进行此项检查。

1. 病理检查术前准备工作

指导患者憋气训练，检查凝血功能、肾功能、血型及常见的经血液传播的传染病，了解腹腔情况，特别是肾脏的大小和位置。

2. 病理检查术后监护

患者术后 6 小时内绝对卧床，术后 24 小时内卧床并监测生命体征，建议患者多饮水并注意观察尿液色泽。术后给予一定量的抗生素和止血药物，每日监测尿常规。

3. 肾脏病理检查常见的并发症

（1）血尿

接受肾脏穿刺检查的患者镜下血尿发生率几乎为 100%，肉眼血尿发生率一般不超过 5%，但大多是一过性症状，经过对症补液及止血药物治疗后均可得到控制。如果患者出现血压长时间持续明显下降的情况，则需要尽快明确原因，必要时进行剖腹探查或外科止血治疗。

（2）肾脏周围血肿

据报道，肾脏周围血肿的总发生率为48%~85%，几乎见于绝大多数肾脏活检的患者。大多数患者为小血肿，较大血肿仅占2%，肾周血肿在1~2周之内可自行吸收。如果血肿不能控制甚至进行性加重或伴有血压下降等表现，则需要进行外科手术处理并控制出血。

（3）感染

在严格无菌操作的情况下，临床感染的发病率非常低。多数感染的发生是由于肾脏本身存在问题，例如患者免疫功能缺陷等自身原因易导致感染的发生。注意观察术后患者血常规、体温和尿液检查结果，必要时配合影像学检查并使用有针对性的抗生素，以便控制感染的发生和发展。

（4）动静脉血管瘘

动静脉血管瘘的发生率为肾脏活检患者的五分之一左右，仅有少数患者有临床症状，如血尿或者不易控制的高血压。临床上如果对症治疗效果不佳，则须采用介入等方法进行血管栓塞治疗。

4. 肾活检对病变范围的描述

肾脏病理学变化的整体描述，一般根据病变累及的肾小球总数分为弥漫性和局灶性两大类。弥漫性病变是指标本中病变肾小球占全部肾小球的50%以上，局灶性病变是指病变肾小球占全部肾小球的50%以下的病变。根据病变肾小球累及的毛细血管袢范围，其又分为球性和节段性两大类：病变肾小球50%以上的毛细血管袢受累者称球性病变，50%以下的毛细血管袢受累者称节段性病变。

二、肾小球疾病的病理分型标准

目前国际上使用的肾小球疾病的病理分型标准是1995年世界卫生组织（WHO）制定的分型标准。该标准将肾小球疾病分为以下四大类：第一类是轻微肾小球病变；第二类是局灶节段性病变，包括局灶性肾小球肾炎；第三类是弥漫性肾小球肾炎，包括膜性肾病和增生性肾炎，其中增生性肾炎包括系膜增生性肾小球肾炎、毛细血管内增生性肾小球肾炎、系膜毛细血管性肾小球肾炎（又称为膜增生性肾小球肾炎）和新月体性或坏死性肾小球肾炎；第四类是未分类的肾小球肾炎。

三、各种肾小球疾病病理类型的特点

1. 肾小球微小病变（glomerular minimal change disease，MCD）

（1）临床特点

此类肾小球疾病的儿童发病率远远高于成人。超过半数的儿童肾病综合征患者属于此种类型，成人微小病变患者仅占15%左右。男性的发病率高于女性。多数MCD患者对激素的治疗敏感，临床多不伴有高血压或肾功能损伤。成年患者激素治疗的缓解率比儿童患者低。

（2）光镜特点

光镜下 MCD 患者的肾小球病变不明显，形态基本正常。

（3）免疫组织化学

检测结果为阴性。

（4）电镜特点

电镜下可以看到广泛的肾小球脏层上皮细胞（足细胞）的足突消失，一般无电子致密物的沉积。

2. 局灶节段性肾小球硬化（focal segmental glomerular sclerosis，FSGS）

（1）临床特点

本病的临床表现没有太多的特异性。任何年龄均可发病，多数患者的年龄在 25~35 岁之间，男性患者所占的比例高于女性。患者有不同程度的蛋白尿和血尿，大约三分之一的患者有肾功能不全和高血压的临床表现。病变在肾小球发病部位的差异会影响临床表现和病情轻重。

（2）光镜特点

肾小球的病变特点是呈局灶性和节段性分布，各个肾小球的病变程度不一致，出现节段性硬化时其范围也不相同。按照 2004 年国际肾脏病理学会的分型标准，FSGS 可以分为以下五个类型：

① 门周型，即门部 FSGS（hilar FSGS）：硬化区位于血管极处。

② 顶端型，即尖端部 FSGS（tip lesion FSGS）：硬化区位于尿极部位。

③ 塌陷型，即塌陷性肾小球病型 FSGS（collapsing glomerulopathy FSGS）：部分毛细血管塌陷皱缩，脏层上皮细胞增生和严重空泡变性。

④ 细胞型，即细胞性 FSGS（cellular FSGS）：局灶节段性病变的同时可见肾小球的部分毛细血管袢有内皮细胞和系膜细胞增生，导致部分毛细血管袢管腔闭塞，病变肾小球的上皮细胞增生和空泡变性。

⑤ 其他型，即非特异性 FSGS：除上述四种类型外的 FSGS。

（3）免疫组织化学

非硬化型的肾小球节段一般无免疫荧光沉积或补体沉积，硬化型的毛细血管袢常有 C3、IgM 和 C1q 呈颗粒状或团块状沉积。

（4）电镜特点

FSGS 在电镜下的超微结构并不具有特异性，因此需要结合光镜和免疫荧光进行诊断。电镜下主要表现为系膜基质增多、肾小球上皮细胞足突广泛融合、电子致密物沉积、内皮细胞和上皮细胞空泡变性等。

3. 膜性肾病（membranous nephropathy，MN）

（1）临床特点

膜性肾病见于任何年龄的患者，成年患者多见该类型，儿童较少见，男性患者多于女性。近年来，我国膜性肾病的发病率呈现明显的上升趋势。膜性肾病临床上多有血尿和蛋白尿，病变进行性发展为肾功能不全的比例相对较高。部分患者病变过程中会出现合并抗肾小球基底膜型新月体肾炎而导致病情进展，肾功能进行性恶化。因此，该类患者需要在病变过程中监测抗基底膜抗体和抗中性粒细胞抗体。近年来，原发性膜性肾病新发现的抗体，如抗 M 型磷脂酶 A2 受体（抗 PLA2R）等的检测对本病的诊断有较好的辅助作用。另外，患者易合并静脉血栓，导致少尿和急性肾损伤，临床治疗时需要注意使用抗凝药物和定期监测凝血功能。本病目前尚无疗效十分确切的治疗方法，多数患者对糖皮质激素治疗不敏感。目前现代医学的主要治疗方法是糖皮质激素联合免疫抑制剂治疗。但是由于其副作用较多，往往需要结合临床情况综合判断和确定治疗方案。在临床治疗过程中，如果配合使用中医中药，则可以在一定程度上减轻患者的症状和病情。

（2）光镜特点

光镜下可见肾小球上皮下免疫复合物沉积和基底膜增厚变形。原发性膜性肾病的免疫复合物主要分布于毛细血管袢，继发性膜性肾病的免疫复合物则在毛细血管袢和系膜区均有沉积。肾间质表现为以淋巴细胞为主的细胞浸润，病变程度一般与肾功能的损害程度一致。

（3）免疫病理特点

免疫荧光表现为免疫球蛋白 G（IgG）和 C3 呈细颗粒状弥漫性沉积在肾小球毛细血管袢，早期病变表现为基底膜外侧高浓度沉积，后期可见粗颗粒沉积于基底膜内。特发性膜性肾病往往表现为以 IgG4 沉积为主，继发性膜性肾病则表现为以 IgG 其他亚型沉积为主。

（4）电镜特点

对于本病而言，往往需要光镜、免疫荧光和电镜相互结合才能明确诊断和分期。特别是光镜下"钉突"的形成具有重要的诊断价值。电镜下，膜性肾病的典型表现是单纯且不伴细胞增生的基底膜增厚。依病程的发展情况和电子致密物的沉积部位，膜性肾病可分为四期。

Ⅰ期：基底膜空泡变性，轻微增厚，与微小病变和轻度系膜增生性肾小球肾炎不易区分。电镜下可见上皮下有少量电子致密物沉积，上皮细胞足突广泛融合。靠近致密物的脏层上皮细胞足突增宽，内见较多聚集的微丝。

Ⅱ期：基底膜弥漫增厚，上皮侧电子致密物及钉突明显，形态规则且呈现均匀一致的分布。足突融合明显，系膜区尚正常。

Ⅲ期：基底膜明显增厚，增厚的基底膜呈中空的链环状或双轨状结构，电子致密物沉积见于致密层和上皮侧。足突融合且微绒毛化更加明显。

Ⅳ期：基底膜高度增厚，致密层明显增厚，毛细血管闭塞，肾小球硬化，基底膜内可见溶解和吸收后的电子致密物遗留的虫噬状空白区。

4. 系膜增生性肾小球肾炎（mesangial proliferative glomerulonephritis，MsPGN）

（1）临床特点

过半数的本病患者有单纯的肉眼血尿或者镜下血尿，伴或不伴有蛋白尿，5%～10%的患者伴有肾病综合征或者急（慢）性肾炎综合征等。

（2）光镜特点

光镜下，本病的表现多种多样，不具备特异性。病变的肾小球呈弥漫性分布。肾小球系膜细胞伴有或不伴有系膜基质弥漫性增生，增生的严重程度分为轻度、中度和重度三种类型。

（3）免疫组织化学

IgG 和 C3 沿系膜区团块状沉积。注意进行鉴别诊断：若以 IgA 沉积为主，应考虑 IgA 肾病；若以 IgM 沉积为主，应考虑 IgM 肾病；若以 C1q 沉积为主，应考虑 C1q 肾病。上述三种情况均不属于系膜增生性肾小球肾炎。

（4）电镜特点

电镜下系膜区可见电子致密物沉积。

5. IgA 肾病

（1）临床特点

患者多有单纯的肉眼或者镜下血尿，伴或不伴有蛋白尿，大约 5% 的患者伴有肾病综合征或急（慢）性肾炎综合征等。本病属于系膜增生性肾炎的一种类型，但是由于其发病率高，患者数量较多而研究较为深入。IgA 肾病可发生于任何年龄，但 80% 的患者在 16～35 岁发病，男女比例为（2～6）∶1。本病目前已成为公认的全球范围内最为常见的肾小球疾病之一。黄色人种和白色人种的发病率明显高于黑色人种。本病是最常见的原发性肾小球疾病，在亚太地区占肾活检患者的 30%～40%，在欧洲占 20%，而在北美只占 10%。在我国，IgA 肾病约占原发性肾小球疾病的 40%～50%。

（2）光镜特点

在光镜下本病的表现多种多样，不具备特异性。病理类型为系膜增生，由轻度的弥漫性系膜细胞增生到中重度系膜细胞增生和系膜基质弥漫性增生均可出现。Masson 染色在系膜区出现大块状、凸向肾小囊腔的嗜复红蛋白沉积。

目前对于本病的病理学研究主要是 Lee 氏分级、Hass 分级和 2009 年世界卫生组织的分级。2009 年，国际 IgA 肾病协作组又发布了牛津分型，由于各种分型方法和侧重点各有不同，目前这些分级方法并存（见表 1-7-1、表 1-7-2）。

表 1-7-1　IgA 肾病的病理分级

	WHO 分级	Lee 分级	Hass 分级
I 级	光镜下正常	肾小球轻微病变，肾小管间质无明显病变	轻微病变
II 级	轻度病变，少部分肾小球见系膜细胞增多，肾小球硬化、粘连等改变，罕见新月体	少于 50% 的肾小球局灶系膜增生，罕见肾小球硬化和小的新月体形成	局灶节段性肾小球硬化，轻度系膜增生，无新月体和坏死病变
III 级	局灶节段性肾小球肾炎：系膜细胞局灶节段性增生、系膜区增宽，偶见粘连和新月体，肾间质病变较轻	轻度弥漫肾小球系膜增生，偶见新月体形成和裢粘连；灶性间质水肿和炎细胞浸润，少见肾小管萎缩	局灶增生性肾小球肾炎：不超过 50% 的非硬化肾小球细胞增生，细胞增生可仅限于系膜区，也可包括毛细血管内增生、新月体形成或坏死，大多数肾小球为节段性增生
IV 级	肾小球弥漫性增生性改变，系膜区明显增宽，肾小球硬化；超过 50% 的肾小球见粘连和新月体；肾小管间质病变较重，肾小管萎缩明显，肾间质可见大量炎症细胞浸润	中度弥漫肾小球系膜增生伴硬化，可有少于 45% 的肾小球形成新月体；肾小管萎缩，间质炎症细胞浸润，偶见泡沫细胞形成	弥漫增生性肾小球肾炎：超过 50% 的非硬化肾小球细胞增生，可见毛细血管内增生、新月体形成或坏死
V 级	病变与 IV 级相似但更重	肾小球重度弥漫系膜增生，或 45% 以上的肾小球形成新月体，肾小管间质病变较 IV 级更严重	超过 40% 的肾小球全球硬化和肾小管萎缩或消失

表 1-7-2　IgA 肾病牛津病理分型指标定义及评分

病理指标	定义	评分
系膜细胞增生	0 分：每个系膜区 <4 个系膜细胞；1 分：每个系膜区系膜细胞 4~5 个；2 分：每个系膜区系膜细胞 6~7 个；3 分：每个系膜区系膜细胞 ≥8 个。系膜细胞增生积分是所有肾小球评分的平均值	M0：≤0.5 分 M1：>0.5 分
毛细血管内增生	毛细血管内细胞数增加致管腔狭窄	E0：无 E1：有
节段性肾小球硬化	球体的任一部分出现硬化，但非全球硬化	S0：无 S1：有
间质纤维化/肾小管萎缩	间质纤维化或肾皮质小管萎缩面积	T0：≤25% T1：26% ~ 50% T2：>50%

（3）免疫组织化学

肾小球系膜区弥漫分布颗粒状或团块状的 IgA，荧光亮度一般为（+++）~（++++）。同时 IgM 和 IgG 的沉积率在 60% 以上，荧光亮度为（+），几乎所有患者均有 C3 沉积，很少见 C4 和 C1q 沉积。

（4）电镜特点

电镜下多可见系膜细胞增生、系膜基质增多和系膜区电子致密物沉积，病情严重者可见系膜基质增厚、系膜插入和基底膜溶解断裂等情况。

6. 系膜毛细血管性肾小球肾炎或膜增生性肾小球肾炎（membranoproliferative glo-merulonephritis，MPGN）

（1）临床特点

这种类型的肾小球肾炎以青少年为多见，患者血尿的发病率较高且多伴有蛋白尿或肾病综合征。病变早期出现肾功能损害的患者往往预后不佳。

（2）光镜特点

光镜下可见肾小球基底膜增厚，内皮细胞、系膜细胞和系膜基质弥漫性增生，广泛地向内皮细胞和基底膜间隙插入，导致基底膜弥漫性增厚，在嗜银染色的情况下呈双轨或多轨状表现。毛细血管腔大部分闭塞，小叶结构呈分叶状。肾间质可见不同程度的肾小管萎缩和间质纤维化。

（3）免疫病理特点

I型MPGN和III型MPGN相似，表现为IgG和（或）C3沿系膜区和毛细血管壁呈现弥漫性粗颗粒沉着，在肾小球系膜区和基底膜内侧或内外侧的颗粒状沉积呈现出特殊的花瓣状图像。II型MPGN表现为C3高密度呈团块状和线状沉积于系膜区和基底膜内，其他免疫球蛋白呈阴性或微弱阳性。

（4）电镜特点

电镜下可见内皮下和致密区有致密物沉积。除系膜增生和插入使毛细血管管腔狭窄和闭塞外，系膜区和原基底膜内侧有电子致密物沉积是I型MPGN，该型较多见；若基底膜内侧和外侧均有电子致密物沉积，则是III型MPGN；II型MPGN表现为毛细血管基质致密层被大量呈带状分布的电子致密物取代。

7. 急进性肾小球肾炎（rapidly progressive glomerulonephritis，RPGN）和新月体性肾小球肾炎（crescentic glomerulonephritis，CreGN）

（1）临床特点

急进性肾小球肾炎和新月体性肾小球肾炎的主要临床特点是短期内肾功能进行性恶化并伴有血尿和蛋白尿。这种类型往往病情严重且预后较差。其病理表现主要是新月体肾炎的组织形态学特征。

（2）光镜特点

新月体性肾小球肾炎分为3个类型。I、II、III型在光镜下均可见肾小球毛细血管袢严重破坏，多数有大型新月体形成。肾小球毛细血管袢严重破坏，血液流入肾小囊内并凝固，刺激肾小囊上皮细胞增生，单核巨噬细胞浸润并形成充塞于肾小囊腔的新月体，毛细血管受严重挤压而失去功能。以细胞成分为主者，称为细胞性新月体；随着病情的进展，出现纤维成分长入者，称为细胞纤维性新月体；最终新月体被纤维组织所取代，称为纤维性新月体或硬化性新月体。其中Ⅰ型患者常见血清抗肾小球基底膜抗体（GBM）阳性，Ⅲ型常见血清抗中性粒细胞抗体（ANCA）阳性。近年来，新月体肾炎又被分为5型，即将Ⅰ、Ⅲ型按照ANCA是否阳性分为Ⅳ型和Ⅴ型，符合Ⅰ型表现但是ANCA阳性的为Ⅳ型，符合Ⅲ型表现但是ANCA阴性的为Ⅴ型。

（3）免疫病理特点

Ⅰ型（抗基底膜性新月体性肾小球肾炎）：IgG和C3呈线状沿基底膜沉积，血清中抗GBM抗体阳性；Ⅱ型（免疫复合物介导的新月体性肾小球肾炎）：IgG和C3呈颗粒状沿基底膜内外侧或系膜区沉积；Ⅲ型：血清中抗GBM抗体阴性并伴血中ANCA阳性；Ⅳ型：IgG和C3呈线状沿基底膜沉积并伴血中ANCA和抗GBM抗体阳性；Ⅴ型：IgG和C3呈线状沿基底膜沉积，伴血中ANCA和抗GBM抗体阴性。

（4）电镜特点

在电镜下，Ⅰ型电子致密物呈线状沿基底膜沉积；Ⅱ型电子致密物在系膜区呈颗粒状沉积；Ⅲ型无电子致密物，可见广泛基底膜破坏；其他类型则主要表现为肾小球毛细血管袢破坏，新月体形成，可在肾小球不同部位出现电子致密物沉积。

8. 脂蛋白肾病（lipoprotein glomerulopathy，LPG）

（1）临床特点

本病是近年来新认识到的肾脏疾病类型，病变主要累及肾脏且以肾小球损害为主。所有患者均有蛋白尿，有的患者初始病情轻，但蛋白尿逐渐加重。少数患者有血尿。除肾脏病变外，肾外病变一般仅有脂代谢紊乱，主要是脂蛋白和血脂明显异常。

（2）光镜特点

早期病变主要在肾小球内，以高度膨胀的肾小球毛细血管袢内充满脂蛋白"栓子"为其特征性组织学改变。由于脂蛋白逐渐堆积，袢腔内淡染的、无定形或网眼状"栓塞"物质常呈层状改变，周边袢可见节段双轨。其他病变包括系膜细胞增生、系膜区增宽、基质增多和系膜溶解等。罕见间质泡沫细胞。疾病晚期肾小球呈局灶节段或球性硬化，常伴有小管萎缩和间质纤维化。冰冻切片组织行油红染色时常呈阳性反应。

（3）免疫病理特点

系膜区及毛细血管袢内β-脂蛋白染色阳性，袢腔内脂蛋白"栓子"则呈ApoE和ApoB染色阳性反应。绝大多数患者肾组织免疫球蛋白、补体及纤维蛋白原染色为阴性，有的可见IgM沉积。

（4）电镜特点

电镜下可见毛细血管袢高度膨胀，腔内充满层状、淡染和颗粒状的"栓塞"物质，颗粒状的物质大小及密度不同，可形成指纹纹。高倍镜下观察"栓塞"物质时，可见其中较多含脂质的空泡和聚集的血小板，有的颗粒状物质聚集于内皮下，并向系膜区延伸。也有变形的红细胞通过脂蛋白"栓子"挤到毛细血管袢周边部分。受累肾小球的基底膜常疏松变性，呈分层样改变，其中可见插入的细胞器；未受累的毛细血管袢仅见上皮细胞足突融合，微绒毛化。

第八节　肾脏病的常见类型及中医病名

一、肾脏病的常见类型

肾脏病可分为原发性和继发性。原发性肾脏病是原发于肾脏的疾病，如急性肾小球肾炎、急进性肾小球肾炎、慢性肾小球肾炎、隐匿性肾小球肾炎、肾病综合征（原发性和继发性肾脏病均可见肾病综合征）等；而继发性肾脏病多是由全身系统疾病、环境、药物等因素诱发的肾脏损害，如狼疮性肾炎（lupus nephritis，LN）、糖尿病肾病（diabetic kidney disease，DKD）、过敏性紫癜性肾炎、高血压肾损害和药物性肾损害等疾病。要明确是原发性还是继发性肾脏病，肾穿刺活检是鉴别诊断的"金标准"。

（一）肾小球疾病

1. 原发性肾小球疾病

（1）原发性肾小球疾病的临床分型

① 急性肾小球肾炎。

② 急进性肾小球肾炎。

③ 慢性肾小球肾炎。

④ 隐匿性肾小球肾炎。

⑤ 肾病综合征。

（2）原发性肾小球肾炎的病理分型

① 轻微病变性肾小球肾炎（minimal change glomerulonephritis）。

② 局灶性节段性肾小球肾炎（focal segmental glomerulonephritis）。

③ 弥漫性肾小球肾炎（diffuse glomerulonephritis）。

④ 膜性肾病（membranous nephropathy）。

⑤ 系膜增生性肾小球肾炎（mesangial proliferative glomerulonephritis）：包括 IgA 肾病及非 IgA 系膜增生性肾小球肾炎。

⑥ 毛细血管内增生性肾小球肾炎（endocapillary proliferative glomerulonephritis）。

⑦ 系膜毛细血管性肾小球肾炎（mesangiocapillary glomerulonephritis）。

⑧ 新月体和坏死性肾小球肾炎（crescentic and necrotizing glomerulonephritis）。

⑨ 硬化性肾小球肾炎（sclerosing glomerulonephritis）。

⑩ 未分类的肾小球肾炎（unclassified glomerulonephritis）。

2. 继发性肾小球疾病

① 狼疮性肾炎。

② 糖尿病肾病。

③ 过敏性紫癜性肾炎。

④ 高血压肾损害。

⑤ 肾淀粉样变性。

⑥ 肝肾综合征。

⑦ 原发性小血管炎性肾损害。

⑧ 肾病综合征。

多数肾小球疾病是免疫介导性疾病，其临床与病理类型之间有联系，但无明确的对应关系。一种病理类型可有多种临床表现，而一种临床表现可呈现多种不同的病理类型。如要得到明确诊断，应进行肾脏穿刺活检，同时结合临床证据来确定肾脏疾病的病理类型和病变程度。

（二）肾小管及肾间质疾病

1. 间质性肾炎

① 急性间质性肾炎，又称急性肾小管-间质性肾炎。

② 慢性间质性肾炎，又称慢性肾小管-间质性肾炎。

2. 肾小管疾病

① 肾性糖尿。

② 肾性氨基酸尿。

③ 肾小管磷酸盐转运障碍。

④ 肾性尿崩症。

⑤ 肾小管钠钾转运障碍。

⑥ 肾小管钙转运障碍。

⑦ 肾小管性酸中毒。

（三）环境和药物等相关因素的肾损伤

① 金属中毒性肾病。

② 药物性肾损害。

（四）肾脏囊肿性疾病

① 常染色体显性多囊肾病。

② 常染色体隐性多囊肾病。

③ 其他囊肿性肾脏病：包括单纯性肾囊肿与肾髓质囊肿性疾病。

（五）恶性肿瘤相关的肾损害

① 实体肿瘤肾损害。

② 白血病肾损害。

（六）肾血管疾病

① 肾动脉狭窄。

② 肾动脉栓塞和血栓。

③ 肾静脉血栓。

④ 小动脉性肾硬化症。

（七）遗传性与先天性肾脏病

① Alport 综合征。

② 薄基底膜肾病。

③ 先天性肾病综合征。

二、肾脏病的中医病名

肾脏病的中医病名是中医学科开展肾脏病研究过程中结合学科自身特点和辨证论治规律，对于临床疾病认识的继承和发展。开展中医病名研究和制定标准化、规范化的中医病名有利于中医临床医疗、学术交流以及教学和科研。

1. 肾系病

泛指由六淫或七情、劳损、水饮、瘀血等引起肾及其络属腑脏、经络功能障碍的一类疾病。

（1）淋证

泛指因湿热侵袭或蕴结下焦，或脾肾亏虚、肝郁气滞，或因痨虫、结石、岩瘤等，致使膀胱气化不利而引起以小便频数涩痛、痛引腰腹等为特征的一类疾病。

① 气淋：因情志郁结，气滞不通，或年老脾肾气虚，膀胱气化不利或开阖失约所致。临床以小腹胀满，小便频涩或痛，尿后余沥不尽等为特征的淋证。

② 热淋（急淋、湿热淋）：因湿热等邪客肾，蕴积膀胱所致。临床以小便频数、短赤，尿道灼热、涩痛，伴见寒热，腰痛，少腹拘急胀痛，舌苔黄腻、脉滑数等为特征的急性发作性淋证。

③ 血淋：因湿热或寒湿等邪浸淫膀胱，邪入血分，致使血热妄行，或气虚不摄、血瘀阻络等所致。临床以溺血而痛为特征的淋证。

④ 膏淋（乳糜尿）：因脾肾虚弱，湿热蕴结，或由丝虫病、痨病、岩瘤等病导致下焦气化不利，清浊相混，脂液失约所致。临床以反复发作的小便浑浊，多如米泔状，或如乳脂，或如酱油，腰脊酸楚、胀痛，或伴见溲行不畅，水肿，乏力，消瘦，贫血，可由高脂饮食或劳累、受凉后诱发或加重等为特征的淋证。

⑤ 劳淋：因诸淋迁延日久，邪毒蕴结，或思虑劳伤过度，心脾受损，或房室伤肾，或痨虫侵袭，膀胱开阖失约所致。临床以久病不愈，遇劳即发，经常小便频急、淋沥涩痛，溺白浑浊，腰痛，全身倦怠，或伴见潮热、低热、消瘦等为特征的淋证。

⑥ 石淋：因湿热之邪蕴积下焦，煎熬尿浊杂质，结为砂石，停阻于肾系所致。临床以尿出砂石，或经检查发现结石，尿道窘迫疼痛，腰腹剧烈绞痛，或伴见尿血，影像学检查有结石征象等为特征的淋证。

（2）精癃

因年老肾气渐衰，中气虚弱，痰瘀互结于水道，三焦气化失司所致。临床以尿频，排尿困难，滴沥不尽，甚或尿闭，伴见前列腺检查有前列腺肥大指征等为特征的肾系病。

（3）遗尿病（遗尿）

因先天不足，肾气不固，或湿热瘀血内蕴，膀胱失约所致。临床以入睡后尿液不随意地流出为特征的肾系病。

（4）小便不禁（小便失禁）

因年老肾亏，下元不固，或因痰蒙心窍，尿路损伤，膀胱失约所致。临床以清醒状态下小便不能控制而自行流出等为特征的肾系病。

（5）尿崩

因肾虚不固，或脑病及肾，气化失约，水津直趋膀胱而下泄所致。临床以尿多如崩，尿清如水，烦渴、多饮等为特征的肾系病。

（6）癃闭

因湿热下注，或瘀血、败精、结石、肿瘤等阻塞膀胱、尿道，或因肾阳不足、气化无权，肾阴亏损、津液内耗，以及阴部手术等所致。临床以小便量少或点滴而出，甚至闭塞不通，小腹胀痛等为特征的肾系病。

（7）肾水病（肾风）

因水肿病反复发作，久治不愈，致使肾阳虚衰，不能化气行水，复加风热诸邪侵袭或药毒等损及肾脏所致。临床以长期浮肿，腹部胀大，尿少，腰痛，面色黧黑，伴见持续蛋白尿、血尿、低蛋白血症、高脂血症等为特征的肾系病重症。

注：急性发作，称为肾风。

（8）关格

因水肿、癃闭、淋病等晚期，脾肾阴阳衰惫，气化不利，湿浊毒邪上攻犯胃，或化热动风，甚或上蒙清空所致。临床以小便不通与呕吐不止并见，伴见皮肤瘙痒，口中臭秽或有尿味，甚或手足搐搦、昏睡、神志不清等为特征的肾系病重症。

（9）肾痹（肾热病）

因湿热或脓毒蕴肾，或风热等邪伤肾所致。临床以发热、恶寒，腰部胀痛，小便短赤、频涩急痛等为特征的肾系病。

（10）肾痈

因痈肿感染，痈毒入肾，血败肉腐成脓所致。临床以继发于京门或其他部位痈肿之后，突发寒战、高热，腰痛剧烈，或伴见小便淋沥涩痛，肾区和脊肋角明显叩击痛等为特征的肾系病。

（11）肾垂

因素体虚弱，或劳倦内伤，气虚下陷，无力系肾所致。临床以直立时影像学检查肾脏下降至下腹部或盆腔内，伴见腰部下坠感及疼痛，或反复尿血等为特征的肾系病。

（12）肾厥

因肾脏严重病变，致使肾气衰竭，气化失司，湿浊尿毒内蕴，上蒙清空所致。临床以肾病日久，出现神志昏蒙等为特征的肾系病重症。

（13）肾衰病（肾衰）

因暴病及肾，或肾病日久，肾气衰竭，气化失司，湿浊尿毒不得下泄，或上蒙清空所致。临床以突发少尿或无尿，继而多尿，精神萎靡，面色无华，口有尿味，可伴见浮肿、腹水，恶心、呕吐，蛋白尿、血尿，高血压，甚或嗜睡、神昏等为特征的肾系病重症。

① 急性肾衰：猝发病急之肾衰病。

② 慢性肾衰：久病或反复发作之肾衰病。

（14）强中病（强中、阳强）

因肝火、瘀阻、湿热下注，或滥用壮阳药，火毒内盛，引动相火，或色欲过度，肾阴亏耗，虚阳妄动等所致。临床以阴茎挺举、持久不倒等为特征的肾系病。

（15）缩阴病（缩阴、阴缩）

因寒邪阻滞肝经，或阳虚筋脉失却温煦，阴虚筋脉失养，宗筋拘急所致。临床以小腹剧痛，男性自觉阴茎、睾丸、阴囊突然内缩，或女性阴户、乳房内缩等为特征的肾系病

（16）尿道瘘

因外力或手术等损伤尿道，形成瘘管与外界相通所致。临床以有尿液自瘘管外口溢出等为特征的肾系病。

2. 水肿类病（水肿病）

泛指因外邪侵袭，或劳倦内伤，或饮食失调，致使气化不利，水液潴留，或泛滥肌肤而引起的一类疾病。由于肾脏病变导致的水肿可以按照此章节内容进行辨证命名。

注：包括阳水、阴水、风水、皮水、石水、正水等。

（1）阳水

因外邪侵袭，闭塞腠理，气机不畅而致水湿泛滥所致。临床以面目骤然浮肿，状如卧蚕，按之凹陷，或伴见发热、恶风，病体不虚等为特征的急性水肿病。

（2）阴水

因久病五脏虚衰，气化失司，水湿停蓄，泛溢肌表所致。临床以面浮，足肿，或下肢先肿、肿势难消、按之凹陷、抬手不复等为特征的慢性水肿病。

（3）风水

因风邪侵袭，肺失宣降，不能通调水道，风水相搏，泛溢肌表所致。临床以骤然发热、恶风，咽喉肿痛，骨节疼痛，面目浮肿，继而全身浮肿，可伴见气急、尿少、蛋白尿及血压增高等为特征的急性水肿病。

（4）皮水

因湿浊困脾，气机失于宣通，水湿泛溢于肌表所致。临床以全身浮肿，按之没指，甚或其腹如鼓，伴见肢体肿胀或痛，胸闷、纳呆、不恶风、舌苔白腻、脉浮等为特征的慢性水肿病。

（5）石水

因风水、皮水等迁延日久，正气渐虚，肝肾阴寒，水湿凝聚下焦，每因外邪引动所致。临床以浮肿反复发作，少腹坚肿，胁下胀痛，腹满不喘，面色㿠白，脉沉，伴见持续蛋白尿、高血压等为特征的慢性水肿病。

（6）正水

因脾肾阳虚，水停在里，上迫于肺所致。临床以全身水肿，尿少或尿闭，腹满而喘，呈进行性加重等为特征的水肿病。

第九节 中医肾脏病临床研究思考

肾脏病的病程较长，特别是临床上多种慢性肾脏病的病情如果无法控制则预后不佳。诊断正确、治疗得当是肾脏病能够获得较好临床疗效的基础。然而，临床上经常可以看到由于诊断失误和治疗方案欠佳导致患者没有得到正确合理的诊治而使病情延误的现象。究其原因，失治和误治多是对于肾脏解剖和生理功能状态的特殊性的认识不够深入所导致。在临床上，慢性肾脏病患者早期个人主观感受较轻，多数人对于疾病的认知率低，基础肾脏病知识不够普及，无法便捷地开展及时、动态的肾脏功能水平检测分析，肾脏功能即使持续受到损害也难以察觉。因此，对于疾病的早期诊断与治疗是肾脏病患者在临床治疗中获益的关键。

中医学有"上工治未病"的论述，对于肾脏病而言，就是能够在病变发生之前见微知著，早期发现病变的端倪，较早地应用恰当的中西医治疗策略进行有效的治疗，从而达到保护患者健康、阻止病情发展，甚至治愈疾病于无形的目的。关于疾病认识的方法，中医学通过"望闻问切"，西医学通过"视触叩听"，从而形成对疾病的初步认识。然而理解疾病的核心内容总离不开对人类疾病状态的深入了解和研究。随着社会的发展和科学技术手段的进步，特别是分子生物学、免疫学等基础自然科学的发展，我们能够应用微创、无创方式对患者体液、组织的小分子物质进行精确检测，也就是从患者的"未病"状态寻找疾病发生的迹象，确定患者可能出现病变的位置，制定有针对性的治疗措施。"未病"从西医学的角度一般被看作是亚健康状态，患者多有主观不适感觉而西医学的"视触叩听"体检结果和体液的一般理化指标均正常。此时往往缺乏适当的治疗手段，而中医学从症状和临床表现出发的辨证论治往往会带来确实有效的临床疗效。尽管中医和西医对于病变认识的理论基础不同，但是总离不开"认识疾病—寻找问题—解决问题"这样的诊断和治疗思路。我们在开展临床问题探索和研究的过程中经历了多个阶段，从小范围的对比观察到大范围的数据分析，特别是二十一世纪医学研究中循证医学借助数理统计学的严密科学设计和精确的数学计算成为重要的研究手段。循证医学即遵循证据的临床医学，其核心思想是在对患者的医疗措施做出决策时，要诚实、尽责、明智、深思熟虑地运用在临床研究中得到的最新、最有力的科学研究信息。它强调疗效与效益的统一，倡导以满意的终点指标为主要观察指标。尽管循证医学有着较高的可重复性和科学性，但是其自身同样具有不能克服的缺点，例如循证医学必须建立研究终点指标进行评价，如慢性肾脏病患者以肾衰竭为终点指标，但是对于早期评价干预治疗阻止病情进展如何确立终点指标仍值得探讨。随着基因检测技术的不断发展，越来越多的临床证据显示个体化治疗可能更加适合患者，可以获得最好的治疗效果。个体化的精准治疗是对于中医学辨证论治理念的肯定，并在借助现代遗传学的技术手段的基础上进一步提升了自身价值。对于中医药特别是临床相关的科研领域而言，循证医学的方法和手段被应用于研究，近年来也开展了针对实际临床的研究工作并取得了一定的研究成果。随着研究数量的增多，越来越多的有效、客观和确切的数据必将促进中医药临床的发展。我们相信应用了正确的手段和方法，中医药科研成果未来可期。肾脏病的临床研究要在认识疾病的基础上寻找并解决临床问题，结合科技部国家重点研发计划"中医药现代化研究"的内容，目前亟须解决的问题主要包括以下几个方面。

一、中医学诊断客观化的主题选择

中医学主要是通过中医四诊"望闻问切"诊断疾病：观察人们的容貌、形态；听声音、闻气味；问衣食起居、寒热温凉及自身主观感觉；探查患者脉搏变化等来动态认识疾病、确立证候。这种方法具有较大的主观性，特别是医师本身的技术水平可能会影响诊断。我们开展客观化教学，可以将肾脏病患者的临床常见病情制定成研究量表，对主要临床症状、体征和脉象等进行等级评价或者积分评价，在具体科研工作中建立量表时可以利用病理学研究方法：由三到五位具有丰富临床经验的专家对同一患者进行量化评价，确立具有一致性的证候指证作为评价内容。先进行单中心评价，进而在国内进行多中心、双盲、随机大样本评价，建立以中医四诊为基础的肾脏病证候诊断统一评价标准。患者体液及组织学的理化指标是客观的重要数据，对中医证候标准与患者理化指标进行关联性统计学设计和计算，建立数学模型并进行验证，进而取得具有科学性的数学（医学）计算公式。

二、中医学治疗手段的主题选择

中医学治疗主要是在中医四诊基础上，结合患者病情开具中药方剂。中药方剂往往灵活多变，临床医生需要根据患者具体情况如年龄、性别、生活环境及心理状态等因素灵活地对方剂进行加减，以期取得最佳的临床疗效。这既是中医学治疗的优势，同时也给中医学治疗方法研究带来诸多不便和评价的困难。但是，解决问题就是要看事物的主要矛盾和矛盾的主要方面。因此，患者证候的确立是治疗疾病的基础，对多变的中药处方依据同样的疾病和证候相关的基础方剂进行客观统一。具体临床治疗中的灵活加减主要是解决次要矛盾或者枝节问题，我们应用统一的基础方剂和有效辨证治疗策略（兼证药物加减等）解决实际问题，将所有数据均纳入研究之中，探索中医辨证论治治疗策略的临床疗效。

三、从疾病微观角度进行主题选择

客观化和微观化是必然之路。中医学及中西医结合医学强调中医科研要坚持自身的主体研究方法，同时更加积极地吸收、引进、利用一切对发展中医学术有帮助的研究方法并与传统中医诊治手段融合。既要用传统中医学理论知识认识患者的证候，也要利用实验室检测方法对临床患者体液、组织进行分析，特别是对具体的指标如微量白蛋白、免疫球蛋白等进行检测，将其与中医学证候的量化指标建立数学关系式，继而用统计学手段分析其中的关联性。实验室检查更能从客观上证明中医药治疗的疗效，容易被大多数人接受。我们要利用这些技术和方法，客观地、科学地为中医科研服务。

四、从中药的有效成分等角度对肾脏病进行选择

目前中医药科研还面临一个重要问题。由于中医药的学科知识融合了临床医学、哲学和中国传统文化等知识，从自然科学的视角来看中医学特别是中药学问题会产生一定困惑，而应该从现代的分析或者一元化的理论解释中药的成分、代谢途径、作用部位和具体的化学结构等问题。对此，很多科研工作者在夜以继日地努力以期望解决这些问题。但实际的情况是，一方面传统的中医药工作者对于开展相关研究秉持疑虑，认为过于单一的成分分析难度很大，数以万计的化学成分分析与中医药自身的知识无法融合，不利于解决中医药的实际问题，也无法真正认识中医药的临床价值；另一方面，中医药包含的药物有数千种之多，每种药品包含多种成分，而且数千种药物之间灵活配伍形成数以万计的方剂。如果按照常规的方法对成分进行检测，工作量巨大。开展中药复方精准用药的研究工作，寻求高效且合理的研究方法是中医药能够被最大程度认可的必由之路。

第二章

肾脏病的诊断及治疗

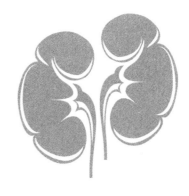

第一节　肾小球肾炎

一、急性肾小球肾炎

（一）病因及发病机制

急性肾小球肾炎以急性肾炎综合征为临床表现，其临床特点是急性起病，主要表现为血尿、蛋白尿、水肿和高血压，少数患者伴有少尿及肾功能损害（一过性氮质血症）。

本病患者的病情轻重不一，大多数患者有前驱感染史（如咽部和皮肤感染），潜伏期 1~3 周，呼吸道感染者的潜伏期较皮肤感染者的短。任何年龄均可发病，以儿童多见，青年次之，中老年患者相对少见；男性多于女性，男女性别比约为 2∶1。本病预后多较好，一般在数月内痊愈；少数患者迁延不愈而转变为慢性肾脏病。

1. 病因

本病的发生与感染密切相关，绝大多数急性肾炎与 β-溶血性链球菌 A 族感染有关，偶见于其他细菌、病毒及支原体等病原微生物感染。

2. 发病机制

本病属于免疫复合物型肾炎，主要是溶血性链球菌作为抗原刺激 B 淋巴细胞产生相应的抗体，抗体与抗原形成的免疫复合物在肾脏沉积，进一步激活补体及趋化因子，导致肾小球炎症细胞浸润和炎症反应。此外，患者肾小球上有大量的 C3 和备解素沉积，按照补体系统旁路途径激活补体后，引起一系列免疫病理改变，导致病情进一步发展。

肾组织病理改变：光镜下弥漫性毛细血管内皮及系膜细胞增生伴中性粒细胞和单核细胞浸润。电镜下主要表现为电子致密物沉积、细胞增生和上皮下电子致密物形成驼峰状及膜内沉积。肾小球毛细血管多因免疫复合物及血管活性物质破坏而导致滤过膜电荷屏障破坏和结构损伤，病变对滤过膜的破坏逐渐加重，导致蛋白尿和血尿的发生。肾小球毛细血管祥因内皮细胞增生而使肾小球滤过面积减少，肾小球滤过率下降。肾小球滤过率下降超过肾小管的损害程度时可导致"球管失衡"，进而引起少尿及水钠潴留。临床上往往出现相关的表现，如少尿、高血压及水肿。

（二）诊断要点

① 起病较急，病情轻重不一。

② 常伴有血尿、蛋白尿，也可有管型尿。常合并有高血压及水肿，有时会出现一过性的氮质血症。B 超检查显示双肾一般无明显变化。

③ 部分患者有急性链球菌感染或其他病原微生物前驱感染史，多在感染后 1~3 周

发病。急性肾炎病人起病初期血清补体 C3 下降，8 周左右自行恢复正常。

④ 多数患者预后良好，少数患者可能转变为慢性肾小球肾炎。

（三）鉴别诊断

1. 急性感染性疾病

急性感染性疾病患者高热时可出现一过性蛋白尿及镜下血尿，病变发生的主要原因与感染导致机体内肾血流量增加、肾小球通透性增加及肾小管上皮细胞肿胀有关。尿液异常往往发生在高热期，体温正常后尿液检查多显示蛋白和红细胞恢复正常，病变过程中一般无水肿和高血压等临床表现，常不伴血清补体水平降低。

2. IgA 肾病

IgA 肾病患者往往会出现上呼吸道感染的前驱症状，然后出现血尿或血红蛋白尿，肉眼或镜下红细胞明显增多。本病多可反复发作。患者感染后的潜伏期短，多为数小时或数天。由于前驱感染不是链球菌感染，血清抗链球菌溶血素"O"滴度不升高，补体水平一般正常。部分患者病情表现不典型，需要做肾活检进行鉴别。

（四）相关实验室检查

1. 血常规

血常规一般正常，病变初期部分患者可能出现白细胞计数或者中性粒细胞所占比例轻度升高。

2. 尿常规

多数患者有尿隐血、镜下红细胞增多甚至肉眼血尿，常常伴有轻度到中度的尿蛋白阳性。

3. 肾功能检查

多数患者血清尿素氮和肌酐水平在正常范围内，少数病情较重的患者会出现尿素氮和肌酐水平明显升高甚至达到急性肾损伤的诊断标准。

4. 血清病原学检查

患者在使用抗生素治疗前进行咽部或皮肤病灶的细菌培养，大约30%的患者可获得阳性检查结果。血清抗链球菌溶血素"O"滴度一般在感染后3周左右上升，3~5周达到高峰，之后逐渐下降。

5. 血液免疫学指标

患者多有红细胞沉降率增快及血清总补体活性与 C3 水平明显下降，一般在 8 周内恢复正常。

6. B 超检查

早期患者 B 超表现多无明显变化，如果出现急性肾损伤，则可见双肾体积增大等表现。

7. 肾活检

大多数患者肾脏呈急性增殖性和弥漫性病变，出现肾小球内皮细胞增生、肿胀和系膜细胞增生，导致毛细血管管腔狭窄甚至闭塞。肾小球系膜、毛细血管及囊腔均有明显的中性粒细胞及单核细胞浸润，严重时毛细血管内发生凝血现象。电镜下可见到肾小球基底膜的上皮侧有驼峰状沉积物，有时也见到微小的内皮下沉积物。免疫荧光镜下可见沉积物，沉积物内往往含免疫球蛋白。

（五）诊断标准

本病病程较短，患者多在 1 周内出现血尿、蛋白尿、水肿和高血压，甚至少尿、肾功能异常等表现。发病前 1~2 周有咽部感染或皮肤感染病史，血清检查显示血清抗链球菌溶血素"O"滴度升高和血清补体水平下降并在 8 周内恢复正常，可确诊为急性肾炎。本病患者一般病情轻且多数患者预后良好。患者病情重且临床诊断有疑问时，建议尽快进行肾脏病理学检查以明确诊断。多数重症患者的临床表现和诊断并不一致。

（六）中医辨病辨证要点

从中医角度来看，本病的临床表现与"水气""风水""水肿"等疾病症候类似。正如《素问·评热病论》言，"诸有水气者，微肿先见于目下也"，即水肿证候往往会从颜面眼睑开始，逐渐影响全身而致病情逐渐加重。《素问·水热穴论》曰："勇而劳甚，则肾汗出，肾汗出逢于风，内不得入于脏腑，外不得越于皮肤，客于玄府，行于皮里，传为胕肿，本之于肾，名曰风水。"此段话论述了风水的病因病机，认为风水的发病与肾气不固和外感风邪直接有关。对于水肿的病机，除了与肺肾的关系密切外，《景岳全书》还提出水肿发病与脾密切相关，并提出"其本在肾，其制在脾，其标在肺"的理念，突出了肺、脾、肾三脏在水液代谢中的主要作用。这些论述显示急性肾小球肾炎多从中医"水肿病"论治。

本病多由感受外邪引起。首先辨外邪的性质，水肿多起于头面部而迅速遍及全身，伴有外感表证多属风邪为患；面肢浮肿、身重困倦、苔腻脉沉为水湿。其次辨属寒属热、属实属虚，偏于风热者多伴有咽喉红、肿、热、痛，口干而渴，小便短赤；偏于风寒者多伴恶寒、无汗，咳喘，小便不利。咽喉肿痛较甚，皮肤疮疡，小便黄赤，苔黄，脉数为湿毒、湿热。病程初期以标实邪盛为主，以水肿为主要表现，伴外感表证，病久则正虚邪恋。再次辨病变部位，在肺、脾、肾三脏，与心、肝两脏及三焦、膀胱有关。伴咽痛、面部浮肿及咳嗽者，病位在肺；伴纳差便溏、脘痞腹胀、面色萎黄者，病位在脾；伴腰膝酸软、下肢浮肿为主者，病位在肾。

（七）治疗

1. 控制感染

对于有明确感染性病灶的患者，一般结合药物敏感试验或者经验性使用青霉素或头孢菌素对症治疗，然后结合细菌培养和药物敏感性试验结果调整抗生素使用，疗程为

7~14 天。

2. 减轻水肿

对于水肿明显的患者，可根据患者的尿量先控制水和盐的摄入，如果效果不佳，则需要加用利尿剂。常用的利尿药物是噻嗪类利尿剂，必要时用袢利尿剂。

3. 控制血压

患者一般不需要使用降压药物。如果患者血压升高明显，可根据具体情况选择使用钙通道阻滞剂、血管紧张素转换酶抑制剂（ACEI）或血管紧张素受体阻滞剂（ARB）等降压药对症治疗。

4. 特殊治疗

一般患者经对症治疗后病情多在两周内完全缓解。患者如果出现病情进行性加重，或者表现为少尿或无尿，同时伴有高钾血症、大量胸腔积液或伴有严重水钠潴留，导致急性左心衰竭等情况时，可以结合病情进行短期血液净化治疗，以缓解病情。

5. 中医药治疗

本病根据病程及临床特点可分为急性期和恢复期。急性期患者有外感症状及水肿、尿血或尿少等表现。恢复期患者的临床症状不明显，多有镜下血尿等表现。本着"急则治其标，缓则治其本"的原则，急性期的治疗原则以驱邪为主，以疏风解表、宣肺利水、清热解毒、活血化瘀、凉血止血等为法；恢复期重在调补，治疗上以益气养阴、健脾益肾为主。

（1）风水泛滥证

症候：起病急，颜面及四肢或全身浮肿，尿少，恶风寒，脉浮紧或浮数；或发热，咳嗽，舌苔薄白或薄黄，脉浮数。

治法：疏风清热，宣肺利水。

代表方：偏于风寒者，用越婢加术汤加减；偏于风热者，用麻黄连翘赤小豆汤加减。

常用药：寒者用麻黄、生石膏、白术、生姜、猪苓、通草、白茅根、甘草等；热者用麻黄、连翘、赤小豆、桑白皮、生姜皮、大腹皮、金银花、白鲜皮、茯苓皮、甘草。

（2）湿毒浸淫证

症候：身发疮痍，皮肤溃烂，面浮肢肿，尿少色赤，舌红苔黄，脉数或滑数。

治法：宣肺解毒，利湿消肿。

代表方：麻黄连翘赤小豆汤合五味消毒饮加减。

常用药：麻黄、连翘、赤小豆、桑白皮、生姜皮、大腹皮、牡丹皮、金银花、野菊花、蒲公英、紫花地丁、紫背天葵、白鲜皮、茯苓皮、白花蛇舌草、甘草等。

（3）水湿浸渍证

症候：遍体浮肿，身重困倦，胸闷纳呆，泛恶，舌质淡，舌体胖大，舌苔白腻，脉沉缓。

治法：健脾化湿，通阳利水。

代表方：五皮饮合胃苓汤加减。

常用药：桑白皮、陈皮、大腹皮、茯苓皮、生姜皮、白术、苍术、厚朴、猪苓、泽泻、肉桂。

（4）湿热内壅证

症候：遍体浮肿，尿黄赤，口苦，口黏，腹胀，便秘，舌红苔黄腻，脉滑数。

治法：分利湿热，导水下行。

代表方：疏凿饮子加减。

常用药：泽泻、赤小豆、商陆、羌活、大腹皮、椒目、秦艽、槟榔、茯苓皮。

（5）下焦湿热证

症候：尿呈洗肉水样，小便频数，心烦，口干，舌红少苔，脉细数。

治法：清热利湿，凉血止血。

代表方：小蓟饮子加减。

常用药：小蓟、生地黄、滑石、通草、蒲黄、淡竹叶、藕节、当归、山栀子、甘草等。

（6）阴虚湿热证

症候：腰酸乏力，面热颧红，口干咽燥，舌红，舌苔薄黄或少苔，脉细数。

治法：滋阴益肾，清热利湿。

代表方：知柏地黄丸或大补阴丸加减。

常用药：知母、黄柏、枸杞子、生地黄、杜仲、牛膝、五味子、麦冬、山药、桑寄生、山茱萸等。

（八）患者健康教育

① 本病多数是由呼吸道感染所引起，还有一部分是由于皮肤感染等原因所导致。因此，预防扁桃体炎等上呼吸道感染及皮肤感染等，对避免病情反复或加重有重要的意义。患者平时需要注意劳逸结合，避免劳累。注意适当休息，节制房事，避免因劳累过度或剧烈运动诱发和加重病情。

② 避免肥腻、辛辣、燥热食物，饮食宜清淡，忌烟酒。

③ 避免使用对肾脏有损害或者会加重肾脏负担的药物。

④ 注意控制血压，观察每天的尿量变化。

（九）护理与预防康复

1. 休息

发病后尽可能减少活动，主要以卧床休息为主。如果病情得到控制，特别是临床症状消失后仅有蛋白尿及镜下血尿时，可以适当运动，但要密切随诊，避免外感。

2. 饮食

一般应给予低盐饮食，伴有水肿和高血压的患者应严格低盐饮食（食盐摄入量 2~3 g/d）。水肿且尿量少的患者应严格控制出入水量，一般摄入量以尿量加不显性失水量作为参考；伴有肾功能不全者则应选择优质低蛋白饮食，同时限制钾的摄入量。

二、慢性肾小球肾炎

慢性肾小球肾炎简称慢性肾炎，是由多种原因所致的各种病理类型的肾小球疾病，临床表现以蛋白尿、血尿、水肿和高血压为特征，且肾功能缓慢进行性减退。本病起病呈慢性，是肾内科临床的常见病和疑难病，也是导致终末期肾病的最主要病因之一。本病病程多在一年以上，部分患者病程甚至迁延数年之久，病情进展快慢不一，部分患者治疗效果不佳，预后较差。目前临床上常见的原发性肾小球肾炎病理类型主要有肾小球微小病变、系膜增生性肾小球肾炎（包括 IgA 和非 IgA 系膜增生性肾小球肾炎）、膜增生性肾小球肾炎、膜性肾病和局灶节段性肾小球硬化等。

慢性肾小球肾炎多属于中医学"水肿""虚劳""癃闭""尿浊"等疾病的范畴。病变的发生不论原因如何均与机体的水液代谢密切相关。水液运行异常与肺、脾和肾三脏的功能密切相关，尤其是脾肾虚损。病变日久可累及肺、肝和心等脏腑，从而导致五脏功能受损、气血运行滞涩和水液精血失布，最终导致病情的发生和发展。故本病的病理特点总属本虚标实，本虚常见脾肾阳虚，标实则是外感、湿热、血瘀、热毒和水湿诸邪所致。

祖国医学认为肺、脾、肾三脏虚衰是慢性肾小球肾炎发病的内因，正如《素问·水热穴论》云，"故其本在肾，其末在肺，皆积水也"；《素问·至真要大论》又云："诸湿肿满，皆属于脾。"《诸病源候沦·水病诸候》云："水病无不由脾肾虚所为，脾肾虚则水妄行，盈溢皮肤而令身体肿满。"另有《丹溪心法·水肿》云："惟肾虚不能行水，惟脾虚不能制水。"由此可见，肺、脾、肾三脏功能失调与水肿密切相关而为本病的内因；六淫之邪则多为本病发病的外因，如外感风寒湿热疫毒邪气多见于肺肾气虚而侵入人体，客而不去致发病。《素问·气交变大论》云："岁土太过，雨湿流行，肾水受邪……体重烦冤。""岁水太过，寒气流行，邪害心火……甚则腹大胫肿。"而《医学入门》又有"阳水多外因，涉水冒雨或兼风寒暑气而现阳证；阴水多内因，饮水及茶酒过多，或饥饱劳役房欲而见阴证"，皆示内外因相互作用于机体而致水肿。

总之，慢性肾小球肾炎的病机多由肺、脾、肾三脏失调所致，早期治疗尚可稳定病情，若缠绵日久，则致脾肾衰败，发生浊邪内闭之危候。

（一）病因及发病机制

慢性肾小球肾炎常被认为是由急性肾小球肾炎迁延不愈转化而来的，然而实际上我们发现仅有少数慢性肾小球肾炎患者来自链球菌感染后的急性肾小球肾炎。绝大多数慢性肾炎是由原发性肾小球疾病发展而来的，如系膜增生性肾炎（包括 IgA 肾病）、系膜毛细血管性肾炎、膜性肾病和局灶节段性肾小球硬化等。慢性肾小球肾炎病理表现以弥漫性或局灶节段性病变为主。除肾小球病变外，尚可伴有不同程度的肾间质炎症及纤维化，肾小管间质的损害加重了肾功能损害。晚期肾小球肾炎往往肾皮质变薄、肾小球毛细血管袢萎缩并发展为玻璃样变或纤维化，残存肾小球可代偿性增大并伴有肾小管萎缩等。

（二）诊断要点

① 起病缓慢，临床表现可轻可重。随着时间的延长和病情的发展，可有肾脏功能减退，病程的后期多伴随出现贫血、电解质紊乱和酸中毒等情况。

② 水肿、高血压、蛋白尿、血尿及管型尿等临床表现及检测异常的情况多种多样，可以出现肾病综合征或难治性高血压的临床表现。

③ 尿液检查结果异常，特别是出现长期且持续性蛋白尿，但是多数患者 24 小时尿蛋白定量<3.5 g，血尿中红细胞畸形所占的比例较高（在相差显微镜下多可见多形态改变的红细胞）。

（三）鉴别诊断

1. 结缔组织疾病

系统性红斑狼疮所导致的肾脏损害的临床表现与慢性肾小球肾炎的临床表现比较相似，但是此类疾病多伴有全身或其他系统症状，如发热、皮疹、关节痛和肝大等。而实验室检查如血常规三系下降、血清中免疫球蛋白增高、抗核抗体阳性和双链 DNA 阳性等均可鉴别，肾穿刺检查肾脏组织免疫荧光镜下出现 IgA、IgG 和 IgM 等全部阳性的"满堂亮"特征性病理变化有助于鉴别诊断。

2. 急性肾小球肾炎

急性肾小球肾炎多见于儿童和青少年，发病前多有前驱感染表现，感染发生后 1~3 周才出现血尿、蛋白尿、水肿和高血压等表现，血中补体 C3 降低和抗链球菌溶血素"O"滴度升高，通过肾脏组织病理学检查可进行鉴别。慢性肾小球肾炎急性发作多表现为短期内病情急剧恶化，血清补体 C3 一般无动态变化。

3. 慢性肾盂肾炎

慢性肾盂肾炎的临床表现可以是蛋白尿和高血压，多见于中老年女性且有反复泌尿系统感染病史者，肾功能损害多以肾小管间质损害为主且进展缓慢。静脉肾盂造影和肾脏 B 超检查发现两侧肾脏损害不对称且蛋白尿以肾小管来源为主等情况有助于诊断。尿沉渣中常有白细胞，中段尿细菌培养多呈阳性。

（四）相关实验室检查

1. 尿液检查

大多为少量至中等量的蛋白尿，24 小时尿蛋白定量多为 1~3 g。随着病变的发展，可能出现肾脏功能减退甚至肾小球大量毁损，滤过膜病变导致尿蛋白排出减少。慢性肾小球肾炎常有程度不等的镜下血尿或肉眼血尿，病变活动时尿液中检出的红细胞数量增多。管型也是慢性肾小球肾炎的特征表现之一，可以出现红细胞、白细胞和上皮细胞等多种管型。

2. 血常规检查

早期患者的血常规一般没有特殊异常。随着病情的加重，特别是出现肾功能下降时，由于骨髓可能被抑制，因而出现轻中度贫血。如果肾功能恶化明显，则会出现较为严重的小细胞低色素性贫血。贫血与肾脏丧失产生促红细胞生成素的功能密切相关。

3. 生化检查

早期一般不出现肾功能异常，患者病情控制不佳则会导致内生肌酐清除率进行性降低。病变晚期除肾小球滤过率降低外，肾小管功能亦受损，并同时出现电解质紊乱、酸中毒和血钙降低等临床表现。

4. 其他检查

放射性核素肾图、肾脏 B 超和尿液特种蛋白检查等均有助于疾病的诊断和肾脏功能的判断。

（五）诊断标准

凡是尿液检查异常（蛋白尿、血尿、管型尿）、伴或不伴水肿及高血压病史达到一年以上的，无论有无肾功能损害，均需要考虑本病，并在排除继发性肾小球肾炎和遗传性肾小球肾炎后，临床上即可诊断为慢性肾小球肾炎。

（六）中医辨病辨证要点

本着"治病求本、标本结合"的原则，确立"健脾益肾、活血通络"作为慢性肾小球肾炎的根本治疗大法。健脾益肾即健运中焦、维护肾气、扶正固本；活血通络即通利血脉、流畅气机、彰显肾气。

1. 辨虚实

病程长、身疲乏力者以虚证为主；病程短、无乏力者以实证为主；面色萎黄、少气乏力者以气虚为主；面色㿠白、畏寒肢冷者以阳虚为主；五心烦热、目睛干涩者以阴虚为主。

2. 辨病位

起病多在肺、脾两脏；久病多属脾、肾两脏。症状表现为腰脊酸痛、下肢水肿明显者，病在肾；纳少脘胀、大便溏者，病在脾；颜面浮肿、咽痛、易感冒者，病在肺；头晕耳鸣、视物模糊者，病在肝。

3. 辨阴阳

阴水者多见面色㿠白，少气懒言，形寒肢冷，腰以下水肿明显，可伴纳差和便溏，小便少或清长，舌质淡胖，苔白滑，脉沉滑或沉细；阳水者可见口干、咽痛，胸腹胀满或者胸闷、咳喘，五心烦热，小便短赤，大便干或黏滞不畅，舌苔黄腻或白腻，舌质暗红，脉滑数。

4. 辨脏腑气血

脏腑以肺、脾、肾为主，而又有气虚、阴虚和阳虚之别。标实者多可以分为水湿、湿热、瘀血和外感等不同的表现。

5. 辨血尿

发热、咽痛、咳嗽、苔薄脉浮为风邪上扰；腰酸膝软、五心烦热、口干咽燥、尿赤灼热感多为阴虚内热、血热妄行的表现；神疲乏力、面色少华、腹胀便溏多为脾不统血、血不归经的症状；病程长者，多夹有瘀滞症候。

（七）治疗

1. 利尿消肿

慢性肾小球肾炎患者往往有水肿等临床表现，可以结合患者病情适当选用下列利尿药物对症治疗，注意监测患者电解质水平，不宜过多或者长期使用。

① 氢氯噻嗪：常用剂量为每次 25~50 mg，口服，每日 3 次。

② 呋塞米：常用剂量为每次 20~40 mg，口服或者静脉给药，使用次数根据水肿程度和电解质水平调整。

③ 螺内酯：常用剂量为每次 20 mg，口服，每日 3 次。

④ 氨苯蝶啶：常用剂量为每次 50 mg，口服，每日 3 次。

2. 控制血压

慢性肾小球肾炎患者往往伴有高血压，高血压也是导致慢性肾小球肾炎病变发展的重要因素，所以控制血压对于控制病情（如减少尿蛋白漏出）效果明显。一般将血压控制在 16.6/10 kPa（125/75 mmHg）比较理想，常用的降压药包括以下几种类型：

① 钙通道阻滞剂，如硝苯地平控释片、非洛地平缓释片和氨氯地平等。

② 血管紧张素转化酶抑制剂，如贝那普利等。

③ 血管紧张素 II 受体拮抗剂，如氯沙坦和厄贝沙坦等。

④ β 受体阻滞剂，如美托洛尔或者比索洛尔。

⑤ α 受体阻滞剂。此类药物一般不单独使用，通常在患者血压控制不佳时联合使用。患者使用 α 受体阻滞剂期间容易出现直立性低血压，所以使用前需要和患者及家属充分沟通，以预防意外发生。

3. 抗凝血和血小板解聚药物

① 潘生丁：抗血栓形成和血小板聚集。

② 阿司匹林肠溶片：抗血小板聚集。

4. 水与电解质及血糖水平调控药物

慢性肾小球肾炎特别是伴有大量蛋白尿的患者容易并发高凝、高脂血症、高血糖、低钙血症和高尿酸血症等，患者在治疗过程中也会出现上述并发症。因此，在积极治疗原发病的基础上，注意血脂、血糖和电解质水平的监测。

5. 糖皮质激素和免疫抑制药物

慢性肾小球肾炎一般在尿蛋白较多的情况下需要使用糖皮质激素或免疫抑制药物。国内的专家指南认为，24小时尿蛋白定量超过1g且其他治疗措施效果不佳时，需要使用糖皮质激素或免疫抑制药物控制病情，以减少发生肾脏损伤的可能性。对于不同的肾脏病理表现，药物的使用方式基本相似。但是对于一些特殊的临床情况，如肾功能变化进展比较快的患者，多需要单独使用糖皮质激素或者与免疫抑制剂联合冲击治疗。

（1）糖皮质激素

糖皮质激素主要用于针对原发慢性肾小球肾炎的治疗。糖皮质激素的使用须遵循"初始剂量要足，减药时间要慢"的原则。患者病情完全缓解后要结合具体情况调整用药，部分患者需要继续小剂量（10 mg/d）维持治疗6~12个月。

（2）雷公藤多苷片

用量一般按照每千克体重1 mg，每日3次，口服。

（3）细胞毒性药物

主要用于原发性肾病综合征激素依赖型或激素抵抗型患者，也可以与糖皮质激素协同治疗提高效果。由于这类药物具有一定的毒副作用，因此若无糖皮质激素使用禁忌证，一般不作为首选治疗用药。

（4）冲击治疗

对于肾功能进展较快和肾脏病理表现较为严重的情况，建议使用短期冲击治疗稳定病情，然后再减少药物使用量。一般使用甲泼尼龙冲击治疗，使用剂量为7~15 mg/（kg·d）（0.5~1.0 g/d），静脉滴注，每日1次，连续3天。如果病情需要，可以在3周后重复一个疗程的冲击治疗。然后给予甲泼尼龙40~80 mg/d，8周后逐渐减量，每周减5 mg至逐渐停用，总疗程大约半年。如果病情需要，可以使用甲泼尼龙联合环磷酰胺治疗。环磷酰胺剂量为0.6~1.0 g/d，静脉滴注，每月1次，一般使用6~12个月。治疗过程中需要结合病情（特别是血常规和肝肾功能的情况）调整用药。由于糖皮质激素使用的剂量较大，特别是联合环磷酰胺等药物的患者容易出现感染、高血压和高血糖等副作用，应注意及时发现和防治。

6. 中医药治疗

（1）脾肾气虚证

症候：腰酸腰痛，疲倦乏力，颜面及全身浮肿，纳少，腹胀便溏，夜尿多。舌质淡红，边有齿痕，苔薄白，脉沉细。

治法：健脾益肾。

代表方：济生肾气丸加减。

常用药：熟地黄、山药、党参、生黄芪、炒白术、茯苓、制附子、杜仲、怀牛膝、甘草、山茱萸、泽泻、淫羊藿、肉桂、女贞子等。

（2）肺肾气虚证

症候：颜面浮肿，疲倦乏力，少气懒言，易感冒，时有腰酸腰痛。舌淡，苔白润有齿痕，脉细弱。

治法：补益肺肾。

代表方：玉屏风散加减。

常用药：太子参、党参、黄芪、白术、茯苓、山药、山茱萸、炙甘草、防风、金蝉花、黄精等。

（3）脾肾阳虚证

症候：全身浮肿，面色㿠白，畏寒肢冷，腰背冷痛，纳少便溏或泄泻。精神萎靡，男性可有遗精、阳痿或早泄；女性可有月经失调或者闭经。舌嫩淡胖，苔白有齿痕，脉沉细无力。

治法：温补脾肾。

代表方：附子理中丸加减。

常用药：附子、桂枝、党参、白术、肉桂、生黄芪、茯苓皮、猪苓、车前子、泽泻、干姜、炙甘草等。

（4）肝肾阴虚证

症候：目睛干涩或视物模糊，头晕耳鸣，五心烦热，口干咽燥。舌红少苔，脉细数。

治法：滋养肝肾。

代表方：麦味地黄丸加减。

常用药：太子参、党参、麦冬、五味子、熟地黄、山茱萸、山药、白术、泽泻、牡丹皮、茯苓、枸杞子、酸枣仁等。

（八）患者健康教育

1. 心理指导

慢性肾小球肾炎是慢性疾病，多数患者会产生一定程度的心理负担且精神压力较大，出现焦虑、忧郁等症状，伴随尿化验结果反复异常而出现情绪波动，往往需要及时给予患者对疾病的必要分析指导，以解除患者的精神顾虑。

2. 指导患者自我监测

患者病程较长，多以接受门诊治疗为主，因此患者的自我监测十分重要。应指导患者定期监测液体出入量及体重变化，注意观察尿液的总量、性质和颜色变化，并监测血压等情况。

（九）护理与预防康复

1. 饮食护理

主要是给予适合患者病情的饮食指导，特别是在水、电解质、血压、肾功能和体重变化时，要指导患者如何进行相应的调整。注意盐和水的摄入量，根据水肿的程度、血压、尿量及肾功能情况给予优质低蛋白饮食，肾功能损害时需要限制蛋白质的摄入。

2. 用药指导

指导患者服药时间、剂量和方法。提醒患者尽量避免使用对肾脏有损害的药物，如氨基糖苷类抗生素和非甾体抗炎药等。

3. 预防感染

由于慢性肾小球肾炎患者免疫力下降，特别是使用糖皮质激素或细胞毒性药物的患者更加容易发生各种感染，所以患者应注意个人卫生，减少到公共场所和人群密集的地方活动，以预防呼吸道感染及接触所引发的感染。

4. 肾功能不全患者需要低蛋白和低磷饮食

如果患者肾功能低于正常水平，需要注意指导患者根据肾功能减退程度控制动植物蛋白的摄入量，一般限制为 $0.5 \sim 0.8 \, g/(kg \cdot d)$。

① 给予优质蛋白饮食：主要指瘦肉、鱼和牛奶等动物蛋白。

② 辅以开同（α-酮酸）：注意监测血钙水平，避免发生高钙血症。

③ 低蛋白饮食时要适当增加碳水化合物的摄入量，以达到机体基本能量的需要，防止出现负氮平衡。

三、急进性肾小球肾炎

急进性肾小球肾炎是指病情发展急骤，在肾炎综合征（血尿、蛋白尿、水肿和高血压）的基础上短期内出现少尿和无尿，实验室检查结果显示肾功能急骤恶化的一种临床综合征。本病的病理改变特征为肾小囊内细胞增生和纤维蛋白沉积，故又名新月体肾炎。肾脏病理学改变是诊断本病的"金标准"，主要病理表现为肾小球出现新月体，受累肾小球的新月体占肾小球总面积的 50% 以上，并伴有肾小球毛细血管区域性纤维样坏死、缺血及血栓形成，同时还伴有系膜基质增生、肾小管坏死、肾间质纤维化和炎细胞浸润等。急进性肾小球肾炎进展很快，如不及时诊断和治疗，部分患者很快会发展为不可逆转的终末期肾衰竭。本病患者多数预后差且病死率较高，5 年存活率约为 25%。本病可见于任何年龄，但青年及中老年是两个发病高峰年龄段，患者中男性较多，男女性别患者人数之比为 2：1。本病如能早期诊断并及时采用强化免疫治疗，同时积极配合血浆置换和血液净化治疗等，可在一定程度上提高临床治疗效果。

（一）病因及发病机制

急进性肾炎是在其他类型肾小球肾炎（如膜性肾病和 IgA 肾病等）基础上发生的病理转变。新月体的形成是肾小球炎症病变中最严重的表现，其主要病理表现为肾小球毛细血管袢坏死，炎症细胞和纤维蛋白原等有形成分进入肾小球囊腔并刺激肾小球囊壁层上皮细胞增生和积聚形成新月体，严重的新月体形成可使肾小球囊腔完全闭塞，肾小球滤过率急剧下降，导致患者出现少尿甚至无尿。新月体的形成多为肾小球毛细血管袢的严重损伤，虽然新月体形成也可见于其他类型的原发性肾小球肾炎，但原发性急进性肾炎的新月体往往体积较大，常超过肾小球囊腔的一半，甚至出现环形新月体或填满整个肾小球囊腔。继发于全身性疾病或原发性肾炎的新月体肾炎，其肾小球的新月体数目较少且体积相对也较小。急进性肾炎主要包括以下三种情况：原发性急进性肾小球肾炎；继发于全身性疾病的急进性肾炎（如狼疮性肾炎）；继发于原发性肾小球肾炎。

急进性肾炎根据免疫病理改变可分为三型：Ⅰ型又称抗肾小球基膜型肾小球肾炎；Ⅱ型又称免疫复合物型急进性肾小球肾炎；Ⅲ型为非免疫复合物型，又称寡免疫型急进性肾炎。其中，Ⅰ型的发病与患者血液中存在抗基底膜抗体有关，抗体和肾小球基底膜结合后，补体被激活，继而导致中性粒细胞释放各种酶、氧自由基以及补体激活产物。这些物质通过血液循环到达肾小球基底膜后与之作用，并破坏肾小球基底膜的滤过屏障，从而导致毛细血管袢坏死和血浆渗出，纤维蛋白原可刺激肾小球囊壁层上皮细胞增生、炎性渗出并形成新月体。在新月体肾炎中，往往也会累及肾小管间质，特别是肾间质会有大量炎症细胞积聚，引起间质炎症反应，从而导致炎症因子如白细胞介素及巨噬细胞趋化因子增多并促进成纤维细胞增生和胶原合成增加，最终导致肾小球硬化和肾间质纤维化。Ⅱ型的发病机制并不明确，它可能是多种因素导致病变在肾脏集中暴发。Ⅲ型的发病机制目前也不清楚，本型在病理上没有明显的免疫复合物沉积表现。

（二）诊断要点

① 起病急，病情重，进展迅速，多在发病数天内出现肾功能进行性恶化。

② 一般有明显的水肿、蛋白尿、血尿和管型尿等，也常有高血压、低蛋白血症及明显贫血。

③ 肾功能损害呈进行性加重，多伴有少尿或无尿，可能进展为尿毒症而需要依赖血液净化治疗。

（三）鉴别诊断

对于临床上呈急性肾炎综合征表现的患者，如果出现肉眼血尿并有少尿或无尿以及肾功能异常，应警惕急进性肾炎的可能性。排除肾后性梗阻等因素后，应及时进行肾活检确诊，同时检查血清抗肾小球基底膜（GBM）抗体、核周型抗中性粒细胞胞浆抗体（P-ANCA）和胞浆型 ANCA（C-ANCA）。肾脏组织免疫荧光检查对进一步分型有重要作用。如果不能及时获得抗 GBM 抗体的检测结果，可根据免疫荧光 IgG 沿基底膜呈细线状沉积而初步诊断为抗基底膜肾炎，并及时通过血浆置换等治疗来缓解病情，以免延误治疗时机。应注意病情的早期诊断，包括肺部 X 光或者胸部 CT 摄片检查、痰液中含铁血黄素巨噬细胞检查和血气分析等。

1. 链球菌感染后肾小球肾炎

链球菌感染后肾小球肾炎可以表现为类似急进性肾炎的临床特点，肾脏病理检查光镜下表现为弥漫性新月体形成。本病多见于儿童和青少年，有链球菌先驱感染病史。临床多见血尿、水肿和高血压等表现。血清抗链球菌溶血素"O"滴度升高和补体C3水平降低。一般患者在发病后3~4周症状减轻，多数预后良好。

2. 狼疮性肾炎

狼疮性肾炎患者肾脏病理表现为弥漫增生伴广泛的新月体形成，也可伴有坏死性血管炎等病变。部分患者也可以出现急进性肾炎的临床表现。本病多见于20~40岁的青年女性，临床往往伴有发热、皮疹、关节痛和面部红斑等表现。患者血液自身抗体相关检查提示抗核抗体阳性，抗双链DNA阳性和补体下降，肾脏组织免疫荧光检查往往出现IgA、IgG、IgM、C3等均阳性的"满堂亮"特征性表现。

3. 溶血性尿毒症综合征

溶血性尿毒症综合征多见于幼儿或儿童。临床特点包括急进性肾损伤、微血管溶血性贫血与血小板减少症。患者的血液病变是基础疾病，往往伴有胃肠道症状以及高血压等，需要通过透析治疗来缓解症状。

（四）相关实验室检查

1. 尿液检查

尿量显著减少，符合少尿或无尿的诊断标准。部分患者可以伴随出现肉眼或镜下血尿，甚至有肾病综合征特点的大量蛋白尿。

2. 血常规

可以出现不同程度的贫血，贫血程度往往与肾功能损害程度不一致。

3. 肾功能

肾功能持续恶化，血肌酐水平进行性升高，肾小球滤过率在短期内迅速下降，尿液浓缩功能障碍，甚至出现尿毒症相关临床表现。患者肾功能因病情长短和发病原因不同而有所不同，应重视监测患者血电解质情况，特别注意预防高钾血症或者酸中毒的发生。

4. 免疫学检查

血清GBM抗体阳性往往考虑急进性肾炎Ⅰ型，血清抗中性粒细胞胞浆抗体（ANCA）阳性考虑急进性肾炎Ⅲ型。

5. 影像学检查

超声和CT等检查可见双肾体积在病变初期增大，病变中后期缩小。

6. 肾脏病理学检查

① 光镜：正常肾小球囊壁层上皮细胞是单层细胞。在病理情况下，壁层上皮细胞增生，使细胞增多并形成新月体。急进性肾小球肾炎的病理学特征是广泛的新月体形成，常可累及50%以上的肾小球囊腔，而且比较广泛，通常肾组织中50%以上的肾小球有新月体形成。

② 免疫荧光：免疫病理是区别三种不同类型急进性肾炎的主要依据。其中 IgG 沿肾小球毛细血管基底膜呈细线状沉积是抗 GBM 肾炎的特征性表现。免疫复合物型急进性肾炎的免疫荧光主要表现为 IgG 和 C3 呈粗颗粒状沉积。由于该型可继发于各种免疫复合物型肾炎，因此继发于免疫复合物型肾炎的急进性肾炎同时还有原发病的免疫荧光表现，如继发于 IgA 肾病者主要表现为系膜区 IgA 沉积。非免疫复合物型急进性肾炎的肾脏组织免疫荧光染色一般呈阴性或微弱阳性，偶尔可见散在 IgM 和 C3 沉积。

③ 电镜：急进性肾炎的电镜表现与光镜和免疫病理检查结果具有较好的一致性，不同类型的急进性肾炎其电镜表现各有特点。其中抗 GBM 肾炎和非免疫复合物型急进性肾炎电镜下没有电子致密物（免疫复合物）沉积，可见到毛细血管基底膜和肾小球囊基底膜断裂，伴中性粒细胞和单核细胞浸润。而免疫复合物型急进性肾炎的电镜特征主要表现为大量的电子致密免疫复合物沉积，主要在系膜区沉积。继发于免疫复合物型肾炎的急进性肾炎出现电子致密物沉积的部位取决于原发性肾小球肾炎的类型，可见于系膜区、上皮下或内皮下，有时也可见毛细血管和肾小球囊基底膜断裂缺口，但比其他亚型的急进性肾炎少见。

（五）诊断标准

本病的主要诊断依据是急性肾炎综合征的典型临床表现和肾脏病理表现，包括以下几个方面：短期内少尿或无尿；快速进展的肾功能不全；典型的肾脏病理学表现。上述三个条件均满足即可确诊。

（六）中医辨病辨证要点

本病的中医学论述一般应为：正气不足为本，风、湿、热、毒等外邪侵袭为标。病邪首先犯肺，导致肺失宣降，水道通调失职以致水液内停，泛溢肌表而发为水肿。继而风热之邪瞬间化毒，热毒炽盛且与湿相合，病邪氤氲蒸腾，弥漫三焦，困阻脾胃，损伤肾脏，从而导致肺、脾、肾和三焦功能失常，水液代谢紊乱加剧，进而出现三焦水道壅塞，脾胃升降逆乱，肾关开阖失司和清浊不分等一系列病理变化。临床症见浮肿、呕恶、尿少甚至尿闭等关格和癃闭的危重证候。

本病往往发病急骤，病情变化迅速。多数患者在疾病早期体内正气尚充足，表现出的症状特点往往是以邪实为主。如果病情控制不佳，随着病情的进展，发展为正气亏虚、脾肾衰败和湿浊瘀毒内蕴而成本虚标实、虚实夹杂之证。

（七）治疗

本病起病急，进展快，如不能及时进行治疗，病情会迅速进展为急性肾衰竭，特别是抗 GBM 肾炎，病死率极高。一旦确诊或高度疑似，应积极治疗，包括血浆置换、糖皮质激素和细胞毒性药物等措施联用。

1. 血浆置换

血浆置换能迅速清除患者血清中的抗 GBM 抗体，减少肾小球抗原抗体反应，从而尽快减轻肾脏损害，缓解病情，主要适合用于控制抗 GBM 型急进性肾炎的进展。治疗过程中须配合糖皮质激素和细胞毒性药物，早期应用效果良好。血浆置换的剂量是每次 2~4 L（最多每天 4 L），根据病情每日或者隔日置换 1 次，直至抗 GBM 抗体转阴，一般需要置换 10 次左右。因此，血浆置换治疗费用较高。置换时多用 5% 的人血白蛋白作为置换液，对有出血倾向特别是肺出血的患者，置换后需要及时补充新鲜冰冻血浆，因为新鲜血浆内含有凝血因子，有利于减轻出血病情。由于患者血浆置换的同时需要使用较强的免疫抑制剂，所以患者往往需要适当补充丙种球蛋白以预防感染。对于免疫复合物型急进性肾炎，一般不必进行血浆置换治疗；但对于继发于系统性红斑狼疮的新月体肾炎，血浆置换可以去除血清中的自身抗体或抗原抗体复合物，如果病情需要，使用这些方法有助于原发性狼疮性肾炎的治疗。对于非免疫复合物型急进性肾炎，无论是局限于肾脏还是继发于全身的血管炎性新月体肾炎，使用血浆置换并没有额外的好处，对于有肺出血危险者，血浆置换也仅仅是可能有帮助。昂贵的治疗费用和血制品来源的缺乏限制了本方法的临床应用，因此需要结合病情慎重选择。

2. 糖皮质激素

急进性肾炎患者均需要使用糖皮质激素治疗，如果使用甲泼尼龙冲击治疗，剂量为 7 mg/（kg·d）（正常成年人用量大约为 0.5 g/d），静脉滴注，每日 1 次或者隔日 1 次，3 次为一个疗程。必要时，间隔 3~5 日后再进行下一个疗程。一般使用 1~3 个疗程。然后给予泼尼松 1 mg/（kg·d）口服，8 周后逐渐减量，每周减 5 mg 至逐渐停用，总疗程大约半年。

强化免疫抑制治疗对免疫复合物型急进性肾炎的治疗效果不如对抗 GBM 肾炎或非免疫复合物型肾炎的治疗有效，故糖皮质激素的用量需要较大，例如甲泼尼松 1 g 静脉滴注，连续 3 天。如病情需要，3 周后可重复一个疗程的冲击治疗。本型患者应用糖皮质激素的疗程可能较长。抗 GBM 肾炎一经治疗后抗 GBM 抗体较快转阴，而且很少复发，故一般免疫抑制剂的治疗疗程无须太长（半年以内），也无须维持治疗。而免疫复合物型急进性肾炎则很多是继发于其他免疫复合物型肾炎，疗程取决于基础疾病。例如，原发性系统性红斑狼疮患者可能需要终身用免疫抑制剂维持治疗，非免疫复合物型急进性肾炎的治疗基本上同 ANCA 相关性血管炎，具体疗程需要根据病情控制的程度而定。研究发现，动态监测 ANCA 抗体的滴度变化有助于决定其治疗方案。由于血管炎不同于抗 GBM 疾病，前者容易复发，故通常所需的免疫抑制治疗疗程较长。由于糖皮质激素使用剂量较大，而患者病情较重且容易出现感染、高血压和高血糖等，所以应注意密切监测和积极地对症治疗。

3. 细胞毒性药物

无论是哪一种类型的急进性肾炎，通常都需要配合使用细胞毒性药物。常用的药物如环磷酰胺（CTX），口服剂量一般为 1.5~2.0 mg/（kg·d），静脉注射有多种方法。环磷酰胺的累积剂量较大时，其副作用也可能比较大，因此用药期间应注意动态监测患者的血象和肝肾功能。1 年之内环磷酰胺治疗总量以控制在 150 mg/kg 体重为宜。对于维持用药，可考虑用硫唑嘌呤口服维持，剂量为每天 2 mg/kg 体重。如果患者白细胞计数偏低，不能使用环磷酰胺或硫唑嘌呤，可采用吗替麦考酚酯。吗替麦考酚酯的常用剂量为 0.25~0.75 g，口服，每日 2 次。由于吗替麦考酚酯起效慢，使用吗替麦考酚酯诱导缓解的疗效不如环磷酰胺快，但其副作用相对较少。环磷酰胺除了有骨髓抑制和性腺抑制等副作用外，还可见脱发、出血性膀胱炎、肝损害、远期致癌和感染等。抗肾小球基底膜型病变经治疗后复发较罕见，故细胞毒性药物治疗的疗程一般无须太长，且无须维持治疗。而免疫复合物型急进性肾炎的治疗则取决于其基础疾病。对于原发性免疫复合物型急进性肾炎，细胞毒性药物所需剂量通常偏大，而且疗效不如抗基底膜病或 ANCA 相关性血管炎型急进性肾炎。对非免疫复合物型急进性肾炎患者，细胞毒性药物的使用剂量取决于血管炎控制的效果，可以借助 ANCA 等指标来指导用药。血肌酐水平的高低不是决定是否使用免疫抑制剂治疗的唯一因素，肾脏病理改变具有重要的参考价值。

4. 透析疗法

在肾功能达到慢性肾脏病 5 期或者有严重的高钾血症等危及生命的情况下，应及时给予透析支持治疗。对于急性肾衰竭达到透析指征者，应尽早透析治疗，经血浆置换和（或）免疫抑制剂治疗后患者可能会脱离透析。病情符合慢性肾衰竭者只能采用维持性透析治疗。经过治疗缓解或好转的患者多数会遗留不同程度的肾损害，因而积极地保护患者的残存肾功能显得尤为重要。

5. 中医药治疗

本病早期多为正盛邪实之证，宜以祛邪为主，兼用扶正之品；中期邪盛正虚，治疗当扶正祛邪兼顾；后期正虚邪实并重，虚实错杂，治疗当扶正祛邪。由于湿浊瘀毒的病理变化贯穿始终，故治疗应重视化瘀祛浊药物的使用。

（1）风热侵袭

症候：发热，咳嗽，头痛，口干欲饮，烦躁不安，颜面或全身浮肿，肉眼血尿。舌质红，苔黄，脉浮数。

治法：清热解毒。

代表方：黄连解毒汤合银翘散加减。

常用药：黄连、黄芩、黄柏、栀子、制大黄、大蓟、小蓟、茜草、金银花、连翘、牛蒡子、桔梗、荆芥、紫草、白茅根、甘草等。

（2）湿热蕴结

症候：全身浮肿，乏力，腹胀，纳呆，口干咽燥，头晕耳鸣，心烦失眠，尿少色赤甚或血尿，大便干。舌质干，苔黄腻，脉濡数。

治法：清热化湿。

代表方：甘露消毒丹加减。

常用药：滑石、茵陈、黄芩、制大黄、石菖蒲、川贝母、藿香、射干、连翘、薄荷、白花蛇舌草、板蓝根、六月雪、荷叶、仙鹤草、猪苓、竹茹等。

（3）脾肾阳虚

症候：精神萎靡，面色㿠白，头晕纳呆，恶心呕吐，脘腹胀满，腰酸腰痛，尿少尿闭，甚则神昏抽搐。舌淡，苔薄白，脉沉细无力。

治法：温补脾肾。

代表方：金匮肾气丸合温胆汤加减。

常用药：熟地黄、怀山药、山茱萸、泽泻、牡丹皮、肉桂、制附子、陈皮、枳实、竹茹、猪苓、制半夏、石菖蒲、茯苓、甘草等。

（八）患者健康教育

患者应在绝对安静环境下卧床休息，低盐及优质低蛋白饮食。如果开始进行透析，可应用低盐优质蛋白饮食。注意维持和调整水与电解质平衡，积极纠正代谢性酸中毒和低钙血症等常见并发症。

（九）护理与预防康复

急进性肾小球肾炎患者如果得不到及时治疗，病情往往会进行性恶化，短则数周，长则数月内死于尿毒症或者相关并发症。一般来说，本病的预后与肾脏病理学检查所见的肾小球内纤维上皮新月体数量及病变程度的关系极为密切。患者如果出现新月体肾小球占总数的50%以上，预后往往较差，多数患者无法完全恢复肾功能，需要长期接受透析治疗或者进行肾移植等治疗。

第二节　肾病综合征

　　肾病综合征是一个临床综合征，以大量蛋白尿、低蛋白血症、高脂血症和高度水肿为主要临床特点，以肾脏病理损害导致大量蛋白尿及低蛋白血症为诊断的必备条件，病因可能是肾脏本身，也可能是肾脏之外的病变累及肾脏所致。临床上定义大量蛋白尿的标准是 24 小时尿蛋白定量>3.5 g；低蛋白血症的标准是血清白蛋白<30 g/L。肾病综合征按照病因分为原发性和继发性两大类。肾病综合征的常见并发症是继发感染、血栓栓塞、蛋白质及脂肪代谢紊乱和肾功能损害等。原发性肾病综合征常见的病因包括各种类型的肾小球肾炎。继发性肾病综合征的常见病因包括自身免疫性疾病（如狼疮性肾炎）、血液性疾病（如紫癜性肾炎）、内分泌疾病（如糖尿病肾病）和传染病（如乙肝相关性肾炎）等。此外，先天性肾病综合征和遗传性肾炎以儿童患者多见。

一、病因及发病机制

　　肾病综合征是指由于肾小球滤过膜病变，血液中的蛋白从尿液中大量漏出引发的一种临床综合征。其主要临床表现为"三高一低"，即大量蛋白尿、高度水肿、高脂血症和低蛋白血症。大量蛋白尿既是肾病综合征的标志，也是造成低蛋白血症、水肿和高脂血症的直接原因。蛋白尿的产生主要是肾小球滤过膜的分子屏障和电荷屏障病变导致其功能异常，血浆中的蛋白等成分从肾小球基底膜进入原尿所致。滤过膜病变可能是血液循环中的免疫复合物直接在基底膜沉积，也有可能是各种炎症或者病毒等损伤肾小球滤过膜所致。此外，高血压、糖尿病和肿瘤等病变也可以直接或者间接导致肾小球基底膜病变，从而引起大量蛋白尿。水肿的发生往往也与大量蛋白尿密切相关。蛋白的漏出使血浆蛋白浓度及胶体渗透压降低，低蛋白血症导致血管内的水分进入组织间隙形成水肿。水分在进入组织间隙的过程中会带走部分水溶性小分子物质如无机盐等，进而导致全身的血容量减少并激活肾素-血管紧张素-醛固酮系统（RAAS）而使肾脏对钠、水的重吸收增加，导致水肿进一步加重。高脂血症主要是由于低蛋白血症导致机体的血浆胶体渗透压明显下降，继而刺激肝脏合成极低密度脂蛋白（VLDL）增加以提高胶体渗透压，并影响周围组织对脂蛋白的分解及（或）利用减少所致。这种生理性的代偿作用却在客观上导致血浆中脂蛋白明显升高和胆固醇代谢紊乱。

二、诊断要点

1. 临床诊断

① 大量蛋白尿（>3.5 g/24 h）；

② 低蛋白血症（血浆白蛋白<30 g/L）；

③ 明显的水肿；

④ 高脂血症。

其中①②两项为诊断所必需。

2. 病因诊断

首先要进行诊断分析，特别是要排除继发性肾病综合征和遗传性疾病之后，才能诊断为原发性肾病综合征。

3. 病理诊断

如果原发性肾病综合征患者没有绝对的禁忌证，则建议尽快进行肾活检，以明确肾脏组织病理学诊断。

（1）微小病变性肾病

光镜下肾小球基本正常，近端肾小管上皮细胞可见空泡变性；免疫病理学检查结果通常为阴性；电镜下肾脏组织病理主要表现为广泛的肾小球脏层上皮细胞足突融合，这是本病的主要诊断依据。

（2）系膜增生性肾小球肾炎

光镜下表现为肾小球系膜区弥漫性轻重不等的组织增生，早期以系膜细胞增生为主，后期则伴有系膜基质增多，可伴有灶状肾小管萎缩和肾间质纤维化。免疫病理学检查分为 IgA 肾病及非 IgA 系膜增生性肾小球肾炎。以 IgA 沉积为主的，称为 IgA 肾病；以 IgG 或 IgM 沉积为主的，称为非 IgA 系膜增生性肾小球肾炎，常伴有 C3 在肾小球系膜区或者系膜区及毛细血管壁呈颗粒状沉积。IgG、IgM 和 C3 可在系膜区呈颗粒状或团块状沉积。电镜下显示肾小球系膜细胞增生、系膜基质增多，云雾状和细颗粒状电子致密物在系膜区沉积，上皮细胞肿胀和节段性足突融合。

（3）局灶节段性肾小球硬化

光镜下可见病变呈局灶性和节段性分布，主要表现为受累节段的系膜基质增多、毛细血管塌陷、基底膜皱缩和球囊粘连等，可见相应的小管萎缩和间质纤维化。免疫荧光病理表现为 IgM 和 C3 在肾小球受累节段呈粗颗粒状或团块状的局灶节段性沉积。电镜检查显示肾小球系膜基质增多、毛细血管塌陷、大块的细颗粒状电子致密物沉积和上皮细胞足突广泛融合。

（4）膜性肾病

光镜下主要表现为肾小球呈弥漫性病变，早期肾小球基底膜上皮侧可见少量散在分布的嗜复红小颗粒（Masson 染色），随着病情的进展，钉突形成（嗜银染色），基底膜逐渐增厚。免疫荧光病理表现为 IgG 和 C3 弥漫性均匀一致的颗粒状物沿肾小球毛细血管壁沉积。电镜下早期可见基底膜增厚，上皮侧有排列整齐的电子致密物，并伴有广泛足突融合。

（5）系膜毛细血管性肾小球肾炎

光镜下主要表现为系膜细胞和系膜基质弥漫性重度增生，可插入肾小球基底膜和内皮细胞之间，使毛细血管襻呈现"双轨征"；免疫荧光病理表现为 IgG 和 C3 呈粗颗粒状沿毛细血管壁和系膜区沉积。电镜下基底膜的内皮下可见插入的系膜细胞和系膜基质，并伴有大块电子致密物沉积、毛细血管管腔狭窄和上皮细胞足突融合。

三、鉴别诊断

肾病综合征最为重要的诊断是分析并明确其发病原因是原发性还是继发性，这也是临床确定是否需要做肾脏病理学检查和制订治疗方案的核心环节。原发性肾病综合征患者如果没有绝对禁忌证，建议尽快做肾活检以明确病理类型；继发性肾病综合征患者则需要明确原发病与肾损害之间的关系并积极治疗原发病，必要时需要做肾活检以了解肾脏受损情况，特别是要排除原发性和继发性肾脏病共存导致肾脏病发生的可能性。

1. 过敏性紫癜性肾炎

本病常好发于青少年，以皮肤紫癜为主要表现，也可伴关节疼痛、腹痛及黑便，常在皮疹发生后的 1~4 周出现肾脏病变。

2. 糖尿病肾病

本病在一定时期可以出现典型的肾病综合征临床表现，糖尿病病史多在 5 年以上。要鉴别是糖尿病肾病还是糖尿病合并原发性肾病综合征，需要做肾活检检查，以明确病理诊断。糖尿病肾病有其典型的病理学特征。糖尿病肾病好发于中老年人，糖尿病病史及特征性的眼底改变有助于鉴别诊断。

3. 多发性骨髓瘤肾病

多发性骨髓瘤肾病好发于中老年人，男性多见。其临床特点与原发性肾病综合征相似。部分患者伴有骨痛、血清单株免疫球蛋白增高、蛋白电泳 M 带及尿本周蛋白阳性等临床和实验室检查特征性表现。通过骨髓活检多可以直接明确诊断，该病的骨髓象表现为浆细胞异常增生，其比例占核细胞的 15% 以上且有明显的形态异常。

四、相关实验室检查

1. 尿常规及尿蛋白定量

尿常规检查结果多为尿蛋白定性（++）~（++++），伴或不伴尿红细胞，24 小时尿蛋白定量>3.5 g 或尿蛋白/肌酐比值>3.5。

2. 尿蛋白电泳检查

如果尿液中出现的主要是大分子量和中分子量蛋白，则往往提示病变在肾小球；如果是小分子量蛋白，则提示病变主要在肾小管和间质；如果是混合性蛋白，则提示病变累及肾小球、肾小管和间质。

3. 尿纤维蛋白降解产物

肾病综合征患者往往伴有血液高凝状态，患者血和尿中纤维蛋白降解产物（FDP）含量增加提示肾小球内有凝血及炎症性改变。必要时可以进行对症治疗，以减小血栓发生的风险。

4. 血浆白蛋白

血浆白蛋白降低是肾病综合征临床诊断的必要条件之一。肾病综合征患者的血浆白蛋白往往低于 30 g/L。

5. 血脂

血浆胆固醇和甘油三酯水平均明显增高，低密度和极低密度脂蛋白增加，高密度脂蛋白水平正常或稍下降。

6. 肾功能

注意定期检测患者血肌酐和尿素氮水平，并进行肌酐清除率的定期评价，结合肾功能检查结果确定治疗和用药方案。

7. 影像学检查

肾脏 B 超、双肾发射单光子计算机断层扫描（ECT）、CT 和 MRI 等影像学检查有助于疾病的诊断，对判断肾病综合征的原因也有一定的帮助。

8. 肾活检

肾活检是确定肾组织病理类型的唯一手段，肾活检检查结果可为治疗方案的选择和预后评估提供可靠的依据。

五、诊断标准

① 大量蛋白尿（>3.5 g/24 h）；

② 低蛋白血症（血浆白蛋白<30 g/L）；

③ 水肿；

④ 高脂血症。

其中①②两项为诊断所必需。

六、中医辨病辨证要点

肾病综合征从中医学角度而言属于"水肿"和"虚劳"等疾病的范畴，其病因病机往往以脾肾亏虚为本，继而导致机体五脏六腑阴阳气血不足和水液代谢失调而致水液内蕴机体等症候；病变过程中往往会伴有水湿、湿热和瘀血等病理因素。随着病情的发展，临床上常表现为虚实夹杂之证而导致正气亏虚、邪气亢盛，日久迁延导致癃闭和关格等危重症候。

中医认为，本病发生的根本原因是肺、脾、肾三脏功能失调导致机体内水液代谢紊乱而使肺失通调、水津不能布散；脾失运化，水谷难以运化；肾失开阖，蒸化无权，导致水湿内停、泛溢肌肤、流溢四肢而为水肿。水湿久蕴体内可以酿生湿热，久病入络而生瘀血，三焦水道不利，易于导致本病病程迁延难愈。本病多为本虚标实之证，病变日久水肿不消可蕴结五脏而致关格危候。

七、治疗

1. 利尿消肿

① 噻嗪类利尿剂：主要通过抑制肾小管对钠的重吸收并增加钾的排泄而利尿。常用药物如氢氯噻嗪，每次 25 mg，每日 2~3 次，口服。长期服用此类利尿剂的患者要注意防止电解质紊乱，特别是低钾和低钠血症的发生。

② 保钾利尿剂：具有排钠保钾作用，可与噻嗪类利尿剂或袢利尿剂合用。常用螺内酯 20 mg，每日 3 次。长期服用该类药物应注意预防高钾血症，肾功能不全特别是血钾偏高的患者应慎用。

③ 袢利尿剂：对钠、氯和钾的重吸收具有较强的抑制作用。常用呋塞米 20~120 mg/d，根据病情选择分次口服或静脉注射。

④ 渗透性利尿剂：通过一过性提高血浆胶体渗透压，可使组织中的水分重吸收入血。此外，该药物经过肾小球滤过，造成肾小管内液的高渗状态，减少水、钠的重吸收而利尿。常用的药物如低分子右旋糖酐 250~500 mL，静脉滴注，隔日一次。随后加用袢利尿剂以增强利尿效果。但少尿（<400 mL/d）的患者应慎用此类药物，因其易诱发"高渗性肾病"，有发生急性肾损伤的风险。

⑤ 血浆或白蛋白等：通过静脉输注可提高血浆胶体渗透压，促进组织中的水分重吸收并利尿，如配合使用袢利尿剂，可获得良好的利尿效果。但由于其易引起肾小球高滤过和肾小管高代谢而存在发生肾间质纤维化等损害肾脏功能的风险，故应严格掌握其适应证。

2. 减少蛋白尿

大量蛋白尿本身可导致肾小球损伤并具有促进肾小球硬化的作用，最终导致肾功能不全甚至衰竭。因此，有效地减少患者尿蛋白漏出是治疗肾病综合征的一个重要环节。减少蛋白尿可以有效地延缓肾功能的恶化。

血管紧张素转换酶抑制剂（ACEI）及血管紧张素Ⅱ受体拮抗剂（ARB）等降血压药物除了能够有效地控制高血压之外，还可以降低肾小球内压和直接影响肾小球基底膜对蛋白质等大分子物质的通透性，从而具有不依赖于降低全身血压所产生的减少尿蛋白的作用。

3. 糖皮质激素

糖皮质激素主要用于治疗原发性肾病综合征。其治疗作用包括两个方面：一方面是抑制肾脏的非感染性炎症反应和免疫反应，减轻肾小球滤过膜的病变，从而达到减少尿蛋白的作用；另一方面主要是通过抑制醛固酮和抗利尿激素分泌而发挥其利尿作用。糖皮质激素的使用须遵循"初始剂量要足、减药时间要慢"的原则开展治疗。"初始剂量要足"主要是指（以泼尼松为例）初始剂量 1 mg/(kg·d)，连续口服 8~12 周；"减药时间要慢"主要是指在初始足量治疗后如果效果良好，应该按照每 2~3 周减少原剂量

10%的速度缓慢减少药物剂量，当泼尼松减至 20 mg/d 左右时，症状最容易反复，需要更加缓慢地减少药物的剂量。患者病情完全缓解后需要结合情况，部分患者需要继续小剂量（5~10 mg/d）维持治疗 3~12 个月。一般而言，使用激素多采用早上一次性顿服的服药方式，以减轻激素在机体内分泌方面的不良反应。对于有肝功能损害或者不适宜服用泼尼松的患者，可更换为等效剂量的甲泼尼龙。长期使用激素的患者要注意观察可能出现的感染、药物性糖尿病、骨质疏松和胃溃疡等不良反应。

4. 雷公藤多苷片

雷公藤多苷片是中药青风藤的提取物，具有调节机体免疫功能的作用，主要用于肾脏病和风湿免疫性疾病。一般按照每天每千克体重 1 mg 的治疗剂量，每日分 3 次口服。该药具有减少尿蛋白的作用，多可单独或者配合糖皮质激素应用。该药主要通过抑制机体免疫功能和肾小球系膜细胞的增生来达到治疗肾脏病的目的。其主要不良反应是性腺抑制、肝功能和肾功能的损害以及外周血白细胞减少等，及时停药后，多数患者可以有一定程度的恢复。

5. 细胞毒药物

细胞毒药物主要用于原发性肾病综合征激素依赖型或激素抵抗型患者，也可以和糖皮质激素协同治疗。由于这类药物具有一定的毒副作用，因此若无激素禁忌，一般不作为首选或者单独治疗用药。

① 环磷酰胺。环磷酰胺是目前临床上最常用的细胞毒药物，可以口服或静脉注射使用。其中口服剂量为每日 50~100 mg，分 2 次服用；静脉注射一般每月 1~2 次，每次 0.2~0.8 g。疗程 3 个月到 1 年，累积使用的总剂量一般不超过每千克体重 150 mg。环磷酰胺的主要不良反应是骨髓抑制及中毒性肝损害，并可出现性腺抑制（尤其是男性）、脱发、胃肠道反应及出血性膀胱炎。少数患者有发生恶性肿瘤的风险。

② 环孢素。其主要作用是选择性抑制 T 辅助细胞及 T 淋巴细胞的效应细胞，用于糖皮质激素和其他细胞毒药物治疗无效的难治性肾病综合征。常用剂量为每日每千克体重 3~5 mg，分 2 次口服，服药期间须监测并维持其血药浓度谷值为 100~200 ng/mL。服药 2~3 个月后缓慢减量，一般服用药物的时间为 6~12 个月。其主要不良反应是肝肾毒性，部分患者可出现高血压、高尿酸血症、多毛及牙龈增生等表现。

③ 吗替麦考酚酯。其主要作用是选择性地抑制 T、B 淋巴细胞增殖及抗体形成。常用量为每天 1.5~2 g，分 2~3 次口服。口服维持 3~6 个月后减量并维持 6 个月至 1 年。由于其作用途径与传统的细胞毒药物有一定的区别，因此出现骨髓抑制等不良反应的概率相对较小。本药广泛用于预防肾脏移植后的抗排异反应。

6. 并发症的防治

① 感染。肾病综合征患者因自身免疫功能异常导致免疫力下降而易发生感染，如果患者治疗时需要同时使用免疫抑制剂或者细胞毒药物，则感染的发生率会明显升高。患者一旦确定感染，应及时选用对致病菌敏感、强效且无肾毒性的抗生素积极地

进行治疗。如果患者出现严重感染难以控制，应考虑减少或停用糖皮质激素和细胞毒药物。

② 血栓及栓塞并发症。肾病综合征患者往往伴有高凝状态和发生深静脉血栓的风险，存在发生肺栓塞等危重病变的风险。应该注意对患者凝血功能的监测，如果出现异常，需要根据病情及早进行预防性抗凝治疗，临床上多选用低分子肝素、华法林或抗血小板药物。对已发生血栓的患者，应尽早给予尿激酶或链激酶进行溶栓治疗。

③ 急性肾损伤。对肾病综合征并发急性肾损伤的患者如处理不当，往往会危及生命。一般采取改善肾脏循环、纠正水电解质紊乱和酸中毒、使用利尿剂等对症治疗措施并监测肾功能状况，必要时进行血液净化等治疗。

④ 电解质、蛋白质及脂代谢紊乱。应注意调整饮食量和饮食结构，注意监测患者的水与电解质水平，必要时对症使用降脂和促进蛋白合成的药物。

7. 中医药治疗

水肿的中医辨证要点包括"辨阳水和阴水""辨虚实""辨病因和病位"等。一般阳水起病急骤，肿势较重，多以颜面部水肿为先，然后发展到遍及全身，皮色光亮而薄，按之凹陷易于恢复，属实证；阴水起病缓慢，肿势较轻，大多晨起面浮，入暮肿甚，面色㿠白或萎黄，甚则晦暗色滞，按之凹陷不易恢复，证属虚证。水肿以颜面为主，恶风头痛者，多属风；水肿以下肢为主，纳呆身重者，多属湿；水肿而伴有咽痛溲赤者，多属热；因疮疡、猩红赤斑而致水肿者，多为湿毒。肿势甚，咳喘气急，不能平卧者，病位在肺；水肿日久，纳食不佳，乏力身重者，病位在脾；水肿反复，腰膝酸软，耳鸣神疲者，病位在肾；肿势轻，头晕目花，烦躁易怒者，病位在肝。

（1）风水证

症候：外感后出现眼睑及面部浮肿，继则四肢及全身高度浮肿，往往有鼻塞、流涕及头痛等症状。舌质淡胖而润，舌边齿痕，舌苔白滑，脉沉紧或者弦紧。

治法：宣肺利水。

代表方：防己黄芪汤合越婢汤加减。

常用药：防己、黄芪、白术、麻黄、生石膏、生姜、大枣、甘草、猪苓、桂枝、红枣、浮萍、泽泻、桑白皮、石韦、茯苓皮、车前子、五加皮、金银花、薄荷等。

（2）阳虚水泛证

症候：全身水肿明显，按之凹陷且下肢最为明显，可伴有腹水、胸腔积液，小便不利，纳差便溏，面色㿠白，形寒肢冷。舌体胖大质嫩而润，舌边齿痕，舌苔白腻，脉沉细。

治法：温肾利水。

代表方：真武汤合五皮饮加减。

常用药：制附子、茯苓皮、白芍、赤芍、白术、桑白皮、生姜皮、大腹皮、陈皮、肉桂、仙灵脾、泽泻、车前子、牛膝、黄芪、补骨脂、猪苓、玉米须等。

（3）阴虚湿热证

症候：面部及下肢浮肿，腰膝酸软，头晕耳鸣，心烦少寐，咽喉疼痛，咽干口燥，小便短涩，大便秘结。舌红少津，苔黄腻，脉滑数。

治法：清热利湿。

代表方：知柏地黄汤加减。

常用药：知母、黄柏、生地、山茱萸、丹皮、山药、茯苓、泽泻、焦栀子、凤尾草、车前子、石韦、苦参、白术、桂枝、滑石、甘草、生姜皮、猪苓、白花蛇舌草等。

（4）气滞水阻证

症候：全身水肿，甚者伴腹水或胸腔积液，腹胀胸满，肢体肿硬。舌质偏红，舌苔薄腻，脉象弦滑。

治法：行气利水。

代表方：实脾饮加减。

常用药：炒白术、猪苓、黄芪、桂枝、大腹皮、广木香、生姜、草果仁、制附子、泽泻、车前子、木瓜、苏叶、肉桂、茯苓皮、桑白皮、陈皮、槟榔、砂仁、牛膝等。

（5）瘀水互结证

症候：尿少水肿，面色黧黑或萎黄，口唇和肌肤有瘀斑瘀点，常伴腰痛如针刺，痛处固定不移，常伴有血尿。皮肤粗糙或肌肤甲错，舌质暗红或淡暗，或有瘀斑瘀点，舌苔薄腻，脉象弦细或沉涩。

治法：活血利水。

代表方：桃红四物汤加减。

常用药：桂枝、茯苓、牡丹皮、桃仁、赤芍、益母草、泽兰、水蛭、当归、川芎、丹参、红花、葶苈子、黄芪、车前子等。

八、患者健康教育

① 水肿是肾病综合征最常见的临床症状，大量蛋白尿是主要原因。但是，不能因为尿蛋白的漏出而无节制地通过饮食补充蛋白质，否则不但不能缓解患者病情，反而可能会增加肾脏负担，导致机体血液黏度升高等引起病情加重。此外，患者需要注意水肿部位特别是下肢的保护，减少皮肤破损和感染的发生。日常生活中需要劳逸结合，适当休息，节制房事，避免因劳累过度或剧烈运动诱发和加重病情。

② 避免肥腻、辛辣、燥热食物，饮食宜清淡，忌烟酒。

③ 避免使用对肾脏有损害或者会加重肾脏负担的药物。

④ 注意控制血压，观察每天的尿量变化。

⑤ 定期监测免疫学、肾功能、尿常规等指标。

九、护理与预防康复

1. 休息

严重水肿和低蛋白血症患者需卧床休息，特别是下肢水肿的患者需要重视局部症状的护理，待病情缓解后可适当活动。注意气候变化的影响，特别是秋冬季节气候变化剧烈时，应及时增减衣被，注意保暖及防止外邪诱发疾病。

2. 饮食

以清淡饮食为主并适量摄入优质蛋白质，注意控制钠盐摄入和脂肪摄入等，忌辛辣厚味，戒烟酒。有水肿时，应低盐饮食并注意避免进食富含饱和脂肪酸（动物油脂）的饮食，鼓励患者多吃富含多聚不饱和脂肪酸（如植物油、鱼油）及富含可溶性纤维的饮食。

第三节　IgA 肾病

IgA 肾病（IgA nephropathy，IgAN）是肾小球系膜区以 IgA 或 IgA 沉积为主的原发性肾小球疾病，是肾小球源性血尿最常见的病因。IgA 肾病是目前世界范围内最常见的原发性肾小球疾病，也是我国最常见的肾小球疾病，已经成为终末期肾病的主要病因。IgA 肾病可发生于任何年龄，黄色人种和白色人种的发病率明显高于黑色人种。在亚太地区，本病是最常见的原发性肾小球疾病。

IgA 肾病的肾脏组织病理特点以系膜增生最多见，尚可见轻微病变型、局灶病变型、毛细血管内增生型、膜增生型、新月体型和硬化型等，常有球囊粘连、新月体形成，系膜区可见嗜复红蛋白沉积。临床上以反复发作性肉眼血尿或镜下血尿为主要表现。

一、病因及发病机制

1. 病因

临床发现 IgA 肾病常于呼吸道感染等多种感染后发病，经验性认为外源性的细菌和病毒是重要的原因。近年来随着研究的深入而发现，病变的发生与患者血清中 IgA_1 明显升高有关，IgA 肾病患者血清中 IgA_1 的铰链区存在糖基化缺陷，糖基化位点减少，不易被肝脏清除，导致其与肾小球系膜细胞的结合能力增强，进而导致病变的发生与发展。

2. 发病机制

目前认为多种因素参与 IgA 肾病的发生及进展。病变机制主要是以多聚 IgA_1 为主的 IgA 沉积物在肾小球系膜区沉积。IgA_1 分子与系膜细胞结合、沉积并触发炎症反应这三个环节是 IgA 肾病重要的致病过程。病变过程中发生免疫炎症反应并导致多种细胞因子及炎症介质释放会对肾小球产生直接的损害。此外，本病也出现一些家族聚集病例，特别是 HLA 相关抗原，提示本病发生也不可忽视遗传因素的影响。

二、诊断要点

参考改善全球肾脏病预后组织（KDIGO）2020 年更新的肾小球肾炎指南，本病的诊断标准主要包括以下几个方面：

① IgA 肾病必须依据肾脏活检的结果进行诊断。

② IgA 肾病的诊断评分需要依据修订后的牛津 MEST-C 评分标准。

③ 目前没有有效的血液和尿液生物标志物能够有效地诊断 IgA 肾病。

④ 对于所有拟进行 IgA 肾病诊断的患者均需要开展评估，排除继发性原因。

三、鉴别诊断

1. 急性肾小球肾炎

急性肾小球肾炎易发生于青年且多见于上呼吸道感染后。IgA 肾病患者临床多出现血尿，而急性肾小球肾炎则多出现血尿、蛋白尿、水肿和高血压等急性肾炎综合征的临床症状。IgA 肾病患者可能出现血清 IgA 水平增高，而急性肾小球肾炎多伴有血清 C3 下降且 IgA 水平正常。

2. 继发性肾脏疾病

过敏性紫癜性肾炎、乙型肝炎病毒相关性肾炎和系统性红斑狼疮性肾炎均可在肾脏病理活检发现肾小球系膜区的 IgA 沉积，但是结合病史不难鉴别。过敏性紫癜性肾炎多见于儿童或青少年患者，病变发展快且易于出现急性肾炎综合征或肾病综合征的表现，此外多见皮肤紫癜、腹痛、排黑便、关节疼痛及全身血管炎改变等肾外表现，而 IgA 肾病则较少出现上述情况。乙型肝炎病毒相关性肾炎与 IgA 肾病的主要区别是前者有乙型肝炎病史且免疫病理检查可见乙型肝炎病毒表面抗原（HbsAg）沿毛细血管袢沉积。系统性红斑狼疮性肾炎的肾脏免疫病理也显示系膜区有 IgA 沉积，但患者多有全身多系统损害表现、抗核抗体及血常规检查异常等血清学异常表现，因此不难与 IgA 肾病鉴别。

3. 感染性疾病

泌尿系统的多种感染性疾病均会出现尿常规检查异常的情况，IgA 肾病患者感染后也会出现血尿并伴低热、腰痛等尿路刺激征症状，易被误诊为感染性膀胱炎。一般情况下尿细菌培养及有效的抗生素治疗有助于进行鉴别诊断。鉴别困难且需要进一步确诊时需要依靠肾活检。

四、相关实验室检查

1. 尿液检查

尿隐血和（或）尿红细胞增多，部分患者出现肉眼血尿或有持续性镜下血尿，位相显微镜下见畸形红细胞比例较高。多数患者无尿蛋白或有少量，24 h 尿蛋白定量多<1.0 g，少数患者呈大量蛋白尿。

2. 血液检查

血清 IgA 可升高且血清补体多正常。一般不作为诊断依据，仅对鉴别诊断有一定价值。初次发病的患者肾功能正常。

3. 肾脏超声

早期双肾未见明显异常，超声检查可发现肾结石、肾囊肿等问题，有助于鉴别诊断。

4. 肾活检

肾活检是 IgA 肾病的主要诊断依据，也是鉴别诊断和判断预后的主要指标。

五、IgA 肾病的病理学诊断标准

1. 牛津分型

2009 年 IgA 肾病协作组提出了 IgAN 牛津病理分型——MEST：系膜细胞增生（M）、毛细血管内增生性病变（E）、节段性肾小球硬化或粘连（S）、肾小管萎缩或肾间质纤维化（T）、新月体（C）、动脉病变（A）。最后提出 M、S、T 病变与疾病预后相关，E 病变虽然未发现与预后相关，但却与免疫抑制治疗密切相关。2009 年 IgAN 牛津病理分型提出以后，国内外发起大量验证研究。越来越多的研究发现新月体病变与患者预后相关；有足细胞增生肥大或顶部病变者肾功能下降快，蛋白尿多。基于新型研究结果，IgA 肾病协作组建议在 IgAN 牛津病理分型 MEST 基础上增加细胞/细胞纤维性新月体评分（C），并建议 S1 定义不变，但增加对 S1 病变的描述（存在/不存在足细胞增生肥大或顶部病变），即 MEST-C（表 2-2-1）。

2017 年新版 IgAN 牛津病理分型在之前的基础上有部分改动：肾小球数≥8 个（活检标本取材标准不变）；MEST 标准仍适用于 IgAN；M、S、T 具有预后预测价值；在未使用免疫抑制剂的情况下，E 病变具有预后预测价值。所有 IgAN 病例的 MEST 评分系统增加 C 评分：C0，无新月体；C1，0~25%新月体；C2，≥25%新月体。S1 的定义不变，但补充说明是否存在足细胞肥大或顶部病变，MEST 评分系统不适用于过敏性紫癜性肾炎（HSPN）患者。

表 2-2-1　IgA 肾病牛津病理分型指标定义及评分（MEST-C）

病理指标	定义	评分
系膜细胞增生（M）	每个系膜区<4 个系膜细胞=0 分；每个系膜区系膜细胞 4~5 个=1 分；每个系膜区系膜细胞 6~7 个=2 分；每个系膜区系膜细胞≥8 个=3 分；系膜细胞增生积分是所有肾小球评分的平均值	M0≤0.5 M1>0.5 （注：PAS 染色，≥50%的肾小球系膜区内可见>3 个系膜细胞，则定义为 M1）
毛细血管内增生（E）	毛细血管内细胞数增加致管腔狭窄	E0：无 E1：有
节段性肾小球硬化（S）	球体的任一部分出现硬化，但非全球硬化	S0：无 S1：有
肾小管萎缩或肾间质纤维化（T）	肾皮质小管萎缩或肾间质纤维化面积	T0：≤25% T1：26%~50% T2：>50%
细胞/细胞纤维性新月体（C）	细胞或细胞纤维性新月体百分比	C0：无 C1：<25% C2：≥25%

附：IgAN 病理报告推荐意见

（1）肾活检病理报告细节描述：光镜、免疫荧光、电镜。

（2）5项主要病理指标：

第一，系膜细胞积分：M0≤0.5，M1>0.5。第二，毛细血管内增生：E0无，E1有。第三，节段性肾小球硬化：S0无，S1有。第四，肾小管萎缩或肾间质纤维化：T0≤25%，T1 26%~50%，T2>50%。第五，细胞/细胞纤维性新月体：C0无，C1<25%，C2≥25%。

（3）定量数据：

肾小球总数以及伴以下病变肾小球数：毛细血管内增生、袢坏死、新月体、球性硬化、节段性硬化。

2. 肾脏组织的其他病理分级

IgA肾病的其他病理分级包括WHO分级、Lee分级和Hass分级（详见第一章第七节IgA肾病相关内容）。

六、诊断标准

肾脏病理活检的结果是诊断本病的"金标准"，早期患者多无症状，而在体检时发现尿常规异常，也有部分患者突然出现血尿，需要进一步肾活检明确诊断。注意继发性原因的肾脏病理活检也可能会发现肾小球系膜区的IgA沉积，但是结合病史不难鉴别。

七、中医辨病辨证要点

中医学并无IgA肾病的病名，结合病变特点和临床表现，其与中医学"尿血""风水"和"水肿"等疾病类似，通过临床实践证实基于"尿血""风水"和"水肿"的辨证治疗是确切有效的。本病的发生，多由于机体正气不足并外感风热之邪，或机体壮实感受风热之邪失治误治，或脾肾亏虚导致气虚无力统血，或湿热内蕴扰动肾脏脉络等致使血不循经而溢于脉外，随尿而出成"尿血"。正如《素问·气厥论》所言"胞移热于膀胱，则癃溺血"，认为本病多由热邪所致。《伤寒论·辨少阴病脉证并治》指出"以热在膀胱，必便血也"。《诸病源候论·心痛病诸候》认为"心主于血，与小肠合，若心家有热，结于小肠，故小便血也"。病变迁延日久或反复发作则多会出现正气损伤，病变多由脾肾亏虚而致五脏俱损。对于尿血而言，不论是实证还是虚证均与热邪有关。《血证论》则提出以虚实为纲、内外因为目，并总结出止血、消瘀、宁血、补虚为治疗血证的四大方法。

辨病位：本病急性发作时的病位多在肺肾，慢性病变则涉及肺脾肾。辨外感内伤：外感引起的患者发病急骤，多以风热为主症，见发热、恶寒、咽痛、咳嗽等表证；内伤引起的患者发病缓慢，多见乏力、浮肿、腹胀等症状。辨虚实：实证多见风热、湿热；虚证则多见气血亏虚和脾肾亏虚等。本病治疗的原则是"急则治标、缓则治本"和"虚则补之、实则泻之"。急性发作则以祛邪治标为原则，临床多采用宣肺清热、凉血止血和利湿退肿等治法。病变时间长的患者往往反复或持续血尿且多伴有蛋白尿，治疗上多采用益气养血、扶正祛邪、健脾固肾等治法。此外，慢性病变过程还需要重视活血化瘀药物的配合应用。

八、治疗

本病的治疗主要是缓解症状、消除导致血尿的原因、碱化尿液、减少尿液中红细胞形成管型阻塞肾小管及减少肾脏损伤。治疗过程中监测血压、肾功能并监测尿蛋白的情况。

1. 利尿消肿

IgA 肾病水肿较少见，部分患者特别是病变晚期会有水肿等临床表现，可以结合患者病情适当选用利尿药物对症治疗，注意监测患者电解质水平，不宜过多或者长期使用。

2. 控制血压

IgA 肾病患者要注重血压的控制，高血压也是导致病变发展的重要因素，控制血压对于病情控制效果明显。一般而言将血压控制在 16.6/10 kPa（125/75 mmHg）比较理想。

3. 止血与抗凝血药物

一般不需要使用止血药及抗凝药物，多饮水及预防感冒等对症治疗即可。

4. 水电解质及血糖调控药物

IgA 肾病患者也会并发高凝、高脂血症、高血糖、低钙血症和高尿酸血症等。患者治疗过程中也会出现上述并发症。在积极治疗原发病的基础上注意血脂、血糖和电解质的监测。

5. ACEI 及 ARB 药物的使用

目前对于 24 小时尿蛋白定量异常的患者，一般建议使用 ACEI 及 ARB 药物，部分患者对于 ACEI 不耐受。使用剂量可以逐步增加，如果血压控制后 24 小时尿蛋白定量仍然>1 g，需要配合使用糖皮质激素治疗，是否需要使用免疫抑制剂须结合病情判断；如果血压控制后 24 小时尿蛋白定量<1 g，可以对症治疗及中西医联合治疗。

6. 糖皮质激素

目前比较一致的观点是，24 小时尿蛋白定量超过 1 g 且使用其他治疗措施效果不佳时需要使用糖皮质激素，具有减少肾脏损伤的可能。强的松的初始剂量为 0.6~1.0 mg/(kg·d)，需要连续口服时间达到 4~8 周后根据病情减量，总疗程一般控制在 6~12 个月。长期使用激素的患者需要注意可能出现的继发性感染、药物性糖尿病、骨质疏松和胃溃疡等不良反应。注意监测血糖、电解质，根据病情对症治疗。

7. 免疫抑制药物

（1）环磷酰胺

国内外最常用的细胞毒性药物，可以口服或静脉注射。疗程 3 个月到 1 年，累积总剂量一般不超过每千克体重 150 mg。主要不良反应为骨髓抑制及中毒性肝损害，并可出现性腺抑制（尤其是男性）、脱发、胃肠道反应及出血性膀胱炎。少数患者有导致恶性肿瘤的风险。

（2）环孢素

多用于治疗激素及其他细胞毒性药物治疗无效的难治性肾病综合征。常用量为每日每千克体重 5 mg，分 2 次口服，服药期间需要监测并维持血药浓度谷值为 100~200 ng/mL。服药 2~3 个月后缓慢减量，一般服用药物的时间为半年左右。不良反应主要是肝肾毒性，部分患者可出现高血压、高尿酸血症、多毛及牙龈增生等。

（3）吗替麦考酚酯

常用量为 1~2 g/d，一般分 1~2 次口服，共用 3~6 个月，减量维持 6~12 个月。由于其作用途径与传统的细胞毒性药物有一定的区别，因此出现骨髓抑制等不良反应的可能性相对较小。

8. 中医药治疗

（1）风热迫肺证

症候：恶风发热，咳嗽，咽喉肿痛，血尿或镜下血尿。舌红，苔薄白或薄黄，脉浮数。

治法：清热宣肺，凉血止血。

代表方：桑菊饮加减。

常用药：桑叶、菊花、桔梗、杏仁、连翘、金银花、荆芥、牛蒡子、薄荷、芦根、白茅根、茜草、藕节、大蓟、小蓟、甘草等。

（2）湿热下注证

症候：腰腹胀痛，肢体困重，心烦口渴或小便频数，大便干结，血尿或镜下血尿。舌红，苔黄腻，脉滑数。

治法：清热利湿，凉血止血。

代表方：小蓟饮子合十灰散加减。

常用药：生地黄、小蓟、滑石、蒲黄、藕节、栀子、淡竹叶、甘草、黄芩、苍术、白术、萹蓄、车前子、大蓟、白茅根、白及、紫草等。

（3）气阴两虚证

症候：目睛干涩或视物模糊，头晕耳鸣，五心烦热，口干咽燥。血尿或镜下血尿，神疲无力，腰膝酸痛，易感冒，心悸，口不渴或咽干痛，大便偏干或溏薄。舌淡红，苔薄黄而干，脉细数。

治法：益气养阴，摄血止血。

代表方：参芪地黄汤加减。

常用药：党参、麦冬、五味子、熟地黄、山茱萸、山药、白术、枸杞子、酸枣仁、黄芪、生地黄、山茱萸、泽泻、牡丹皮、大蓟、小蓟、仙鹤草、白茅根等。

（4）脾肾气虚证

症候：血尿或镜下血尿，疲倦乏力，颜面及全身浮肿，纳少便溏，夜尿偏多，口淡不渴，舌淡胖，边有齿痕，苔薄白，脉沉细。

治法：健脾益肾，补气摄血。

代表方：补中益气汤合济生肾气丸加减。

常用药：黄芪、党参、怀山药、枸杞子、菟丝子、桑寄生、芡实、金樱子、炒白术、制附子、杜仲、怀牛膝、山茱萸、淫羊藿、肉桂、茜草、甘草等。

（5）肺肾气虚

症候：全身浮肿，面色㿠白，疲倦乏力，少气懒言，易感冒，畏寒肢冷，腰背冷痛，纳少便溏或泄泻。血尿或镜下血尿，男性可有遗精、阳萎或早泄，女性可有月经失调或者闭经。舌嫩淡胖，苔白有齿痕，脉沉细无力。

治法：补肺益肾，收敛止血。

代表方：玉屏风散加减。

常用药：太子参、党参、黄芪、白术、山药、山茱萸、防风、金蝉花、黄精、制附子、桂枝、肉桂、大蓟、小蓟、茜草、白及、泽泻、干姜、炙甘草等。

（6）中成药

① 黄葵胶囊：每次5粒，每日3次口服，8周为一个疗程。本品清热利湿、解毒消肿，适用于湿热壅盛者。

② 金水宝片：每次3片，每日3次口服。本品为冬虫夏草制剂，有补肺益肾之功，适用于肾气亏虚者。

③ 知柏地黄丸：每次6g，每日2~3次口服。本品滋阴补肾、降火清热，适用于肝肾阴虚火旺者。

九、患者健康教育

① 预防上呼吸道感染、扁桃体炎，以免使病情反复或加重。注意劳逸结合，避免劳累。注意适当休息，节制房事，避免因劳累过度或剧烈运动诱发和加重病情。

② 避免肥腻、辛辣、燥热食物，饮食宜清淡，忌烟酒。

③ 避免使用对肾脏有损害的药物。

第四节 肥胖相关性肾病

近年来，随着整体国民生活水平的提高和膳食结构的改变，糖尿病、高血压和高尿酸血症等与膳食和营养相关疾病的发病率呈现出上升趋势，特别是肥胖的患者明显增加。肥胖是一种疾病，随着肥胖患者日益增多，与肥胖相关的肾脏疾病也逐渐受到重视。1974 年 Weisinger 首次报道了重度肥胖与蛋白尿之间的关系。后续的临床研究发现，由肥胖导致蛋白尿的患者，其肾活检组织中可以观察到肾小球肥大和（或）局灶节段性肾小球硬化病变。2001 年以肥胖伴有蛋白尿为特征的疾病被正式命名为肥胖相关性肾病（obesity-related glomerulopathy，ORG）。肥胖相关性肾病常起病隐匿，临床通常以显性蛋白尿为首要表现，伴或不伴肾功能损伤，很少出现镜下血尿，并且几乎不出现肾病综合征。随着对肥胖相关性肾病研究的深入，其发病机制得到了进一步的阐述。肥胖相关性肾病的筛查、诊断及治疗也开始受到人们的关注。

中医学对于肥胖早有认识，如《素问·通评虚实论》中云："肥贵人，则高粱之疾也。"对于本病而言，肥胖首先与先天禀赋直接相关。其次与过食肥甘厚味有关。再次，不良的生活习惯和工作特点，如久卧、久坐、活动过少等也是重要因素。此外，外感邪气或内伤七情导致的脏腑功能异常也常为发生肥胖的因素。其中脾胃和肝胆病变与肥胖的关系密切。脾气不足，不能正常化生精血输布精微而充养周身，往往膏脂痰湿蓄于肌肤，发为肥胖。肝气郁滞而使肝胆疏泄失于调畅，影响脾之健运、气机之升降转输。而胆不能正常泌输精汁，净浊化脂，则浊脂内聚而肥胖。脾肾气虚，肝胆失调，不仅造成膏脂痰浊，水湿停蓄，也使气机失畅，脉道不利而致气滞或血瘀等。进一步发展可以损伤肾气导致肾脏功能异常，肾气亏虚则肾脏功能受损而致精气外泄。因此，肥胖相关性肾病患者既有本虚证，又有标实证，本虚标实相互联系。

一、病因及发病机制

根据我国制定的标准，肥胖是指体重指数（body mass index，BMI）$\geqslant 28 \ kg \ /m^2$。目前，肥胖相关性肾病的发病机制尚不十分明确。研究发现，肥胖患者体内出现的一系列代谢紊乱，可导致肥胖相关性肾病的出现。肥胖患者伴有肾脏的高灌注、高滤过和肾血浆流量的增加，肾小球体积的肥大和局灶节段性肾小球硬化样改变，同时伴有一系列神经体液因子的改变。进一步阐明肾脏结构、功能以及内分泌改变之间的内在的联系，对于揭示肥胖相关性肾病的发病机制有重要的意义。

1. 肾脏血流动力学改变

肥胖状态下肾脏入球小动脉扩张，血流灌注增加，进而肾小球滤过率将增加以满足更高的代谢需求。在长期的高灌注、高滤过及高压力的条件下，肾脏的自动调节功能受损，肾小球毛细血管压力增大，管壁的张力增加，内皮细胞、上皮细胞及系膜细胞损伤，毛细血管增粗，使得足细胞分布相对稀疏，进一步导致肾小球肥大及硬化、间质纤维化，临床表现多为蛋白尿。

肾素-血管紧张素-醛固酮系统（renin-angiotensin-aldosterone system，RAAS）的活化是血流动力学异常导致肾脏损伤的重要通路之一。许多因素参与肥胖患者 RAAS 的激活，其中髓袢重吸收钠增加是 RAAS 活化的重要原因。此外，交感神经系统激活、瘦素水平增高、高胰岛素血症等也可以活化 RAAS。活化的 RAAS 导致血管紧张素 Ⅱ 和醛固酮产生增加，两者均具有收缩血管的作用，对出球小动脉的作用大于入球小动脉，从而增加肾小球滤过率，促进肾小管重吸收水、钠，导致转运至致密斑的溶质减少，管球反馈失活，入球小动脉舒张，产生肾小球高灌注、高压力、高滤过。因此，阻断 RAAS 的活化，对于减少肥胖相关性肾病的蛋白尿以及延缓肾功能损伤的进展有重要的作用。

2. 胰岛素抵抗

肥胖患者多伴有胰岛素抵抗症候群，临床上突出表现为游离脂肪酸增加，高胰岛素血症，脂肪代谢异常，内皮细胞功能紊乱，高尿酸血症以及皮质激素水平异常。胰岛素本身能增加肾小球血浆流量和肾小球滤过率，导致肾小球高灌注、高滤过和肾小球肥大。高胰岛素血症可以刺激肝脏脂蛋白合成增加，出现高脂血症；激活多种细胞因子，如胰岛素样生长因子 1（insulin-like growth factor 1，IGF-1）和 IGF-2，进一步加重肾小球肥大；直接增加肾小管对尿酸的重吸收，导致高尿酸血症加重肾脏损伤；损伤血管内皮细胞，刺激内皮细胞纤溶酶原活化抑制剂 1（plasminogen activation inhibitor 1，PAI-1）的产生，导致血液高凝状态，加重肾脏血管的病变。

3. 脂肪细胞因子紊乱

脂肪细胞不仅储存了多余的能量，前脂肪细胞还具有"巨噬细胞样"作用，通过释放脂肪细胞因子参与机体的生理调节和炎症反应过程。因此，脂肪组织实质上是一个内分泌器官。

脂肪组织可分泌大量脂肪细胞因子（瘦素、脂联素、血管生成素、血管内皮生长因子等），脂肪堆积可改变循环中相应激素的水平，这些激素作用于足细胞、系膜细胞和小管细胞，参与肾组织细胞肥大、细胞外基质增生和肾脏纤维化过程。如瘦素能诱导内皮细胞的氧化应激，肾脏局部氧自由基增多可以刺激肾小球系膜细胞、小管间质细胞和基质成分的表达，从而导致硬化性病变的发生。肥胖的患者体内血清瘦素水平明显增高，高瘦素还能够上调系膜细胞 TGF-β 受体的表达，增强细胞对 TGF-β 的敏感性，TGF-β 则通过自分泌或旁分泌途径激活系膜细胞，并使细胞外基质蛋白的表达增加，参与肾小球硬化的形成。

4. 脂代谢紊乱

肥胖患者通常伴有明显的脂质代谢异常，以高甘油三酯血症、低密度脂蛋白升高、高密度脂蛋白降低为特征。高脂血症中较多的低密度脂蛋白作用于肾小球系膜细胞表面的低密度脂蛋白受体，增加巨噬细胞趋化因子的释放和细胞外基质的产生。巨噬细胞释放的活性氧分子氧化低密度脂蛋白，形成氧化型低密度脂蛋白，其被巨噬细胞和系膜细胞吞噬后，转化为泡沫细胞。泡沫细胞可以释放多种炎症因子，促进系膜基质的产生，从而参与肾小球硬化的发生。低密度脂蛋白和氧化型低密度脂蛋白还打乱了肾脏局部前列腺素和血栓素的动态平衡，影响肾小球血流动力学、肾小球滤过率和血管通透性，间接参与了局灶节段性肾小球硬化的形成。脂质使内皮细胞功能障碍、血管张力改变，增加肾小球压力，进一步加剧系膜细胞的功能紊乱。此外，高脂血症对足细胞有直接毒性作用。这些因素共同作用，最终导致局灶节段性肾小球硬化样病变的形成。

5. 氧化应激

肥胖者体内的氧化应激水平较正常人明显增高，活性氧明显增多。活性氧具有细胞毒性作用，其过多积聚对蛋白质、脂肪和核酸均有损害作用。肾脏活性氧明显增多还可以减少内源性一氧化氮及内皮源性血管舒张因子的合成，从而导致肾组织损伤。

二、诊断要点

肥胖相关性肾病可见于儿童、成人及老年人，其中以青壮年男性为主。

肥胖相关性肾病起病相对隐匿。约55%的患者临床无明显症状，多因体检发现尿检异常而就诊。早期的主要临床表现为肾小球滤过率增高和微量白蛋白尿。如果早期未予以重视或者未采取适当的治疗措施，随着时间的延长以及病情的进展，尿蛋白的数量逐渐增多，甚至表现为大量白蛋白尿。需要指出的是，患者的尿蛋白量与肥胖程度相关。肥胖相关性肾病患者临床上虽有大量白蛋白尿，但低蛋白血症并不明显。结合相关研究，这可能与病变导致肾小球足细胞损伤程度、肾小球滤过对蛋白的选择性以及肾小管重吸收和分解蛋白的能力不同有关。另外，肥胖患者常伴生长激素水平过高，生长激素促进肝脏合成蛋白，使得机体能够充分代偿蛋白质的损失量。

肥胖相关性肾病患者基本无肉眼血尿，少数可表现为镜下血尿。约半数的患者可伴有肾小管的功能异常。肾小管损伤与患者合并存在高血压及动脉粥样硬化致使肾缺血有关。部分患者伴有肾功能不全，并进展至终末期肾功能不全。

肥胖相关性肾病患者绝大多数合并一项或多项代谢紊乱，包括胰岛素抵抗、糖耐量受损、高甘油三酯血症和高密度脂蛋白水平降低等。这些代谢紊乱的发生与患者肥胖的程度密切相关，体重指数越高，代谢紊乱的发生率也越高。此外，该病高血压的发生率也很高，据统计，有大约60%的肥胖相关性肾病患者起病时伴有高血压，其发生率与肥胖程度相关。

三、鉴别诊断

1. 原发性局灶节段性肾小球硬化

当肥胖患者肾活检表现为局灶节段性肾小球硬化样病变时，须与原发性局灶节段性肾小球硬化相鉴别：球性废弃的肾小球数多；未硬化的肾小球体积普遍较原发性局灶节段性肾小球硬化中未硬化的小球大；非节段硬化的肾小球重度系膜区增宽少；早期脏层上皮细胞病变不明显，尤其电镜观察脏层上皮细胞足突融合及微绒毛化不突出；肾小球脐部病变较多见；间质小动脉及入球小动脉透明变性较原发性局灶节段性肾小球硬化普遍。

2. 糖尿病肾病

肥胖相关性肾病可出现与早期糖尿病肾病相似的临床和病理改变，如肾脏增大、肾小球滤过率增高以及微量白蛋白尿等，肾活检可表现为肾小球肥大、系膜区基质增加、肾小球及肾小管基底膜增厚等。肥胖相关性肾病肾小球增生性病变表现并不突出，系膜区增宽和系膜基质增加均呈节段性分布而非弥漫性分布，尚有部分患者仅表现为肾小管基底膜的增厚而不伴有系膜区的节段病变。

3. 高血压肾动脉硬化

高血压肾动脉硬化好发于中老年，肥胖和高血压常同时出现，临床可表现为持续性蛋白尿，肾活检可表现为继发性局灶节段性肾小球硬化改变，但常有高血压家族史，肾小管功能损害先于肾小球功能损害，出现蛋白尿前一般已有 5 年以上的持续性高血压，蛋白尿多为轻中度，并且有心、脑、眼底等其他靶器官损害表现。肾活检以肾小动脉硬化为主，包括入球动脉管壁玻璃样变及小叶间动脉、弓状动脉管壁肌内膜增厚，缺血引起的肾小球襻皱缩及球性硬化等。

4. 其他继发性局灶节段性肾小球硬化

反流性肾病、肾脏发育异常、肾单位稀少巨大症等疾病，因肾单位数量减少可导致继发性局灶节段性肾小球硬化。镰状细胞贫血性肾病、HIV 相关性肾病、海洛因相关性肾病组织学上亦表现为局灶节段性肾小球硬化，它们多具有原发病特征，较易与之鉴别。

四、相关实验室检查

1. 尿常规

尿常规检查结果通常表现为蛋白尿（> 150 mg/24 h）或微量白蛋白尿（30 ~ 300 mg/24 h），晚期患者可有大量蛋白尿（>3.5 g/24 h）。

2. 尿沉渣红细胞计数

可有轻度镜下血尿（<10^5/mL），无肉眼血尿发作病史。

3. 生化指标

可有血脂升高，尿酸异常，一般不合并严重的低蛋白血症，即 ALB>30 g/L。

4. 肾脏 B 超

可有肾脏体积增大，肾周脂肪增加等表现。

5. 肾脏组织病理检查

根据患者病情的严重程度考虑是否进行肾脏组织病理检查。肥胖相关性肾病在光镜下可有两种形态表现：表现为单纯性肾小球肥大者称为肥胖相关性肾小球肥大症（obesity-associated glomerulomegaly，OB-GM）；表现为肾小球肥大及局灶节段性肾小球硬化者，称为肥胖相关性局灶节段性肾小球硬化症（obesity-associated focal and segmental glomerulosclerosis，OB-FSGS）。OB-GM 仅见肾小球体积增大，而无球性或节段性肾小球硬化，肾小管及肾间质病变轻，小动脉正常或呈轻、中度玻璃样变。OB-FSGS 除肾小球体积增大外，还有 FSGS，与特发性 FSGS 比较，OB-FSGS 多呈经典型。

免疫荧光检查，OB-GM 常阴性，而 OB-FSGS 表现与特发性 FSGS 相似，在肾小球病变节段上有时可有 IgM 和 C3 沉积。

电镜下，肥胖相关性肾病患者上皮细胞足突融合和微绒毛化不明显，脏层上皮细胞胞浆内可见较多脂质及蛋白吸收滴。

五、诊断标准

目前肥胖相关性肾病尚无统一的诊断标准，诊断需结合临床实验室和病理学检查并排除其他肾脏疾病。肾脏病患者有以下临床特点需考虑本病：超重或肥胖（BMI ≥ 28 kg/m^2，男性腰围≥85 cm，女性腰围≥80 cm）；尿常规检查有蛋白尿或微量白蛋白，可出现大量蛋白尿；肾活检，光镜下示肾小球体积明显增大，伴或不伴局灶节段性肾小球硬化，电镜下示上皮细胞足突融合且范围局限；代谢异常，如脂代谢异常、糖代谢异常、内分泌代谢异常、高尿酸血症等；排除其他肾脏疾病。

六、中医辨病辨证要点

本病病位以脾为主，总以脾肾气虚为多见，肝胆疏泄失调也可见。临床表现多为本虚标实，本虚以气虚为主，标实以痰浊、膏脂为主，常兼水湿，亦兼有气滞血瘀。形体肥胖或短期内体重增加明显，伴有尿液浑浊甚至血尿。舌质胖大，苔白腻或黄腻，脉滑数。

七、治疗

肥胖相关性肾病的发生涉及多种因素，包括肾小球内压增高、交感神经兴奋、RAAS 不恰当激活、胰岛素抵抗、血脂异常和钠的重吸收增加等，这些因素相互作用，互为因果。因此，综合治疗十分重要。

1. 降低体重及改变生活方式

降低体重是治疗肥胖相关性肾病最根本的措施，尤其是在早期。肥胖患者机体脂肪细胞数目增多或体积增大，其根本是相对能量摄入与能量消耗间平衡失调的结果。根据人体能量消耗的特点，单纯限制饮食中热量的摄入，可以起到防止体重进一步增加的作用，但只有同时辅以运动，才能达到减轻体重的目的。因此，饮食控制和增加运动二者的有机结合才能达到治疗肥胖的长期效果。

2. 血管紧张素转化酶抑制剂（angiotensin converting enzyme inhibitor，ACEI）或血管紧张素Ⅱ受体拮抗剂（angiotensin Ⅱ receptor blocker，ARB）

在肥胖相关性肾病早期，患者可以通过饮食和运动来减轻体重，延缓或终止肾脏病变的进展。当肾脏病变发展至后期，单纯减轻体重的益处就很小了，此时的治疗目标应是阻止肾小球硬化和延缓肾衰竭进展。鉴于肾脏血流动力学改变在肥胖相关性疾病发病中的作用，RAAS抑制剂可作为一类重要的治疗药物。ACEI/ARB通过阻断血管紧张素Ⅰ受体、激活血管紧张素Ⅱ受体，降低血管紧张素Ⅱ的水平、增加缓激肽等扩血管物质的释放，控制血压；同时它们也有抗细胞增生、抑制纤维化的作用，从而减轻蛋白尿、延缓肾脏病变进展，降低肥胖相关性肾病患者终末期肾脏病的发生率。

3. 胰岛素增敏剂

针对胰岛素抵抗，可用胰岛素增敏剂如噻唑烷二酮类和双胍类药物。

噻唑烷二酮类药物主要有罗格列酮和吡格列酮。该类药可以提高胰岛素受体、胰岛素受体底物-1、磷脂酰肌醇3激酶和葡萄糖转运蛋白-4（GLUT-4）的表达，促进GLUT-4从细胞内移位至细胞的表面，增加外周组织对葡萄糖的摄取，抑制肝糖输出。其在有效减弱胰岛素抵抗的同时，还具有降低血脂水平和抑制炎性因子的作用。双胍类药物最常见的为二甲双胍，在提高胰岛素敏感性的同时还可以抑制肠道对葡萄糖的吸收，有效降低体重。

4. 调脂治疗

目前已证实降脂药在慢性肾脏病患者肾小球滤过率下降方面有重要作用，他汀类药物通过降低血清甘油三酯及胆固醇水平，使单核细胞渗出减少，抑制系膜细胞增殖及肾小管间质炎症和纤维化。

5. 减肥药物

中枢性减肥药可增加中枢神经系统厌食神经递质如去甲肾上腺素、5-羟色胺、多巴胺等的利用度，抑制摄食中枢。如西布曲明可抑制去甲肾上腺素、5-羟色胺再摄取，抑制食欲，促进肌肉对葡萄糖利用，降低血糖与血脂。

非中枢性减肥药（如奥利司他）为选择性胃肠道脂肪酶抑制剂，可降低体重指数，预防体重反弹，纠正血脂异常，降低血压与血糖及心血管疾病风险。

6. 手术治疗

对于体重指数≥40 kg/m^{2}者，有学者建议采用垂直绑扎成形术和胃旁路手术以减小胃容积。手术可控制病情，使体重显著降低，有益于提高生活质量、降低肥胖相关性肾病发病率、控制血糖、改善肾功能。

7. 其他

肥胖患者通常伴有高脂血症、高尿酸血症、糖尿病、高血压等，这些因素均会促进病情的进展，应当积极控制与治疗。

8. 中医治疗

（1）痰浊阻遏证

症候：形体肥胖，头重如裹，胸闷，呕恶痰涎，肢麻沉重，心悸，失眠。舌胖，苔滑腻，脉弦滑。

治法：化湿祛痰。

代表方：二陈汤加减。

常用药：制半夏、陈皮、茯苓皮、枳实、六神曲、炒麦芽、炒稻芽、猪苓、甘草等。

（2）脾肾阳虚证

症候：畏寒肢冷，眩晕，倦怠乏力，便溏。脘腹胀满，浮肿，舌淡质嫩，苔白，脉沉细。

治法：健脾化湿。

代表方：理中丸合五苓散加减。

常用药：党参、炒白术、茯苓、猪苓、泽泻、桂枝、六神曲、炒麦芽、炒稻芽、甘草等。

（3）肝肾阴虚证

症候：眩晕，耳鸣，腰酸，膝软，五心烦热。口干，健忘，失眠，舌质红，少苔，脉细数。

治法：养阴清热。

代表方：六味地黄丸加减。

常用药：生地黄、山药、山萸肉、炒牡丹皮、泽泻、茯苓、六神曲、炒麦芽、炒稻芽、甘草等。

（4）阴虚阳亢证

症候：眩晕，头痛，急躁易怒，面红，口苦。心悸，失眠，便秘，溲赤，舌质红或紫黯，苔黄，脉弦或弦细而数。

治法：养阴潜阳。

代表方：镇肝息风汤加减。

常用药：牛膝、代赭石、龙骨、牡蛎、龟甲、白芍、玄参、天冬、川楝子、麦芽、茵陈、六神曲、焦山楂、甘草等。

（5）气滞血瘀证

症候：胸胁胀闷，走窜疼痛，心前区刺痛。心烦不安，舌尖边有瘀点或瘀斑，脉沉涩。

治法：活血化瘀。

代表方：桃红四物汤加减。

常用药：桃仁、红花、当归、川芎、牛膝、赤芍、六神曲、炒麦芽、炒稻芽、竹茹、胆南星、甘草等。

八、患者健康教育

随着人们生活水平的提高和饮食结构的改变，我国肥胖症患者日益增多，肥胖相关性肾病发病率也在升高。预防肥胖是减少肥胖相关性肾病的重要措施，应提倡患者控制饮食及适当增加体育锻炼，培养健康的生活习惯。

九、护理与预防康复

肥胖相关性肾病起病隐匿，进展缓慢，但部分患者仍可进展到终末期肾衰竭，一些患者肾功能稳定却可能死于充血性心力衰竭或其他并发症。提高对该病的认识，早期诊断、及时干预、改变不良的生活习惯、调整饮食和减轻体重是治疗肥胖相关性肾病的基础。

第五节　肾小管性酸中毒

肾小管性酸中毒（renal tubular acidosis，RTA）是指由于各种原因导致肾小管功能障碍，肾小管对碳酸氢根重吸收障碍和（或）氢离子分泌障碍所致的肾脏酸化功能障碍而产生的一种临床综合征。本病的临床表现包括：血浆阴离子间隙正常的高氯性代谢性酸中毒；水、电解质紊乱；肾性佝偻病或骨软化症；多尿、烦渴、多饮等。本病可发生于任何年龄。根据肾小管病变部位的不同，肾小管性酸中毒分为 4 种类型：Ⅰ型（远端肾小管性酸中毒），Ⅱ型（近端肾小管性酸中毒），Ⅲ型（混合型肾小管性酸中毒：具有Ⅰ型和Ⅱ型的特点），Ⅳ型（高血钾型肾小管性酸中毒）。

一、病因及发病机制

远端肾小管性酸中毒是由于管腔液与管周液之间无法形成高 H^+ 梯度，导致酸排泄减少而出现正常阴离子间隙的高氯性酸中毒。远端肾小管正常情况下能分泌氢离子、产氨，从而排铵（NH_4^+）和可滴定酸（NaH_2PO_4）以酸化尿液。远端肾单位因遗传性病变或继发性损伤导致功能障碍时，表现为管腔液与管周液之间无法形成高 H^+ 梯度导致排出 H^+ 功能障碍，在全身酸血症的刺激下仍不能最大限度降低尿液 pH 到 5.5 以下。

近端肾小管性酸中毒主要是由于近端肾小管重吸收 HCO_3^- 障碍，表现为肾脏 HCO_3^- 重吸收阈值下降，而远端酸化功能则完好无损。近端小管上皮细胞的刷状缘上存在钠-氢交换子和氢泵，基底膜侧存在 Na^+-HCO_3^- 同向转运子和 Na^+-K^+ATP 酶。细胞损伤可以导致这些离子的转运以及 HCO_3^- 的重吸收障碍，从而导致近端肾小管性酸中毒。

混合型肾小管性酸中毒的机制是Ⅰ型和Ⅱ型混合存在，故酸中毒程度比Ⅰ型和Ⅱ型重，且并发症多。因远端肾单位排泄 H^+ 减少，尿可滴定酸及铵排出减少。

Ⅳ型肾小管性酸中毒又称高血钾型肾小管性酸中毒。其发病机制不明，可以是由于远端肾小管细胞功能损害而排 H^+、K^+ 减少，肾小管产铵减少导致排铵减少，进而发生酸中毒和高钾血症；或因同时有近端肾小管对 HCO_3^- 重吸收障碍，尿中大量 HCO_3^- 丢失，而加重酸中毒；也可能由于醛固酮分泌不足或肾小管对醛固酮反应降低导致远端肾小管排出 H^+ 和 K^+ 障碍，以致 H^+ 和 K^+ 在体内潴留，HCO_3^- 从尿中丢失而发生酸中毒和高钾血症。高钾血症由于抑制肾脏产铵，因而使 H^+ 排出受限制，也加重酸中毒。

二、诊断要点

部分患者有家族史，大多见于各种可损害肾小管的疾病。部分患者与遗传缺陷有关，部分患者与肾毒物质损害及自身免疫性疾病有关。临床表现多样繁杂，可有多尿，夜尿增多，精神不振，疲乏虚弱，手足抽搐、麻痹或软瘫，烦渴多饮，食欲不振，口苦口干，腹胀便秘，呼吸困难，哮喘等症状。尿液检查：尿常规检验主要表现为糖尿、氨基酸尿。尿蛋白分析主要是以小分子蛋白为主的肾小管性蛋白尿（如溶菌酶、β_2-微球蛋白、α_1-微球蛋白等）。尿渗量试验多有肾小管浓缩功能障碍，尿比重降低，禁水 12 小时后尿渗量浓度<600 mOsm/（kg·H_2O）。血液检查表现为水、电解质紊乱，酸碱平衡失调等。双侧反复多发性尿路结石或发生肾钙化征象。可发生佝偻病、骨软化症、骨质疏松。血气分析有代谢性酸中毒而无氮质血症者，若血 pH<7.35、CO_2结合力降低，血HCO_3^-<15 mmol/L，则有助于肾小管性酸中毒的诊断。肾功能测定可见血氯>105 mmol/L，而血钠、钾、钙、磷降低，尿钠、钾、钙、磷均排出增加，但Ⅳ型肾小管性酸中毒伴有高钾血症。

1. 远端肾小管性酸中毒

临床表现主要是生长发育迟缓、多尿，隐性遗传患者还可并发神经性耳聋。其中酸中毒是由于患者排氢离子障碍、尿可滴定酸排出减少所致，故尿不能酸化，尿 pH>5.5，血 pH 下降，血氯高且阴离子间隙正常。低钾血症、高钙尿症、碱性尿以及尿枸橼酸盐减少，钙盐极易沉着而形成肾结石和肾钙化，继发感染与梗阻性肾病。该病也可由酸中毒引起骨质脱钙和活性维生素 D_3产生不足所致。小儿和成人均可以发生骨病，在小儿表现为佝偻病，可导致生长障碍，这种生长障碍在使用碳酸氢钠或其他碱性药物纠正了酸中毒后能随之改善，而成人则发生软骨病。

诊断要点：多发病于青年女性；高氯性酸中毒，高钙尿，碱性尿（pH>6）；低血钾；小儿可见佝偻病，成人发生软骨病；无明显酸中毒而有低钾血症、肾结石或肾钙化时，行氯化铵试验有助于"不完全性远端肾小管性酸中毒"的诊断。

2. 近端肾小管性酸中毒

由于近端肾小管重吸收 HCO_3^-障碍，导致 HCO_3^-大量排出，临床表现有儿童生长迟缓，糖尿、氨基酸尿和低钾。主要是高血氯性代谢性酸中毒，尿 pH 可降至 5.5 以下，可滴定酸及铵排量正常。

3. Ⅳ型肾小管性酸中毒

临床表现主要是虚弱无力、厌食、恶心呕吐。高钾血症者可表现为手足感觉异常、动作迟缓、肌张力减退，甚至可因呼吸肌麻痹而出现呼吸困难、心律失常。心电图表现为 T 波高尖，QRS 波增宽，严重者出现室颤。多数患者有低肾素血症性低醛固酮症，血浆肾素和醛固酮的浓度低。Ⅳ型肾小管性酸中毒的血、尿生化改变与近端肾小管性酸中毒相似，尿 HCO_3^-排出量增加，尿铵生成减少。酸中毒时，尿可呈酸性，但尿铵排出仍明显减少。诊断要点：高氯性酸中毒、血钾升高；严重酸中毒时尿呈高度酸性；尿中 HCO_3^-排泄率>10%；尿中 NH_4^+排泄明显下降；尿钾排泄率异常低。

氯化铵负荷试验：在酸血症不明显的情况下，当根据尿 pH 难以判断肾小管酸化功能是否异常时，给予氯化氨负荷后，若体内存在酸中毒而尿 pH ≥ 5.5，则可确诊为肾小管性酸中毒。但本试验对已有显著酸中毒者须慎重进行，典型病例不必再做试验。

速尿试验：注射速尿后尿的 pH 不能降到 5.5 以下，则表示肾小管泌 H^+ 障碍。

碳酸氢钠负荷试验：给病人口服或静脉滴注碳酸氢钠，纠正血浆 HCO_3^- 浓度至正常。测定尿 HCO_3^- 排泄分数 [HCO_3^- 排泄分数 = (尿 HCO_3^- ×血 Cr 浓度)/(血 HCO_3^- ×尿 Cr 浓度)]，如尿 HCO_3^- 排泄分数 > 15%，则可确诊，若 < 10%，则诊断为混合型肾小管性酸中毒。

三、中医辨病辨证要点

祖国医学文献中无肾小管性酸中毒的病名，根据临床表现其属于"消渴""痿证""五迟五软""虚劳"等病证范畴。病因多有先天不足、五脏柔弱，或后天失养、劳伤过度，或药毒伤肾等。病机总属本虚标实，以脾肾亏虚为本，水湿、湿热、湿浊内蕴为标。或因精血亏损，肾气亏耗，气化无力，开阖失司，清者不升，浊者不降，清浊相乱；或外感六淫，耗气伤阴，久病肾精亏虚，阴损及阳，肾气虚弱，开阖无度，亦可损及肝脾。如《素问·痿论》说："故肺热叶焦，则皮毛虚弱急薄，著则生痿躄也；心气热，则下脉厥而上，上则下脉虚，虚则生脉痿，枢折挈，胫纵而不任地也；肝气热，则胆泄口苦筋膜干，筋膜干则筋急而挛，发为筋痿；脾气热，则胃干而渴，肌肉不仁，发为肉痿；肾气热，则腰脊不举，骨枯而髓减，发为骨痿。"《难经》说："损脉之为病奈何？然……三损损于肌肉，肌肉消瘦，饮食不为肌肤；四损损于筋，筋缓不能自收持；五损损于骨，骨痿不能起于床。"《医学纲目》说"肾劳精损"，说明肾精不足是肾劳的主要因素。本病辨证以烦渴多尿，疲乏虚弱，生长发育迟缓，肢体瘫软或抽搐为主，应结合全身症候、舌脉综合分析。

四、治疗

1. 远端肾小管性酸中毒

纠正酸中毒和电解质紊乱是治疗的重要环节。补碱治疗往往有效，可据病情轻重服用碳酸氢钠。骨病的治疗主要是用维生素 D_3 配合碱性药物。可用氢氯噻嗪治疗。

2. 近端肾小管性酸中毒

轻症者一般不需要治疗，当有严重酸中毒或小儿引起生长发育障碍时需要治疗。宜用大剂量的碳酸氢钠补碱，也可用枸橼酸制剂。补碱后要适当地补钾。噻嗪类利尿剂再加上低盐饮食可引起轻度体液容量不足，从而增加近曲小管对碳酸氢钠的重吸收，因此可减少碳酸氢钠的用量。

3. Ⅳ型肾小管性酸中毒

限制钾的摄入并避免用含钾药物，适当使用排钾利尿剂。严重高钾血症时需要加用葡萄糖加胰岛素降钾治疗，血钾>6.5 mmol/L 时需要及时血液透析。适当补充碳酸氢钠。使用盐皮质激素及利尿剂治疗。

五、中医辨证治疗

1. 中医病因病机

（1）病因

本病的形成包括三个方面：第一，由先天禀赋不足，五脏柔弱，肾气亏虚，肝血失养，津液不足所致；第二，饮食不当，摄生不慎，服用丹石，饮酒无度，或房事太过，肾精耗伤，或恣食炙煿之品，致燥热化生，壮火食气，燔灼营血，伤津耗液，肾水不足；第三，久病致虚，久病或他病伤及脾肾，最后导致脾肾亏虚，脾主四肢肌肉，脾气不足，则四肢肌肉萎软无力，亦可导致本病。

（2）病机

肾小管性酸中毒的中医病理性质总属本虚标实。发病与脾肾关系密切，涉及到肺、胃、肝等脏腑，多因气血阴精亏损而致。

肾乃先天之本，父母体质虚弱，或胎儿在母体孕育时营养不足或母体受邪，以致先天肾气亏损。肾气不足则生长发育迟缓，故可见"五迟""五软"。脾乃后天之本，主运化，为气血生化之源。久病致虚。本病的发生，亦可由于久病失治，或迁延难愈，久病及肾，耗伤正气，导致脾肾亏虚，阴损及阳，进而导致阴阳两虚。由此可见，肾小管性酸中毒的病机以本虚为主，但由于正虚导致病邪易于乘虚而入，临床也常见有兼夹水湿或湿热之证者，故本病的病理性质总属本虚标实。

2. 中医辨证治疗

肾小管疾病临床表现繁杂多样，中医治疗要注意扶正与泄浊，"补虚当顾其实"，"治实勿忘其虚"。腹胀、纳差等宜调理脾胃，治宜补脾和胃燥湿；邪毒内蕴病变急骤则又当急下之，以祛邪安正为要；脾胃虚弱，肝血不足则当调补脾胃，养血柔肝；若肾阴亏虚，下焦湿热，则当滋阴清利湿热；禀赋不足者，则始终以补肾为主；病变进展，阴阳衰败，则又当温阳补肾。

（1）脾肾两虚证

症候：发育迟缓，形体矮小，口干，多尿，手足抽搦，舌质淡黯，苔薄少津，脉细无力。

治法：健脾温肾。

代表方：八珍汤加减。

常用药：人参、熟地黄、当归、白术、远志、川芎、茯苓、黄芪、山药、白芍、炙甘草等。

（2）脾肾阳虚证

症候：面色无华或面色晦暗，形体瘦弱，表情淡漠，畏寒肢冷，倦怠嗜睡，腰膝酸软，畏寒肢冷，小便清长，大便稀溏，常见下肢水肿，舌质淡，苔薄白，脉沉细。

治法：健脾温肾。

代表方：金匮肾气丸合理中丸加减。

常用药：制附子、牡丹皮、黄芪、泽泻、山萸肉、党参、白术、熟地黄、山药、茯苓、炒杜仲、黄芪、肉桂、干姜、大枣、炙甘草等。

（3）脾虚湿盛

症候：脘闷腹胀，恶心呕吐，纳差便溏，神疲乏力，面色无华，倦怠嗜睡，舌淡胖有齿痕，舌苔白厚腻，脉沉滑。

治法：健脾化湿。

代表方：香砂六君子汤加减。

常用药：人参、白术、茯苓、陈皮、半夏、木香、砂仁、生姜、竹茹、枳壳等。

（4）肝虚风动证

症候：头晕头痛，眼睛干涩，视物模糊，眩晕耳鸣，口干不欲饮，四肢麻木，肌肉疼痛，或肢体瘫软，或惊厥抽搐，形体消瘦，舌质红，苔薄，脉细弦。

治法：柔肝息风。

代表方：三甲复脉汤加减。

常用药：生地黄、白芍、麦冬、阿胶（烊化）、火麻仁、当归、川芎、炙龟甲、炙鳖甲、火麻仁、龙骨、牡蛎、当归、续断等。

（5）阴虚湿热证

症候：头晕乏力，腰膝酸软，五心烦热，尿频尿急，尿热涩痛，尿黄口干，舌质红，苔黄腻，脉细数。

治法：滋阴清热利湿。

代表方：猪苓汤加减。

常用药：猪苓、茯苓、泽泻、阿胶（烊化）、滑石、知母、黄柏、生地黄、山茱萸、石韦、泽兰等。

3. 中成药

金水宝片：每次 3 粒，每日 3 次口服。本品为冬虫夏草制剂，有补肺益肾之功。用于证属肺肾气虚者，本药有助于保护肾功能、促进损伤的肾小管修复。

六、护理与预防康复

1. 积极治疗原发病

一方面，肾小管性酸中毒尚未发生时即应及早采取预防手段，防止其发生的可能。另一方面，对于继发性肾小管性酸中毒，应积极治疗原发病，防止肾小管的进一步损伤，预防肾功能不全的发生。

2. 早诊断, 早治疗

肾小管性酸中毒的治疗目前仍无特效药物, 主要以对症治疗为主。早期治疗疗效较好, 对于出现长期的原因不明的低血钾、多尿等症状的患者应争取尽早做出诊断和治疗。

3. 既病防变

预防病变向肾功能损害发展, 患者应早期预防和治疗肾功能损害。

第六节　肾间质疾病

间质性肾炎又称肾小管间质性肾炎。急性间质性肾炎是由多种病因引起，以肾间质水肿或炎症细胞浸润为主要病理表现，肾小球及肾血管多无受累或病变较轻，以肾小管功能障碍、伴有或不伴有肾小球滤过功能下降为主要临床特点的一组临床病理综合征。慢性间质性肾炎也是由多种病因引起，以肾小管功能障碍为主要表现的一组疾病或临床综合征。与急性间质性肾炎不同的是，慢性间质性肾炎病程较长，起病隐匿，常缓慢进展至慢性肾衰竭，病理也以慢性病变为主要表现，肾小管萎缩、肾间质纤维化突出。临床上最常见的急、慢性间质性肾炎是药物相关的间质性肾炎，本节以非甾体类药物所引起的间质性肾炎为例介绍本病。非甾体抗炎药（nonsteroidal anti-inflammatory drugs，NSAID）所引起的间质性肾炎是指继发于长期使用非甾体抗炎药基础上的肾脏病变。通常认为该类药物最常见的副作用是消化道溃疡或出血，非甾体抗炎药所引起的肾损害发生率相对低。然而，由于该类药物的应用越来越广泛，其肾毒性也是肾脏内科常见的临床问题之一，值得引起重视。非甾体抗炎药的肾脏损害有多种情况，主要包括药物代谢过程中肾脏血流动力学改变引起的急性肾损伤和小管间质性肾炎，主要临床表现是蛋白尿和高血压，病情严重者可以引起急性肾损伤和慢性肾脏病。

祖国医学文献并无"药物相关性肾病"这类病名，但根据其临床表现，本病属于中医学疾病中"腰痛""关格""水肿""虚劳"等范畴。病因多为脏腑虚损，药毒伤肾。病机以患者素体虚弱、肾气不充为本，药毒伤肾、损及元阴元阳而致肾失开阖、湿浊内蕴为标。或因素体虚弱，加之服用肾毒性药物，精血亏耗，损及脏腑，湿浊内生；或肾被毒物所伤，热毒壅滞，气机逆乱，元气大伤，闭阻里窍，肾失开阖，膀胱不得气化而致水液泛溢机体。

一、病因及发病机制

1. 传统非甾体抗炎药对肾脏的影响

传统的非甾体抗炎药对肾脏的效应与其抑制环氧化酶、阻断肾内前列腺素合成有关。前列腺素是花生四烯酸的衍生物，后者是一种由膜磷脂乙酰化产生的二十碳四烯酸。肾脏所产生的前列腺素主要是前列环素、血栓素及前列腺素 E_2。前列腺素是由肾间质细胞在皮质动脉和肾小球中合成的。前列腺素对肾脏血流动力学的影响包括以下几个方面：

① 在体液容量正常的情况下，前列腺素的合成率非常低，因此很难证实前列腺素（prostaglandin，PG）在肾功能维持中有何作用。

② 当前列腺素合成增加时，往往机体内部循环已失平衡。此时，前列腺素通常起

中和或缓冲作用，以拮抗导致其合成增加的因素对肾脏的影响。

生理条件下，血管紧张素 II 和肾血管舒张物质前列腺素 I_2、前列腺素 E_2 相互作用。前列腺素（特别是前列环素和前列腺素 E_2）在基础肾小球疾病、肾功能不全、高钙血症和血管收缩剂（如血管紧张素 II 和去甲肾上腺素）作用时释放增加。此外，当慢性心功能不全或大出血等导致容量耗竭时，前列腺素释放增加，前列腺素通过降低肾小球的血管紧张性来维持肾血流量和肾小球滤过率稳定。而当使用非甾体抗炎药时，补偿的舒血管作用被阻断，血管收缩作用占主导地位，导致肾血流量下降和肾功能下降。

对于肾小球性疾病患者，当肾小球内毛细血管通透性显著下降时，前列腺素的产生增加，可维持相对正常的肾小球滤过水平。此外，前列腺素也有一定程度的利尿效应，非甾体抗炎药可以通过其对肾血管舒缩紧张性的调节作用部分减弱某些利尿剂的利尿效应。应用非甾体抗炎药可能会损害肾脏的水排泄，从而导致水潴留和低钠血症。前列腺素还可能对维持控制肾素释放的动脉压力感受器和致密斑的正常功能有重要作用。临床应用非甾体抗炎药导致的低肾素和低醛固酮症状态可以导致钾潴留和高钾血症。因此，前列腺素在肾脏血液循环中担任十分重要的角色。非甾体抗炎药可强有力地阻断前列腺素合成，引起血管紧张性增高、抗尿钠排泄效应、抗肾素效应以及抗利尿效应。

2. 特异性环氧合酶（cyclooxygenase，COX）抑制剂对肾脏的影响

COX 有两种同工酶：COX-1 和 COX-2。为了特异地阻断病理条件下前列腺素的合成，减少严重的胃肠道不良反应，已研制出特异性 COX-2 抑制剂。研究显示，COX-1 和 COX-2 均参与肾内前列腺素的合成。人的肾脏皮质中 COX-2 在致密斑有低水平表达，主要表达于肾小球内的足细胞，因此 COX-2 的作用可能是通过收缩足细胞来调节肾小球的血流动力学改变。特异性 COX-2 抑制剂的肾脏副作用也可能跟传统的非甾体抗炎药相同，但临床上 COX-2 抑制剂引起肾间质和小管病变相对较为少见。

二、诊断要点

1. 病史

有长期使用非甾体抗炎药等相关药物的病史。

2. 尿常规

无菌性白细胞尿，伴有白细胞管型、镜下或肉眼血尿，轻度或重度蛋白尿。大多数患者 24 小时尿蛋白定量有轻度至中度蛋白尿，晚期甚至可出现大量蛋白尿。

3. 肾功能

短期内出现近端或远端肾小管功能损害及肾小球功能损害，肾功能轻中度下降。

4. 尿液

有突然少尿、无尿或者夜尿增多，以及血尿、蛋白尿或管型尿和不明原因的水肿或高血压等临床表现。

三、鉴别诊断

1. 急性肾小球肾炎

急性肾小球肾炎感染一般是以上呼吸道感染居多，并以肾小球功能障碍为主。患者多无长期服用非甾体抗炎药的病史。临床主要表现为水肿、高血压和尿液检查异常，肾功能轻度异常，肾活检显示以肾小球病理改变为主。

2. 过敏性紫癜性肾炎

过敏性紫癜性肾炎多是由细菌、病毒感染引起的变态反应性疾病，也有部分患者由于药物、食物、花粉和冷刺激引起过敏性紫癜，其临床表现为皮肤紫斑、腹痛、关节疼痛、血尿和蛋白尿。但肾脏损害多发生在过敏性紫癜发病后 2~3 周，可出现不同程度的水肿及低蛋白血症、高血压和肾功能减退。肾活检显示以 IgA 为主的肾小球内弥漫性沉积。无长期服用非甾体抗炎药的病史。

3. 急性肾小管坏死

尿液改变以颗粒管型为主，尿液检查可见肾小管细胞，血清 IgE 和嗜酸性粒细胞正常，偶可见高氯性酸中毒。无长期服用非甾体抗炎药的病史。

四、相关实验室检查

1. 尿常规检查

尿中少量蛋白，但非类固醇抗炎药物所致者常为大量蛋白尿，一般蛋白尿呈肾小管性（以溶菌酶、N-乙酰-β-D-葡萄糖苷酶和 β_2-微球蛋白等小分子蛋白为主），尿沉渣中含有少量红细胞和白细胞。嗜酸性粒细胞增多超过白细胞的 10% 是诊断急性间质性肾炎的重要依据。

2. 24 小时尿蛋白定量检测

大多数患者 24 小时尿蛋白定量不超过 1.5 g。

3. 尿蛋白电泳试验

以低分子区带为主，属肾小管性蛋白。尿蛋白分析以肾小管性蛋白（如 β_2-微球蛋白和 α_1-微球蛋白等小分子量蛋白）为主，尿视黄醇结合蛋白异常增高。

4. 尿渗透压试验

低比重尿，尿渗透压持续降低，且多有肾小管浓缩功能障碍。

5. 肾功能检查

本病可引起不同程度的肾功能减退，出现肾小球滤过率下降，血肌酐和尿素氮水平异常升高。肾小管功能损害较严重，近端肾小管功能障碍者可出现糖尿、氨基酸尿、磷酸盐尿和高氯性酸中毒；也可呈远端肾小管功能障碍，如尿液酸化功能减退者可出现等渗尿、失钠性肾病和排钾障碍等。这些都为诊断药物性间质性肾炎提供了重要线索。

6. 血液检查

血常规可有嗜酸性粒细胞明显增高，但持续时间短，可有轻度贫血。可有血清免疫球蛋白 IgE 异常升高。血气分析往往提示有因肾小管酸化功能障碍而引起的代谢性酸中毒。肾功能测定可见因肾小管功能障碍出现低钠血症、高钾血症等电解质紊乱，晚期可出现尿素和血肌酐水平升高以及酸中毒等。

7. CT 检查

肾脏 CT 检查较超声检查更为敏感。通过 CT 检查可以发现是否存在肾乳头钙化和肾脏缩小等情况。

8. 肾组织病理检查

病理表现以肾间质和肾小管病变为主。急性间质性肾炎伴肾病综合征，肾小球病变常轻微，多为微小病变，也可以是膜性肾病，间质主要有 T 淋巴细胞浸润和局灶性间质纤维化。免疫荧光检查结果常无特异性，但少数患者肾间质可以出现 IgG、IgA、IgM 和 C3 染色弱阳性。

五、诊断标准

1. 病史

有长期使用非甾体抗炎药的病史。

2. 尿液异常

无菌性白细胞尿，镜下或肉眼血尿，以及轻度或重度蛋白尿。大多数患者 24 小时尿蛋白定量达到轻度至中度蛋白尿，晚期可出现大量蛋白尿。

3. 肾功能损害

以近端或远端肾小管功能损害为主。

六、中医辨病辨证要点

本病辨证以少尿或夜尿增多以及腰痛为主。症见面色无华，腰酸乏力，夜尿增多，舌质红，苔薄黄，脉沉细，多属气阴两虚；症见发热，斑疹隐隐，腰痛尿少或尿血，舌红，苔薄黄，脉浮数，多属热毒内陷；症见尿黄尿热，或尿赤痛，小便淋沥不畅或不通，腰痛如绞，大便秘结，舌质暗红，苔黄腻，脉弦或涩，多属湿热内蕴；症见精神疲倦，腰背酸痛，尿频，夜间多尿，食欲减退，四肢无力，舌淡苔腻，脉沉弱，多属脾肾两虚；症见头晕耳鸣，咽干口燥，腰膝酸软，烦躁易怒，舌偏红，少苔，脉细数，多属肝肾阴虚；面色无华，少尿或尿多而清，或水肿，食欲不振，甚或恶心呕吐，舌淡胖，苔白腻或黄腻，脉细，多属湿浊内蕴；症见腰痛，痛有定处，痛处拒按，不能转侧，尿血或尿中有血块，舌质紫黯，脉细涩，多属瘀血阻滞。

七、治疗

1. 病因治疗

停用非甾体抗炎药，对潜在的间质性肾炎的致病因素加以鉴别并进行针对病因的治疗。

2. 增加补液和纠正水电解质平衡紊乱

结合患者的病情增加补液量，并注意观察患者尿量。若每小时尿量超过 40 mL，则说明血浆容量基本恢复。针对间质性肾炎常出现的低钠、低氯、低钾或高钾进行对症治疗。对于少尿或无尿者，应尽早应用血管扩张剂和利尿剂。呋塞米对早期少尿患者有一定疗效。

3. 维持酸碱平衡

该病的临床特点为肾小管功能不全，常出现肾小管性酸中毒，临床上应针对其具体情况进行相应治疗。

4. 糖皮质激素

如果对症治疗效果不佳，则可以选择使用肾上腺皮质激素。轻症患者可口服泼尼松龙 20~40 mg/d；重症患者可选用冲击治疗，即将地塞米松 10 mg 或甲泼尼龙 0.5~1.0 g 加入 250 mL 葡萄糖注射液中，静滴，连用 3 天，然后改为泼尼松口服，可以有效地减轻炎症反应。

5. 免疫抑制剂

对肾上腺皮质激素治疗反应较差的患者可加用环磷酰胺或环孢素治疗，但用药时间不宜过长。

6. 血液净化

对于合并急性肾损伤患者，应及早进行血液净化治疗。

7. 中医药治疗

本病的治疗以补肾健脾、利湿清热和泄浊祛邪为大法，重点在早期发现和治疗。药毒致病者有明确的用药史，症见发热、肌肤发斑、尿血、少尿甚至恶心呕吐等。中医药治疗首当明辨虚实、标本之主次，急性发作时当以祛邪为先，平时则以扶正为主。

（1）气阴两虚证

症候：面色无华，腰酸乏力，口干多饮，咽干低热，手足心热，五心烦热，盗汗。舌质红，苔薄黄，脉细弱或细数。

治法：益气养阴，补肾利水。

代表方：生脉饮加减。

常用药：太子参、沙参、白术、生地黄、五味子、天冬、麦冬、山萸肉、山药等。

（2）湿热内蕴证

症候：尿黄尿热，小便淋沥涩痛甚至有血尿，大便秘结，恶心呕吐。舌苔黄腻，舌质红，脉弦数。

治法：清利湿热，利水通淋。

代表方：小蓟饮子加减。

常用药：大蓟、小蓟、茜草、牡丹皮、黄柏、积雪草、紫草、白花蛇舌草、瞿麦、萹蓄、车前草、白茅根、甘草、山栀子、制大黄、滑石、藕节等。

（3）脾肾两虚证

症候：面色晦暗，神疲乏力，腰背酸痛，夜间多尿，纳差甚或恶心呕吐，四肢无力。舌淡，苔白腻，脉沉弱。

治法：健脾补肾，温阳化气。

代表方：济生肾气丸加减。

常用药：制附子、肉桂、熟地黄、生地黄、山药、山茱萸、牡丹皮、牛膝、车前子、黄芪等。

（4）肝肾阴虚证

症候：头晕耳鸣，咽干口燥，腰膝酸软，烦躁易怒。舌红少苔，脉细数。

治法：滋补肝肾。

代表方：知柏地黄丸加减。

常用药：知母、黄柏、枸杞子、生地黄、杜仲、牛膝、五味子、麦冬、山药、桑寄生、山茱萸等。

（5）湿浊内蕴证

症候：神疲乏力，面色无华，小便黄赤或者血尿，大便黏腻，食欲不振，甚或恶心呕吐。舌苔黄腻，脉弦数。

治法：健脾和胃，化湿祛浊。

代表方：蒿芩清胆汤加减。

常用药：陈皮、制半夏、黄芩、栀子、淡豆豉、茵陈、青蒿、滑石、枳实、竹茹、白蔻仁、茯苓、甘草、黄连、制大黄等。

（6）瘀血阻滞证

症候：腰痛痛有定处，转侧不利，甚则不能转侧，血尿或尿中有血块，舌质紫黯且有瘀斑瘀点，脉细涩。

治法：活血化瘀，理气止痛。

代表方：桃红四物汤加减。

常用药：桃仁、红花、当归、川芎、赤芍、香附、熟地黄、仙鹤草、藕节、蒲黄炭、五灵脂、丹参、地龙、茜草、三七粉等。

八、患者健康教育

① 长期大量服用非甾体抗炎镇痛药物或者其他药物是导致本病发生和发展的主要

原因，部分患者在其他治疗如肿瘤化疗过程中出现症状。指导患者了解用药的数量和类型，告知其常见的毒副作用，关注可能出现的症状，如夜尿增多。患者平时需要注意多饮水，劳逸结合，适当休息，节制房事，避免因劳累过度或剧烈运动诱发和加重病情。

② 避免肥腻、辛辣、燥热食物，饮食宜清淡，忌烟酒。

③ 避免使用对肾脏有损害或者会加重肾脏负担的药物。

④ 注意控制血压，观察每天的尿量变化。

⑤ 定期监测肾功能、尿常规等指标。

九、护理与预防康复

药物性肾损害患者一般预后较好，病因去除后病情好转较快。例如，药物性急性间质性肾炎患者及时停用相关药物后，一般症状均可缓解。但若误诊误治或延误病机，则可致病情恶化而出现不可逆的肾脏损害，主要是肾小管和间质损害，最终可能进展为终末期肾衰竭。

在服用有可能导致本病发生的药物时，应及早预防和治疗，并注意休息，避免劳累，避风寒，防外感。饮食应以清淡为主，忌食辛辣厚味。

第七节 继发性肾病

一、糖尿病肾病

糖尿病肾病是糖尿病最常见的并发症，也是糖尿病患者的主要死亡原因之一。糖尿病可由不同途径损害肾脏，这些损害可以累及肾脏所有的基本结构，从肾小球、肾血管直到间质，可以有不同的病理改变和临床意义，包括与糖代谢异常相关的肾小球硬化症、肾小动脉性肾硬化、感染相关的肾盂肾炎和肾乳头坏死。据美国、日本及许多西欧国家统计资料表明，糖尿病肾病已经上升为终末期肾脏病的首位病因。在我国，近年来糖尿病肾病终末期肾衰竭患者的发病率呈快速上升趋势。糖尿病肾病临床表现为蛋白尿、水肿、高血压和肾功能进行性减退，开始多是间歇性蛋白尿，随着时间的延长，逐渐加重并变为持续性蛋白尿。由于长时间蛋白尿和糖尿病，机体蛋白质代谢长期失调，容易伴随出现低蛋白血症并产生肾病综合征的临床症状，也可以同时合并氮质血症。如果病情继续恶化，则可发展为尿毒症。

祖国医学中没有"糖尿病肾病"这个病名，从临床表现来看，本病可归属于"消渴""水肿""虚劳"和"关格"等疾病的范畴。《外台秘要·消渴·消肿门》中最早记载了本病尿甜的特点，书中言："消渴……每发即小便至甜。"《杂病源流犀烛·三消源流》中"有消渴后身肿者，有消渴后面目足膝肿小便少者"更具体地描述了糖尿病肾病的水肿症状。从中医病因病机来看，本病主要是由于素体阴虚，五脏柔弱，复因饮食不节、过食肥甘、情志失调和劳欲过度等，导致肾阴亏虚、肺胃燥热。病机重点为阴虚燥热，阴虚为本，燥热为标，两者互为因果，相互影响，阴愈虚则燥热愈盛，燥热愈盛则阴愈虚。本病多是由于"消渴"缠绵不愈，致使津液亏耗；或者由于久病服用温燥之品，致使燥热内生，阴津不足，脏腑经络失去营养，机能日渐虚羸，日久"五脏之伤，穷必及肾"。肾脏虚衰则无力蒸化水液，从而导致水湿潴留和湿浊内蕴。本病属本虚标实之证，病变部位虽与五脏均有关联，但仍主要在肺、脾（胃）、肾三脏，尤以肾为重。

（一）病因及发病机制

1. 遗传因素

在糖尿病患者中，只有一部分患者发生糖尿病肾病，其中男性患者的糖尿病肾病的发生比例较女性高。糖尿病肾病发生的核心是糖尿病本身，糖尿病属于多基因疾病。目前的研究认为，机体内血管紧张素转换酶、醛糖还原酶及葡萄糖转运子等相关基因多态性与糖尿病肾病关系密切。这些均提示糖尿病肾病的发生与遗传因素有关。

2. 糖代谢异常

血糖过高是糖尿病肾病发生的关键因素。在高糖环境下，细胞内葡萄糖水平明显升高，从而激活多元醇通路等。大量山梨醇在细胞内蓄积会造成细胞内的高渗状态，水液向细胞内流动，从而导致细胞水肿和细胞结构破坏。二酰甘油合成增加，进而激活蛋白激酶 C，产生多种短期或长期的生物学效应，如细胞外基质的沉积、血流异常、血管新生、血管通透性改变和血管堵塞等。高血糖状态下，肾脏血流动力学改变以及肾组织糖代谢异常引起肾脏损害。

3. 肾脏的血流动力学异常

糖尿病肾病的早期即存在肾脏血流动力学异常，表现为肾小球的"三高"现象（高灌注、高滤过和高毛细血管内压），"三高"现象发生的因素与生长抑素、胰岛素样生长因子和前列腺素 E_2 等有关。此外，高糖导致山梨醇产生过多、蛋白非酶糖基化以及糖尿病肾病时肾小球滤过液在近端小管被重吸收增加，继而到达致密斑的滤过液相对较少而使入球小动脉经常处于扩张状态，从而导致管球反馈失常。上述因素均可引起糖尿病肾病患者的肾脏血流动力学异常。由于患者一直处于肾脏血流动力学异常的状态，持久的血管内高压可以导致其对 NF-κB 的激活，启动细胞核内 TGF-β 等细胞信号通路，从而使细胞外基质成分增加、系膜细胞增生及表型改变，最终引起毛细血管硬化性病变。肾小球内滤过压长期过高还会导致肾小球内血流量的改变而引起应力改变，后者可破坏内皮细胞的舒张功能，造成 NO 的产生减少和内皮素表达过多；同时肾脏血管内膜粗糙还可进一步导致纤溶机制障碍，最终使毛细血管硬化性病变加剧。

4. 其他因素

其他因素包括环境因素和饮食习惯等，在具有糖尿病易感倾向的个体和家族中可能出现聚集现象。此外，肥胖、年龄以及运动量减少都会加速糖尿病的发生，糖尿病发病的危险因素增多和发病率较高且存在肾脏损害的风险导致本病的发病率上升。

（二）诊断要点

糖尿病肾病具有起病隐匿和进行性加重的特点。糖尿病肾病主要是根据糖尿病病史和尿蛋白排出量异常等实验室检查做出初步诊断的。由于患者的知晓率较低且临床监测容易被忽视等，患者往往出现水肿或者体检发现尿常规异常才到肾内科就诊，而临床上能检测到尿微量白蛋白超过正常值时，患者的病变往往已经属于糖尿病肾脏病变的中后期，甚至终末期。此时，即使积极治疗也不能完全逆转肾脏已经存在的损害，错过了预防和早期治愈本病的时机。因此，应高度重视本病的早期诊断，根据病情程度及时进行肾脏组织病理学检查有助于对患者病情的早期诊断和及时治疗。近年来，以分子生物学技术为基础的基因诊断方法敏感而且高效，但大多仍处于实验研究阶段，未应用于临床。目前，对于糖尿病肾病的诊断主要是依据 Mogensen 分期标准。本分期标准主要是根据糖尿病肾病的病理生理特点和相关实验室检查结果制定。Mogensen 分期标准主要将糖尿病肾病分为 5 期。其中 1 期和 2 期是以肾脏高滤过为特点，此时尿微量白蛋白检查多为正常，肌酐清除率正常甚至升高，可以作为重要参考指标。有家族性糖尿病和高血压病史的患者应在糖尿病确诊之初就定期监测尿微量白蛋白等指标，以便及时发现并进行有针对性的治疗。

1 期：肾小球高滤过期。以肾小球滤过率（GFR）增高和肾体积增大为特征，GFR可高达 150 mL/min，尿白蛋白排出率（UAE）正常（<20 μg/min 或<30 mg/24 h），血压正常。肾脏病理检查显示肾小球肥大，基底膜和系膜正常。糖尿病肾脏受累的初期改变与高血糖水平一致，病情是可逆的，如果及时发现，经过治疗可以恢复，但不一定能完全恢复正常。此期多没有病理组织学损害。

2 期：正常白蛋白尿期。GFR 增高或正常，UAE 正常（<20 μg/min 或<30 mg/24 h），血压可正常或轻度升高。肾脏病理检查显示肾小球毛细血管基底膜增厚和系膜基质增加。

3 期：早期糖尿病肾病期。GFR 大致正常，UAE 持续 20～200 μg/min 或 30～300 mg/24 h，初期 GFR 开始下降或接近正常，血压轻度升高，降低血压可部分减少尿微量白蛋白的排出。肾脏病理检查显示 GBM 增厚和系膜基质增加更明显，已有肾小球结节性和弥漫性病变以及小动脉玻璃样变，并已开始出现肾小球荒废。此期多发生在病程超过 5 年的糖尿病患者。

4 期：临床糖尿病肾病期或显性糖尿病肾病期。GFR 平均每月下降 1 mL/min，大量白蛋白尿（UAE>200 μg/min 或 24 h 定量尿蛋白>0.5 g）且为非选择性蛋白尿，约 30%的患者可出现典型的糖尿病肾病特征性的肾病综合征，即大量尿蛋白、水肿和高血压。肾脏病理检查显示 GBM 明显增厚，系膜基质增宽和荒废的肾小球增加（平均占 30%～40%），残余肾小球代偿性肥大。

5 期：肾功能衰竭期。GFR 进行性下降（<10 mL/min），尿蛋白量增多或者因肾小球荒废而减少，血尿素氮和肌酐水平增高；出现高血压、低蛋白血症、水肿和代谢性酸中毒症状。肾脏病理检查显示肾小球广泛硬化、荒废，肾小管萎缩及肾间质纤维化。

患者早期多无肾脏病变的临床依据，只有多饮、多尿、多食及身体消瘦等糖尿病特征表现，2 期之后开始出现微量白蛋白尿，易被忽视。病变初期出现临床蛋白尿，蛋白定量轻度高于正常值，部分患者呈间歇性且多为选择性蛋白尿。随着病情的进展而出现持久性蛋白尿，此时蛋白尿转变为非选择性蛋白尿，病人有高血压、水肿及高脂血症，但出现典型肾病综合征者不多见，仅占 10%左右的比例。

（三）鉴别诊断

1. 功能性蛋白尿

功能性蛋白尿主要是指人们在剧烈运动、发热和心功能不全等特定条件下出现的尿蛋白增加，尿蛋白的发生主要表现为一过性，往往可以通过详细询问病史、观察临床表现和分析实验室检查等协助鉴别。

2. 原发性肾病综合征

糖尿病引起的肾病综合征与糖尿病合并原发性肾病综合征很难鉴别，而两者在治疗上却有根本的不同，故必须做好鉴别诊断。两者的鉴别诊断主要是从以下几个方面进行分析：糖尿病合并肾病综合征的患者糖尿病病史多在 10 年以上，而糖尿病合并原发性肾病综合征的时间可长可短；前者往往伴有微血管病变如眼底改变，必要时进行荧光眼底造影可见微动脉瘤等糖尿病眼底病变，后者不一定有；前者病史相对较长，往往可能同时合并多发性神经炎、动脉硬化和冠心病等并发症，后者不一定有；前者尿常规或者尿沉渣检查通常无红细胞，后者多伴有红细胞畸形比例较高的情况；肾活检是鉴别两者的最为确切的手段。

3. 急性肾小球肾炎

糖尿病患者在病情稳定和血糖控制良好的情况下出现浮肿和尿蛋白异常时，不管是否有肾功能恶化的情况，均须与急性肾小球肾炎相鉴别。急性肾小球肾炎患者在发病前 1~2 周多有上呼吸道感染病史，临床上表现为急性起病、浮肿和血压升高且尿常规检查显示尿蛋白和红细胞阳性，常常伴有血清补体 C3 一过性下降。而糖尿病肾病多无感染病史，血清补体 C3 多在正常范围。

4. 高血压

老年性糖尿病患者合并高血压和肾动脉硬化时也可有蛋白尿。高血压引起的蛋白尿，可随血压的控制而减少，且早期以肾小管功能损害为主。而糖尿病肾病患者控制血压后蛋白尿减少的程度多不明显。

（四）相关实验室检查

患者表现出典型的"三多一少"临床症状，可伴有皮肤瘙痒，特别是波及其他器官的糖尿病微血管损害，如眼底、周围神经炎、冠心病和白内障等。实验室理化检查和肾脏病理学检查是明确诊断的重要手段。

1. 尿微量白蛋白测定

收集 24 小时尿液或白天规定时间段内的尿液，早期糖尿病肾病即可见到尿微量白蛋白升高。尿微量白蛋白即尿液中白蛋白的排泄在 30~300 mg/24 h。尿微量白蛋白检测是诊断早期糖尿病肾病的主要实验室检查方法之一。正常人的尿液中蛋白质排泄量为每日 40~120 mg，如果每日排泄量超过 150 mg，临床多表现为显性蛋白尿。尿微量白蛋白测定比尿常规和肾功能检测更加敏感，能在常规方法检测出尿蛋白和肾功能异常之前发现早期肾小球疾病。但由于白蛋白的排泄率在正常人和糖尿病患者中均有昼夜波动，所以对微量蛋白尿的诊断应在 6 个月内至少 3 次出现异常升高才能确定。

2. 尿常规检查

糖尿病肾病患者的蛋白定性检测结果阳性。空腹尿糖可阴性，餐后多为阳性。病情中晚期患者可有肾小球硬化，肾糖阈下降时空腹和餐后尿糖均为阳性。

3. 24 小时尿蛋白定量检测

常规方法持续阳性，蛋白定量>0.5 g。

4. GFR 检测

GFR 是糖尿病肾病 1 期诊断的唯一指标，GFR 水平升高表明疾病进入了糖尿病肾病阶段。

5. 血常规检查

疾病早期，血常规检查结果正常；出现肾功能损害后，血常规检查结果显示贫血。

6. 肾功能检测

疾病早期，同位素检测可见肾血流量增加；随着病变的进展，肌酐清除率开始下降，随后出现肾功能异常。

7. 糖化血红蛋白检测

糖化血红蛋白是人体血液中红细胞内血红蛋白与血糖结合的产物。血糖和血红蛋白的结合生成糖化血红蛋白是不可逆反应，并与血糖浓度成正比，且保持 120 天左右，所以糖化血红蛋白水平通常可以反映患者近 8~12 周的血糖控制情况。

8. B 超检查

疾病早期 B 超显示肾脏体积增大；肾功能不全时则表现出慢性肾脏病的影像学特点，即肾脏体积缩小、结构模糊和皮髓质边界不清晰。

9. 肾脏病理学检查

早期即可行肾活检，光镜下如果出现特征性的 Kimmelstiel-Wilson（K-W）结节性病变，则诊断明确；电镜下多可见到基底膜增厚；免疫组织化学检查显示 IgG 和补体 C3 等在肾小球基底膜和肾小球囊内沉积。肾脏病理学检查对于早期诊断有重大意义。

① 弥漫性肾小球硬化：见于多数糖尿病肾病患者，主要表现为肾小球毛细血管壁增厚和系膜基质增多，呈玻璃样变，基底膜增厚，管腔狭窄，最终完全闭塞，可累及全部肾小球而发生小球硬化。

② 结节性肾小球硬化：见于部分糖尿病肾病患者，其病理学特点是肾小球内出现直径 20~200 nm 的圆形 K-W 结节。HE 染色呈浅粉色，PAS 镀银染色可见结节的分层结构。K-W 结节的出现是肾小球外周毛细血管系膜基质弥漫性增生所致。一个肾小球可有多个结节，对糖尿病肾病有特异的诊断意义。免疫荧光检查可见 IgG、IgM 和纤维蛋白原沿肾小球毛细血管基底膜呈连续的线性荧光，并在结节中心沉积。

③ 肾小球渗出性病变：在糖尿病肾病中较少见，缺乏特异性，通常由均质嗜酸性或有空泡的圆形或新月体形沉积物组成，多见于严重的结节性和弥漫性损害的患者。

10. 眼底检查

眼底病变可分为两类，即非增殖型和增殖型。一旦糖尿病患者出现视网膜病变，就表明发生包括肾小球病变在内的微血管病变的可能性较大。

（五）诊断标准

① 有明确的糖尿病病史，病程常在 5 年以上。

② 尿白蛋白排出率（UAE）在 6 个月内连续 2 次均>20 μg/min（或>30 mg/24 h），甚至出现明显的蛋白尿（>0.5 g/24 h）或符合肾病综合征的实验室诊断标准。此外，如有以下情况，须排除其他肾脏疾病，必要时做肾穿刺病理活检明确诊断：1 型糖尿病病史不足 10 年，出现蛋白尿；无明显诱因下肾功能急剧恶化；无糖尿病视网膜病变；有明显血尿。

（六）中医辨病辨证要点

患者在疾病早期主要表现为口干、多饮和多尿，症状出现的时间较长且尿中泡沫增多时，部分患者以颜面和（或）双下肢浮肿为主症；病情进展可出现恶心、呕吐、便秘、浮肿、尿少甚至无尿。患者发病之初，多以阴虚为主，病位在肝肾；病变后期，则阴损及阳，伤及心脾导致脾肾阳虚；同时，气虚血瘀可贯穿于疾病治疗的始终。

糖尿病肾病患者因疾病发展阶段不同而临床表现不一。从病因学来看，患者饮食不节、情志失调、房劳伤肾、先天禀赋不足或失治误治等是疾病发生和发展的重要原因。本病的病机主要是肾虚不足、阴津亏损甚至阴损及阳。临证时，要从三个方面进行辨证：发病原因、病变脏腑及不同发病阶段。本病初期多为燥热阴虚或气阴两虚，随着病程的进展则以阴阳两虚（脾肾两虚）为主，终末期则以机体肾元衰竭和湿浊瘀阻于内为主要临床表现。由于病变（消渴病）长年累月留存于体内，病变日久往往可以累及多个脏腑而出现心悸、水肿、喘证和虚劳等危候终致正衰邪实，阴竭阳亡。此外，还要注意病变过程中是否兼夹瘀血，特别是面色晦暗、舌黯紫、身痛有定处且痛如针刺等症状。患者病变过程中气虚血瘀的特点可贯穿疾病病程始终。糖尿病肾病发展过程中，各证型可能发生转变或者兼夹，故在辨证论治时应权衡标本虚实，推敲补益与清利的主次先后。

（七）治疗

早期诊断和早期治疗对于糖尿病肾病的预后意义重大。特别是在疾病的早期，如果能够引起重视并严格地控制血糖和血压，就可以在很大程度上延缓糖尿病肾病的发展进程，甚至逆转。如果疾病进入中后期，即使积极治疗，也只能一定程度地延缓病变进程，而且肾脏本身的损害不可逆转。

1. 适当运动

早期适当参加运动，如打太极拳和散步等均有助于控制和降低血糖，改善机体循环并有利于疾病的康复。

2. 宣教和饮食治疗

引发本病的主要原因是基础疾病控制不佳，也就是血糖控制不佳。因此，对患者进行有针对性的宣教非常重要。宣教的主要目的是让患者认识到糖尿病相关并发症特别是糖尿病肾病的危害，对于已经出现糖尿病肾病的患者也要进行宣教，使其掌握一些预防和保健措施以延缓病情进展。其中，饮食是最基本的措施，严格控制饮食才可使血糖降低，也才有利于血脂和血压的控制，还要限制蛋白质摄入量并改善肾功能和减少蛋白尿。在糖尿病肾病早期，如果患者尚未出现微量白蛋白尿，严格控制血糖则是该阶段最重要的治疗手段，此类患者的饮食要求与普通糖尿病患者相同。患者出现微量白蛋白尿时，需要适当限制高生物效价蛋白摄入，从而减少尿微量白蛋白，减轻肾脏损害以降低肾衰竭发生的风险。指导患者优质低蛋白饮食［蛋白摄入量为 $0.8\ g/(kg\cdot d)$］。如果患者出现血肌酐清除率下降，则应在严格控制并减少蛋白摄入［蛋白摄入量为 $0.6\ g/(kg\cdot d)$］的同时服用 α-酮酸等进行治疗。

3. 血压的控制

糖尿病肾病患者因常常伴有血管病变而多并发高血压。目前的研究和治疗指南建议糖尿病肾病患者的目标血压为 125/75 mmHg，系统血压降低达到此水平可有效地降低肾功能下降的速率。

对于高血压而言，治疗药物首选血管紧张素转换酶抑制剂（ACEI）或血管紧张素 II 受体阻滞剂（ARB），但是要注意 ACEI 有导致干咳的可能性以及 ACEI 和 ARB 有升高血钾水平的风险。

ACEI 和 ARB 具有降低肾内血流动力和抑制 TGF-β 等细胞因子产生的作用，从而有效地抑制系膜细胞、成纤维细胞和巨噬细胞活性，调节滤过膜通透性并减少尿蛋白排出等。因此，ACEI 或 ARB 是糖尿病肾病的首选治疗药物。特别是对 4 期糖尿病肾病患者，如果能够有效地减少微量白蛋白尿，则可以明显延缓肾功能损害的病变进展。这种缓解或减轻肾损害的作用是其他降血压药物无可比拟的。

常用药物：贝那普利 10～20 mg，口服，每日 1 次。氯沙坦 50～100 mg，口服，每日 1 次。缬沙坦 80～160 mg，口服，每日 1 次。

4. 高脂血症的治疗

糖尿病患者多伴有高脂血症，后者可以促使动脉粥样硬化和糖尿病肾病的病情发展，临床上结合患者病情和血脂分析结果经常使用他汀类、贝特类或其他血脂调节药物。血脂调节的目标值：总胆固醇<4.5 mmol/L，甘油三酯<1.5 mmol/L。

5. 控制血糖

糖尿病肾病病变发生的直接原因和影响病情进展的因素均是血糖升高，因此治疗上首先要积极地控制和监测血糖水平。对于血糖水平轻度异常或者发病时间较短的患者，应该先进行糖尿病的宣教工作，让患者了解糖尿病肾病的危害，养成健康的生活习惯，如适当的体育锻炼、学习必要的食品和营养学知识、调整膳食结构等。如果在上述干预方式下患者的血糖水平仍然不能得到有效的控制，就需要使用药物进行干预。治疗糖尿病多用口服降血糖药物，但是由于糖尿病肾病患者病程较长，甚至发现病情时患者已经出现肾功能异常，原则上应优先选择胰岛素皮下注射治疗。胰岛素皮下注射一方面可以较好地控制血糖，另一方面不会增加肾脏的代谢负担。胰岛素治疗本身也有助于防止肾脏损害的发生，除非血糖控制不好，否则不建议在病情稳定的情况下再口服降糖药。如果已经进入肾功能不全阶段，由于胰岛素代谢需要在肾脏中进行，胰岛素在体内的作用时间延长。这时如果不调整使用剂量，就有出现低血糖的风险，因此往往需要通过监测肾功能状况来调整用药。

（1）口服降糖药物

口服降低血糖的药物主要包括以下几类：磺脲类、双胍类、胰岛素增敏剂、α-葡萄糖苷酶抑制剂、二肽基肽酶（DPP）-4抑制剂和胰高血糖素样肽（GLP）-1受体激动剂等。

① 磺脲类药物：主要是作用于胰岛β细胞表面受体，促进胰岛β细胞释放胰岛素，并能增强靶细胞对胰岛素的敏感性。目前临床上主要使用第二代磺脲类药物，如格列喹酮控释片、格列吡嗪。

② 双胍类：为口服降糖药，不促进胰岛素的分泌，其降血糖作用是通过促进组织无氧糖酵解，使肌肉等组织利用葡萄糖的作用加强，同时抑制肝糖原的异生，减少肝糖的产生而使血糖降低。例如，二甲双胍主要用于单纯饮食控制及体育锻炼无效的2型糖尿病患者。此类药物不适合糖尿病肾病患者。

③ 胰岛素增敏剂：此类药物是通过与不同的受体结合以关闭β细胞膜中ATP依赖性钾通道，使β细胞去极化，从而打开钙通道，使钙的流入增加。此过程诱导β细胞中胰岛素的分泌。该药极少通过肾脏代谢，代谢产物无降糖活性，肾脏安全性好。

④ α-葡萄糖苷酶抑制剂：主要用于降低餐后血糖高峰，与磺脲类药物合用可增强降血糖效果。此类药物主要通过抑制小肠黏膜上的α-葡萄糖苷酶，延长碳水化合物的吸收和降低餐后高血糖。

⑤ DPP-4抑制剂：其作用机制是抑制机体内DPP-4，升高内源性GLP-1水平。GLP-1可以葡萄糖浓度依赖的方式促进胰岛素分泌。本药安全性较高，且单独使用不增加低血糖风险，对体重的作用为中性或增加。沙格列汀、阿格列汀不增加心血管病变、胰腺炎及胰腺癌发生的风险。

⑥ GLP-1受体激动剂：其作用机制是激动GLP-1受体，单独使用时低血糖发生风险增加不明显，显著降低体重和改善甘油三酯水平，降低血压。常见胃肠道不良反应。

（2）胰岛素治疗

早期患者主要是通过调整饮食和运动控制血糖，进一步可以使用不同类型的口服降糖药物进行有针对性的治疗。如果上述治疗不能降低患者的血糖或出现明显的尿蛋白增多的情况，特别是肾功能不全的糖尿病肾病患者，应考虑改用胰岛素治疗。必要时使用胰岛素泵可在短期内将患者血糖控制在正常范围，以减少高糖对肾脏的损害。注意加强在此状态下的血糖监测，特别是老年人及肾功能减退的患者，其体内胰岛素在肾内降解减少，血中胰岛素半衰期延长，机体对胰岛素的需要量减少而易发生低血糖反应。

6. 血液净化与移植

糖尿病肾病患者如果病情控制不佳，肾功能进行性恶化达到一定程度时，需要进行血液净化治疗。如果患者出现以下情况，即使肾功能未达到需要进行血液净化治疗的标准，也应予紧急血液透析或血液滤过治疗：无法控制的高钾血症（血钾>6.5 mmol/L），对利尿和碱化治疗反应差或者有禁忌证者；严重水钠潴留合并急性左心衰竭，对治疗不敏感或者不能耐受的患者。

糖尿病肾病恶化的最终结局是出现尿毒症。通常患者的肌酐清除率降低到 15 mL/min 以下和（或）血肌酐水平超过 442 μmol/L 时，需要尽快为肾脏替代治疗做准备。肾脏替代治疗方式主要包括血液透析、腹膜透析和肾移植。对于糖尿病肾病患者而言，临床上需要进行胰肾联合移植代替单纯的肾移植。

糖尿病肾病患者由于存在全身血管硬化，其血管通路的建立和长期保留使用均不如非糖尿病患者，因此糖尿病肾病患者血液透析开始时多存在高低不一的心、脑血管并发症风险，其长期预后较非糖尿病患者的情况差。临床上血液净化也可以使用非卧床持续腹膜透析的血液净化模式，腹膜透析的优点是能较好地维持细胞外液容量的稳定，不增加心脏负荷和应激反应。但是，目前国内的透析液多以葡萄糖为渗透溶质，会使患者的血糖难以控制。肾移植是糖尿病肾病患者终末期的另一选择，由于单纯肾移植后糖尿病未得到控制，其并发症仍会继续进展，故多采用胰肾联合移植。胰肾联合移植者如果能够较好地度过排异反应阶段，则肾功能和糖基化血红蛋白均可恢复正常，有利于提高患者的生存质量和延长寿命。但是从卫生经济学角度评价，上述三种方式的优劣差异并不明显。

7. 糖尿病肾病患者肾病综合征的治疗

由于糖尿病肾病患者存在血糖问题，所以要慎用糖皮质激素；对于血脂异常和水肿明显的患者，一般多给予对症处理，需要注意定期监测患者的血糖和电解质。必要时，尽早进行肾脏病理学检查，然后结合肾脏病变的类型选择有针对性的药物。但是如果合并原发性肾病综合征且肾活检病理结果提示激素使用有效，则应在积极控制和监测血糖的情况下使用糖皮质激素，同时配合选择中药制剂、免疫抑制剂和细胞毒性药物。

8. 中医药治疗

糖尿病肾病从中医的角度分析，早期辨证多为阴虚与燥热并存，后期则多为阴阳两虚与湿热血瘀并存的情况。糖尿病肾病患者往往病程较长，本虚与标实并存，因此在治疗上需要结合患者具体情况标本兼治。下面主要列出典型症候的治疗原则及对应的治疗方剂。临床上可以以此为基础，结合患者具体症候，进行个体化辨证论治。

（1）阴虚燥热证

症候：烦渴喜饮，多食善饥，形体消瘦。舌边尖红，少苔，脉细数。

治法：养阴清热润燥。

代表方：消渴方加减。

常用药：当归、川芎、牛膝、赤芍、石膏、知母、太子参、沙参、麦冬、生地黄、玄参、玉竹、天花粉、桃仁、金蝉花、制大黄、葛根等。

（2）气阴亏虚证

症候：口渴多饮，小便频数而多，多汗，形体消瘦，疲乏无力，心慌气短，头晕眼花，大便秘结。舌尖红，苔薄，脉细数无力。

治法：益气养阴。

代表方：生脉饮加减。

常用药：太子参、生地黄、麦冬、五味子、党参、白术、茯苓、山茱萸、山药、丹参、桃仁、黄精、金樱子、玄参、覆盆子等。

（3）阴阳两虚

症候：小便频数或清长，浑浊如脂膏，面色黧黑，耳轮焦干，腰膝酸软，甚则阳痿，面足微肿。舌质淡，苔白，脉沉细无力。

治法：益阴温阳，补肾固涩。

代表方：金匮肾气丸加减。

常用药：熟地黄、白芍、赤芍、牛膝、当归、川芎、党参、白术、制附子、炙甘草、肉桂、山茱萸、山药、黄芪、白术、石韦、桃仁、益母草等。

（4）阳虚水泛

症候：面浮肢肿，腰以下为甚，按之凹陷不起，头晕心悸气促，腰部冷痛酸重，尿量减少，甚或无尿，四肢厥冷，怯寒神疲，腹胀食少，时或腹中冷痛，肠鸣便溏或者腹泻，口淡不渴。舌质淡胖，苔白，脉沉细。

治法：温肾健脾，化气行水。

代表方：济生肾气丸合真武汤加减。

常用药：制附子、肉桂、黄芪、当归、川芎、牛膝、白术、茯苓、猪苓、山药、干姜、仙灵脾、杜仲、丹参、白芍、桂枝、益母草等。

（八）患者健康教育

① 本病患者具有糖尿病病史，长期血糖控制不佳是导致病变产生的直接原因。因此，指导患者规律活动和正确饮食是防治糖尿病肾病的重要方式。患者需要重视运动与饮食，结合自身工作和生活情况计算每日热量的消耗情况，综合年龄和性别等因素考虑膳食营养，确定合理的食谱和总热量。患者平时应注意适当休息，节制房事，避免因劳累过度或剧烈运动诱发和加重病情。避免肥腻、辛辣、燥热食物，饮食宜清淡，忌烟酒。

② 糖尿病肾病一般发生在有多年糖尿病的患者，常年控制不佳的高血糖除了引起肾脏病变外，还会导致心脑血管病变和视网膜病变等大、小血管的病变。部分患者会出现神经损伤，如感觉障碍及肢体麻木等。

③ 避免使用对肾脏有损害或者会加重肾脏负担的药物。

④ 注意控制血压，观察每天的尿量变化。

⑤ 定期监测肾功能、尿常规等指标。

（九）护理与预防康复

1. 护理

劳逸适度，结合病情选择活动方式，如散步、慢跑等，避免重体力劳动和急剧运动。饮食上要结合活动量、体重和食物热量合理安排每日膳食。如果患者肾功能异常，则除了要限制碳水化合物摄入外，还要严格控制蛋白质摄入量。

2. 预防康复

糖尿病肾病的血糖控制分为三级预防。

（1）一级预防

糖尿病肾病早期，主要是针对正常白蛋白尿至微量白蛋白尿期间的防治。正常白蛋白尿期间主要是糖耐量减退期，需要注意控制餐后血糖。一旦经临床确诊为糖尿病，就需要严格控制血糖，以延缓或阻断发生微量白蛋白尿。此阶段可以配合中药辨证治疗，以利于调整血糖并保护肾脏，减少尿蛋白。

（2）二级预防

糖尿病肾病中期，主要是针对糖尿病肾病 1 期发展到糖尿病肾病 3 期的防治。控制血糖仍可延缓微量白蛋白尿向显著蛋白尿的发展进程。可以配合中药辨证治疗，以利于保护肾脏并有针对性地应用药物，减少尿蛋白。

（3）三级预防

糖尿病肾病后期，主要是针对糖尿病肾病 4 期至 5 期的防治。此阶段的患者蛋白尿明显并伴有肾损害，需要使用血管紧张素转换酶抑制剂（注意血钾和肌酐的监测）等药物才能有效地控制肾小球病变进展。可以配合中药辨证治疗，以保护肾脏，加快毒素排出体外。

二、自身免疫性疾病肾损害（狼疮性肾炎）

系统性红斑狼疮（systemic lupus erythematosus，SLE）是一种多因素（遗传、性激素、环境、感染、药物等）参与的自身免疫性疾病，是一种病变累及多系统和多器官的常见结缔组织病。患者往往表现为多种自身抗体异常并通过免疫复合物等途径造成全身多脏器病变。发热、关节炎、皮疹及肾脏损害为其主要临床表现。我国系统性红斑狼疮发病率为 30/10 万~70/10 万，好发于青中年女性，女性更年期之前的发病率较高，男、女发病比例为 1∶9。更年期后女性发病率明显下降，说明雌孕激素等性激素在体内的水平可能与系统性红斑狼疮的发病密切相关。狼疮性肾炎（lupus nephritis，LN）是系统性红斑狼疮严重的并发症之一，约 50% 以上的系统性红斑狼疮患者临床上有肾脏受累，肾脏病变程度可直接影响系统性红斑狼疮的预后。系统性红斑狼疮导致的肾脏病变，称为狼疮性肾炎，其临床表现主要为蛋白尿和（或）肾功能减退。

中医学上无"系统性红斑狼疮"的病名，从中医辨证的角度来分析，狼疮性肾炎多属于中医"阴阳毒""温毒发斑""日晒疮""红蝴蝶疮""水肿""腰痛"等范畴。从症状来看，以关节症状为主者多属"痹证"，以水肿症状为主者多属"水肿"等。

（一）病因及发病机制

系统性红斑狼疮的基本病理变化是结缔组织黏液样水肿、纤维蛋白样变性和坏死性血管炎。肾脏是系统性红斑狼疮最易受累的内脏器官。一般情况下肾小球先受累，而后出现肾小管病变，主要是肾小球毛细血管壁发生纤维蛋白样变性或局灶性坏死，内有透明血栓、苏木素小体或毛细血管袢基底膜呈灶状增厚，严重时弥漫性增厚并形成典型的"铁丝圈"变化。肾小球也可见系膜细胞增生，肾小球囊壁上皮细胞形成新月体。晚期，肾小球纤维组织增多，血管闭塞甚或与囊壁粘连而纤维化。

1. 遗传因素

人类白细胞抗原基因与系统性红斑狼疮的发生有密切关系，而狼疮性肾炎是一种免疫复合物性肾炎，肾小球内沉积的免疫复合物激活补体系统，导致肾小球内产生炎症反应，从而引起组织损伤。补体系统对清除免疫复合物起关键作用。系统性红斑狼疮患者的补体系统多见异常，易于导致免疫复合物异常沉积。对于先天性补体缺陷的患者，如 C1q、C1r/C1s、C4 或 C3 缺乏的人群中系统性红斑狼疮发生率明显升高，C2 缺乏者中有半数以上的人发生系统性红斑狼疮。这类患者缺乏抑制免疫复合物沉积的机制。

2. 性激素水平

女性的系统性红斑狼疮发病率明显高于男性，妊娠及分娩后的女性如果有 SLE 病史，则狼疮性肾炎病情有加重的风险，绝经后女性发病率明显下降，这与雌激素代谢产物水平升高及血浆雌激素水平的降低有关。这些问题也许是今后认识和治疗本病的重要突破口。

3. 环境因素

部分系统性红斑狼疮患者对紫外线敏感（光敏感），接触紫外线可使病情发作或加重，也有部分患者由于感染或者某些药物诱发而加重病情。

（二）诊断要点

1. 系统性红斑狼疮的诊断标准

国际上公认的是 1997 年美国风湿病学会（ACR）推荐的系统性红斑狼疮分类标准（表 2-6-1）。

表 2-6-1　ACR 推荐的系统性红斑狼疮分类标准

分类	定义
1. 颊部红斑	固定红斑，扁平或者高起，在两颧突出部位
2. 盘状红斑	片状高起于皮肤的红斑，黏附有角质脱屑和毛囊栓，陈旧性病变可发生萎缩性斑痕
3. 光过敏	对日光有明显的反应，引起皮疹，从病历中得知或医生观察到
4. 口腔溃疡	经医生观察到的口腔或鼻咽部溃疡，一般为无痛性
5. 关节炎	非侵蚀性关节炎，累及 2 个或更多的周围关节，有压痛、肿胀或积液
6. 浆膜炎	胸膜炎或者心包炎
7. 肾脏病变	蛋白尿定量>0.5 g/24 h 或定性（+++），或者管型（红细胞、血红蛋白、颗粒管型或混合管型）
8. 神经病变	癫痫发作或精神病，排除药物或已知的代谢紊乱
9. 血液学疾病	溶血性贫血或白细胞减少，或淋巴细胞减少，或血小板减少
10. 免疫学异常	抗双链 DNA 抗体阳性，或抗 Sm 抗体阳性，或抗磷脂抗体阳性（抗心磷脂抗体、狼疮抗凝物、至少持续 6 个月的梅毒血清试验假阳性三者中具备一项阳性）
11. 抗核抗体	在任何时候和未用药物诱发"药物性狼疮"的情况下，抗核抗体滴度异常

2. 确定狼疮性肾炎的诊断

以上 11 项分类中有 4 项或以上符合即可确立系统性红斑狼疮的诊断。狼疮性肾炎需要有 4 项或以上符合同时合并肾脏损害才可确诊。肾脏病理的特异性免疫荧光（"满堂亮"）改变有助于本病的确诊和制订治疗方案。

3. 确定狼疮性肾炎的病理分类

2003 年，国际肾脏病学会/肾脏病理学会（ISN/RPS）成立由肾脏病学家、风湿病学家和肾脏病理学家组成的专家组，制定了狼疮性肾炎病理组织学分型的新标准，将狼疮性肾炎分为六个类型（表 2-6-2）。

表 2-6-2　狼疮性肾炎的病理组织学分型（ISN/RPS 分型）

分型	病理学改变
Ⅰ 型	微小病变性狼疮性肾炎：光镜下肾小球形态正常，仅在免疫荧光和（或）电镜下见系膜区免疫复合物沉积
Ⅱ 型	系膜增生性狼疮性肾炎：光镜下仅出现系膜细胞增生或系膜区基质增生。系膜区免疫复合物沉积；免疫荧光或电镜下可有少量上皮下或内皮下沉积
Ⅲ 型	局灶性狼疮性肾炎：活动性或非活动性病变，呈现局灶性、节段性或球性肾小球内增生甚至新月体形成（病变累及肾小球范围<50%），伴有局灶性内皮下免疫复合物沉积，伴或不伴系膜改变
Ⅲ（A）	活动性病变：局灶增生性狼疮性肾炎
Ⅲ（A/C）	活动性叠加慢性病变：局灶增生和硬化性狼疮性肾炎
Ⅲ（C）	慢性非活动性病变伴肾小球硬化：局灶硬化性狼疮性肾炎

分型	病理学改变
Ⅳ型	弥漫性狼疮性肾炎：狼疮性肾炎最为常见且病情相对较重的类型。病理学表现主要是光镜下可见肾小球病变的数量超过 50%，表现为肾小球弥漫性内皮下免疫复合物沉积，肾小球毛细血管基底膜增厚僵硬呈"金属圈"样改变，免疫荧光可见大量免疫球蛋白和补体在系膜区和毛细血管沉积。电镜下可见电子致密物存在于肾小球内皮细胞的胞浆内。本型在光镜下往往可见新月体形成
Ⅳ-S（A） Ⅳ-G（A） Ⅳ-S（A/C） Ⅳ-G（A/C） Ⅳ-S（C） Ⅳ-G（C）	活动性病变：弥漫性节段性增生性狼疮性肾炎 活动性病变：弥漫性球性增生性狼疮性肾炎 活动性叠加慢性病变：弥漫性节段性增生性和硬化性狼疮性肾炎 活动性叠加慢性病变：弥漫性球性增生性和硬化性狼疮性肾炎 慢性非活动性病变伴硬化：弥漫性节段性硬化性狼疮性肾炎 慢性非活动性病变伴硬化：弥漫性球性硬化性狼疮性肾炎
Ⅴ型	膜性狼疮性肾炎：在光镜、免疫荧光镜或电镜下均可观察到球性或节段性上皮下免疫复合物沉积且同时伴系膜改变。Ⅴ型狼疮性肾炎可合并于Ⅲ或Ⅳ型狼疮性肾炎，往往需要结合病变情况做出相应的诊断，如Ⅳ+Ⅴ、Ⅲ+Ⅴ
Ⅵ型	本型的病理学特点是硬化性肾小球数目≥90%，肾小球结构毁损，呈玻璃样或纤维化病变

（三）鉴别诊断

1. 功能性蛋白尿

功能性蛋白尿主要是指人们在剧烈运动、发热和心功能不全等特定条件下出现的尿蛋白增加。尿蛋白的发生主要表现为一过性，往往可以通过详细询问病史、观察临床表现和实验室检查等协助鉴别。

2. 原发性肾病综合征

狼疮引起的肾病综合征与原发性肾病综合征的治疗方法有着根本的不同，故必须做好鉴别诊断。

① 系统性红斑狼疮引起的肾病综合征患者多为育龄期女性，尿蛋白产生的原因和病情发展与系统性红斑狼疮密切相关；而原发性肾病综合征则与性别无关，病变不会伴有血液三系明显下降、面部红斑或关节炎等 SLE 的病变特点。

② LN 往往伴有结缔组织的典型病变表现，特别是抗双链 DNA 抗体阳性或抗 Sm 抗体阳性，或抗磷脂抗体阳性等情况；原发性肾病综合征则没有。

③ 肾活检是鉴别两者最为确切的手段。

（四）相关实验室检查

1. 抗核抗体（ANA）

抗核抗体是对各种细胞核成分抗体的总称。抗核抗体检测的敏感性高但特异性较差。除系统性红斑狼疮外，其他结缔组织病、慢性活动性肝炎或慢性感染等均可表现为 ANA 阳性。一般情况下，如果患者的抗核抗体滴度较高（>1∶64 阳性），往往可以作为判定系统性红斑狼疮的标准之一。

2. 抗双链脱氧核糖核酸（ds-DNA）抗体

ds-DNA 抗体是诊断系统性红斑狼疮的特异性抗体之一。ds-DNA 抗体高滴度仅见于活动期系统性红斑狼疮，经治疗病情缓解后滴度亦随之下降。因此，ds-DNA 抗体可以作为系统性红斑狼疮病情控制程度的重要指标，对 SLE 的诊断及活动性判断都很有意义。系统性红斑狼疮患者 ds-DNA 抗体检测的阳性率为 40%，特异性在 90% 以上。

3. 抗可提取核抗原（ENA）抗体

细胞核中可提取的抗原有 20 余种，临床上具有诊断价值的主要有以下几种：

① 抗 Sm 抗体。抗原为酸性非组蛋白，抗体为系统性红斑狼疮的标志性抗体之一，特异性高但敏感性低且与疾病活动性无关。本项指标的检查有助于早期或者症状不典型患者的诊断。

② 抗 RNP 抗体。抗原为核糖核酸蛋白，抗体主要用于诊断混合性结缔组织病，但在 SLE 中有超过三分之一的患者表现为阳性。

③ 抗 SSA 与抗 SSB 抗体。两种抗体阳性多见于系统性红斑狼疮和干燥综合征。干燥综合征患者的阳性率较高，且有鉴别诊断价值。

4. 血清补体

补体下降是诊断狼疮性肾炎活动期的重要参考依据，大约 80% 的患者在病变活动期会出现血清中补体 C3 水平明显下降。如果病情得到控制，则血清补体 C3 水平恢复正常。补体 C3 可以作为病变活动性和判断病变治疗效果的一项参考指标。

5. 尿蛋白定量

病变活动时，尿蛋白定量往往持续阳性，24 小时尿蛋白定量超过正常值甚至达到肾病综合征的程度。如果病变能够得到控制，则尿蛋白定量值会逐渐降低。

（五）诊断标准

1. 符合狼疮性肾炎的诊断标准

结合 1997 年美国风湿病学会（ACR）推荐的系统性红斑狼疮分类标准，患者符合系统性红斑狼疮的诊断标准。

2. 确定狼疮性肾炎的诊断

符合狼疮性肾炎诊断标准的同时具有肾脏损害的客观依据，基本可诊断为本病。肾脏病理的特异性改变，特别是肾脏病理免疫荧光的典型表现有助于本病的确诊和进一步制订治疗方案。

（六）中医辨病辨证要点

本病以阴阳为辨证大纲，虚实为辨证条目。发病早期可见肌肤发斑和颜色紫红，多有壮热口渴、烦躁、关节疼痛或尿血、小便短赤、大便干结等症状，舌质红绛或紫黯，苔黄腻，脉弦，多为热毒炽盛；中期出现腰膝酸软或疼痛、低热、颧红盗汗、五心烦热、溲赤便结等症状，舌嫩红苔少或光剥，脉细数，多为阴虚之象；若全身浮肿，腰以下肿甚，怠倦懒言，甚则畏寒肢冷，腰膝酸软，舌质淡胖，苔白腻，脉沉细，为脾肾阳虚；病变后期气阴耗损，倦怠乏力，少气懒言，低热盗汗，五心烦热，舌红少津，脉细，为气阴两虚。除此之外，尚须注意结合病变过程中肾气的虚实和气血的虚实来辨瘀、浊、毒等兼夹之邪。

（七）治疗

狼疮性肾炎的西医治疗方法主要是用药物控制系统性红斑狼疮病情及减轻肾脏病变，临床上多使用免疫抑制剂和细胞毒性药物，同时重视常见并发症的支持治疗。中医药治疗主要是结合病情进行辨证论治。

1. 免疫抑制治疗

① 轻微肾脏病变：对 24 小时尿蛋白定量<1.0 g、尿沉渣镜检阴性、肾功能与血压正常、肾活检为轻微系膜病变者，暂时不必考虑免疫抑制剂治疗。可以采取对症治疗措施，并使用中药方剂进行辨证治疗，以减少蛋白尿和保护肾功能。同时注意监测相关临床指标。

② 局灶节段增生性肾炎：如果没有狼疮活动的临床依据而且肾脏组织病理学表现较轻，则可只给予对症治疗，同时使用小剂量糖皮质激素或细胞毒性药物抑制免疫活跃并减小发生肾脏损害的风险。对于有弥漫节段性肾脏病理改变的患者，一般给予中等剂量糖皮质激素（如泼尼松龙 30~40 mg/d）治疗。如果病情较重，考虑大剂量糖皮质激素联合细胞毒性药物对症治疗。

③ 系膜增生性狼疮肾炎：对蛋白尿明显者，一般给予中等剂量糖皮质激素（如泼尼松龙 30~40 mg/d），并根据临床和血清学的活动情况进行减量。治疗无反应者可进展为更严重的临床类型。

④ 重症局灶或弥漫增生性狼疮肾炎：Ⅲ 型和 Ⅳ 型狼疮性肾炎相对较重，如果不进行积极治疗，会很快发展为慢性肾衰竭。因此，常用甲泼尼龙联合环磷酰胺或吗替麦考酚酯治疗。甲泼尼龙起始剂量为 0.8~1.0 mg/(kg·d)，结合病情逐渐减量，一般每周减量 2.5~5 mg。如果病情得到控制，用药后的 3~6 个月后可减量到 10~20 mg/d。吗替麦考酚酯起始剂量为 1.5~2 g/d，每日分 2 次口服，根据病情逐渐减量，维持时间 6~24 个月。环磷酰胺用量为每月每平方米体表面积 0.5~1 g，维持 12~18 个月，使用总剂量一般不超过 8 g。

病变进展时，需要联合应用激素和环磷酰胺，使病情尽快缓解，并尽可能保护患者的肾脏功能。如果病情缓解（也就是维持阶段时），激素开始减量。使用免疫抑制剂的目标是控制病情、防止疾病复发和肾脏功能进行性损伤，同时注意尽量减少药物的副作用。对于病理改变程度较重的狼疮性肾炎，使用激素联合环磷酰胺的治疗方案较单用激素能更好地保护肾脏功能，获得更长期的缓解。

注意环磷酰胺等免疫抑制剂可引起出血性膀胱炎、生殖功能严重损害（如永久闭经和精子损伤）以及骨髓抑制和致癌风险等情况，使用前应与患者及家属充分沟通。

⑤ 膜性狼疮性肾炎：单纯膜性狼疮性肾炎（Ⅴ型）患者如果仅仅表现为蛋白尿且狼疮活动指标不明显，则发生肾衰竭的风险较低。但是如果肾脏病理检查提示合并毛细血管内增生和（或）祥坏死，则患者发生肾衰竭的风险较高，狼疮活动相关的血清学指标明显异常。此时需要使用糖皮质激素联合细胞毒性药物积极治疗，以控制病情发展。临床上有些患者的临床症状和病理学表现不吻合，出现症状轻而病理改变重的情况，病变过程中存在发生肾功能急剧恶化的风险。因此，对于年纪较轻且狼疮明显活跃的患者，如果没有手术禁忌证，应尽快进行肾活检以明确病理诊断。

2. 对症治疗

① 抗血小板聚集药物：双嘧达莫 50~100 mg，口服，每日 3 次。

② 抗凝药物：常用华法林口服或低分子肝素皮下注射，也可以使用小剂量尿激酶加入生理盐水中缓慢静脉滴注，但需要注意排除患者存在出血倾向并严密监测凝血功能。

③ 降压药物：一般多选用 ACEI 或 ARB 类药物，可以控制血压并具有减少蛋白尿的作用。

④ 降脂治疗：对于高脂血症或表现为肾病综合征的患者，可给予降脂药物以减轻肾脏损害和减少心血管并发症的发生。

⑤ 中成药治疗：中药雷公藤制剂、火把花根制剂和昆明山海棠制剂均有免疫抑制作用，可以用于本病的治疗。

3. 清除抗体的治疗

可以使用大剂量丙种球蛋白冲击治疗，一般每次 20 g，静脉滴注，连续 5 天，达到封闭抗原而控制病情的目的。这种治疗方法的缺点是费用较高并需要较多的血液制品。

此外，血浆置换也可以针对免疫复合物、炎症介质和抗体进行清除，还可以使用免疫吸附治疗，甚至可以在条件允许的情况下通过骨髓抑制重建患者的造血系统和免疫内环境达到治疗的目的。但是这些治疗方法存在风险高和费用昂贵等缺点，尚未在临床上广泛使用。

4. 狼疮性肾炎终末期的治疗

狼疮性肾炎终末期的治疗主要包括血液净化和肾移植。

5. 中医药治疗

本病的中医药治疗原则是结合患者病情，特别是系统性红斑狼疮的发病时间和肾脏本身病变的情况综合分析，发挥中医药的特色开展个体化辨证治疗。病变早期多邪毒亢盛、病变凶险且病情变化快，治疗原则主要是解毒驱邪和益肾扶正。随着时间的推移，患者逐渐出现气血亏虚和阴阳两虚，治疗原则主要是驱邪扶正和补肾固本。在病变过程中，应结合是否伴有瘀血、痰浊和水湿等兼夹症候，辨证施治。

（1）热毒炽盛证

症候：壮热口渴，心烦易怒，全身乏力，关节疼痛，肌肤发斑，多有血尿或蛋白尿，小便短赤，大便干结甚至神昏谵语。舌质红绛或紫黯，苔黄腻或黄干，脉弦数。

治法：清热凉血，解毒消斑。

代表方：犀角地黄汤合五味消毒饮加减。

常用药：水牛角、黄芩、黄连、黄柏、栀子、生地黄、赤芍、牡丹皮、金银花、紫花地丁、野菊花、蒲公英、蝉蜕、紫背天葵等。

（2）肝肾阴虚证

症候：两目干涩，五心烦热，咽干口燥，发脱齿摇，腰膝酸软，血尿或蛋白尿，或长期低热，颧红盗汗，头晕耳鸣，溲赤便结。舌红少苔或光剥，脉细数。

治法：滋阴清热，补益肝肾。

代表方：知柏地黄丸加减。

常用药：熟地黄、黄精、女贞子、墨旱莲、枸杞子、山药、山茱萸、怀牛膝、菟丝子、知母、黄柏、蝉蜕、大蓟、小蓟、芡实、金樱子等。

（3）脾肾阳虚证

症候：颜面或全身浮肿，腰以下肿甚，怠倦懒言，甚则畏寒肢冷，血尿或蛋白尿，腰膝酸软，纳少，腹胀便溏，小便短少不利。舌质淡胖有齿痕，苔白腻，脉沉细。

治法：益气健脾，温肾助阳。

代表方：金匮肾气丸合四君子汤加减。

常用药：制附子、龙眼肉、生地黄、泽泻、山药、淫羊藿、肉桂、川牛膝、车前草、党参、黄芪、白术、炙甘草等。

（4）气阴两虚证

症候：倦怠乏力，少气懒言，恶风，低热盗汗，五心烦热，口燥咽干，大便溏结不调。舌红少津，脉细或结代。

治法：益气养阴。

代表方：生脉饮加减。

常用药：太子参、黄芪、黄精、生地黄、枸杞子、山茱萸、茯苓、牡丹皮、泽泻、熟地黄、麦冬、五味子、甘草。

（八）患者健康教育

① 本病直接原因是系统性红斑狼疮活跃。系统性红斑狼疮患者中女性患者，特别是育龄期女性占了大多数；男性患者相对少，但是病变往往相对较重。免疫力低或长期日晒等是系统性红斑狼疮的明显诱因。因此，提高机体免疫力，减少日晒等可避免病情反复或加重。患者平时需要注意劳逸结合，避免劳累。注意适当休息，节制房事，避免因劳累过度或剧烈运动诱发和加重病情。

② 避免肥腻、辛辣、燥热食物，饮食宜清淡，忌烟酒。

③ 避免使用对肾脏有损害或者会加重肾脏负担的药物。

④ 注意控制血压，观察每天的尿量变化。

⑤ 定期监测免疫学、肾功能、尿常规等指标。

三、紫癜性肾炎

紫癜性肾炎主要是指继发于过敏性紫癜的肾脏损害。它是过敏性紫癜最常见的并发症之一，也是影响病情预后的主要因素之一。过敏性紫癜导致肾脏受累者男性多于女性。本病大多数患者预后良好，尤其是儿童患者。

从中医学的角度来看，过敏性紫癜性肾炎可被纳入"水肿""葡萄疫""尿血""尿浊""肌衄"等疾病的范畴。

（一）病因及发病机制

过敏性紫癜是一种由免疫复合物介导的系统性免疫复合物疾病。其致病机制和 IgA 肾病相似，主要病理变化为 IgA 循环免疫复合物相关的小血管炎及毛细血管损伤。肾脏病变的进程和抗体的滴度大致平行，下列因素与疾病的发生和发展密切相关。

1. 感染

多为上呼吸道感染，由细菌和病毒等感染引起，包括 β-溶血链球菌、葡萄球菌、分枝杆菌、嗜血杆菌等。

2. 食物或药物过敏

最常见的是食物过敏。食物过敏原主要是乳制品、鱼、虾、蟹等；药物过敏原主要是抗生素、磺胺类、异烟肼、巴比妥、奎宁类及碘化物等。

3. 其他

植物花粉、虫咬、蜂蜇和寒冷刺激等均有可能成为过敏的发病原因。

（二）诊断要点

1. 临床表现

大多数患者以皮肤出血性斑疹为首发症状，这也是诊断本病的主要依据。紫斑最常见于双下肢伸侧和踝关节，常呈对称性分布，有的可融合成片，甚者皮肤坏死。部分患者同时出现镜下血尿或间断性肉眼血尿，也可出现蛋白尿、水肿和高血压等，甚至出现肾病综合征的临床表现。

2. 临床诊断

符合过敏性紫癜和肾脏病变两个方面的临床特点，即可考虑紫癜性肾炎的可能性。本病往往具有特殊的皮肤、关节、胃肠道及肾脏受累表现，肾脏组织的病理学表现主要是以 IgA 沉着为主的系膜增生性病变。免疫学检查结果显示血清中 IgA 及 IgM 升高的情况多见。

（三）鉴别诊断

1. IgA 肾病

紫癜性肾炎的肾脏病理特点与 IgA 肾病的十分相似，两者的区别主要是临床上的差异。紫癜性肾炎多见于儿童，起病年龄小，病变过程中同时出现皮肤改变、血管炎以及腹痛等过敏性紫癜的常见症状；而 IgA 肾病临床上多见于成年人，以血尿为主要表现。临床上两者不难鉴别。

2. 小血管炎

如果患者临床表现以皮疹及肾炎综合征为主，则应注意与小血管炎相鉴别。原发性小血管炎主要是显微型多动脉炎和韦格纳肉芽肿等；而继发性小血管炎如系统性红斑狼疮和冷球蛋白血症等的表现除血管炎本身外，还应具有雷诺现象、特征性肺部病变影像或抗核抗体阳性等特点。两者不难鉴别。

3. 血液病所致紫癜

血液病所导致的紫癜的发生主要与凝血功能和凝血因子缺乏密切相关，而紫癜性肾炎患者的凝血功能和凝血因子除出血时间可能延长之外，一般在正常范围之内。临床上两者不难鉴别。

4. 急腹症

腹型过敏性紫癜易发生肾炎，尤其在紫癜出现之前，应与急腹症常见的疾病如急性阑尾炎、肠穿孔或急性胰腺炎等相鉴别。后者多有剧烈腹痛、血象明显升高和发热等临床表现。两者不难区别。

5. 急性肾小球肾炎

如果紫癜性肾炎患者的皮疹等肾外症状不明显，需要与急性链球菌感染后的急性肾小球肾炎相鉴别。急性肾小球肾炎患者水肿、高血压和血尿等症状明显，且在发病 6~8 周内血中补体 C3 水平降低而抗链球菌溶血素"O"滴度可升高；紫癜性肾炎则无此特征。

6. 狼疮性肾炎

紫癜性肾炎与狼疮性肾炎在皮疹、关节疼痛和肾脏损害等临床表现方面很难鉴别。临床上需要注意观察有无典型面部红斑、血清补体 C3 水平下降、抗核抗体和抗 DNA 抗体阳性等特点。鉴别诊断并不困难。

（四）相关实验室检查

1. 尿常规检查

尿常规检查结果主要表现为肉眼血尿和（或）大量红细胞，一般蛋白尿不严重，24 小时尿蛋白定量通常在 3 g 以内。

2. 尿微量白蛋白检查

尿微量白蛋白一般会明显升高，主要是肾小球方面的指标，如尿视黄醇蛋白和

β₂-微球蛋白等明显升高。

3. 血液检查

患者出血时间延长，凝血功能正常，凝血时间和血小板计数均正常，但毛细血管脆性试验阳性。如果出现凝血时间异常，则需要排除血液疾病。患者红细胞沉降率通常正常或稍高，血肌酐和尿素氮水平通常在正常范围内。如果肾脏损害明显或者持续时间较长，则多可出现血肌酐、尿素氮等相关指标明显升高的情况。免疫学检查通常显示血清补体 C3 正常，IgA 升高。

4. 肾脏组织病理学检查

如果患者肾脏病变明显且一般治疗效果不佳，在没有明显禁忌证的情况下，应尽快进行肾脏组织活检，以了解肾脏病变的类型和程度。

（五）诊断标准

目前尚无确切的诊断标准，依据临床典型的皮肤、关节、胃肠和肾实质受累的尿液改变（血尿、蛋白尿）可做出诊断。

1. 皮肤紫癜

过敏性紫癜的特征性皮疹多出现在四肢皮肤伸侧，以踝、膝关节部最常见，臀部及躯干部少见，有出血性、对称性的特征且加压不褪色。病变的初期为红色斑点状，逐步变为出血性紫红色皮疹，稍高出皮肤。发病前常有上呼吸道感染、药物或食物过敏史，秋冬季节是本病的高发期。

2. 关节受累表现

患者关节肿痛约占一半以上，病变部位多在膝、踝关节等大关节，发生在腕和手指等关节的患者相对少见。症状主要是关节疼痛和关节周围红肿，不遗留关节畸形。

3. 肾脏受累的表现

肾脏受累最常见的临床表现为镜下血尿或间断肉眼血尿。儿童患者出现肉眼血尿较成人多。出现血尿的同时常常伴有蛋白尿。多数患者肾脏病变症状较轻，少数患者可表现为肾病综合征，肾功能急剧恶化者甚至可以出现尿毒症。

（六）中医辨病辨证要点

本病属于中医学"斑疹"和"血证"的范畴。病因多与风、湿、热等病邪密切相关。病机表现多为患者素体血热内蕴，不慎摄取风动之品而导致体内外风热相搏，热毒灼伤血络而迫血妄行，外溢肌肤，内迫及肾，从而导致皮肤紫癜和血尿。患者也有可能被毒虫咬伤，虫毒浸淫机体而致毒热进入脉络，迫血妄行而出现紫癜，甚则尿血。病变多为本虚标实和虚实夹杂。初期为风湿热邪袭表灼血，中期为血分湿热灼伤津血化为瘀血，后期为气阴两虚，脾肾不足，湿热之邪蕴结。特点是：初期以实为主，后期以虚为主，虚实互见。

（七）治疗

一般防治方法主要是避免接触已知或者潜在的过敏原。如果患者有发热症状，要慎重选择治疗用药，特别是抗生素。指导患者对症治疗，服用维生素 C 及维生素 B 等药物改善毛细血管壁的脆性等问题。

1. 抗组织胺药物

常用的抗组织胺药物有氯雷他定和咪唑斯汀等。也可以结合病情对症使用 10% 的葡萄糖酸钙、异丙嗪或者糖皮质激素等药物进行对症抗过敏治疗。

2. 止血药

患者大多表现为皮下出血点，较少见活动性出血和大量出血，所以通常不需要使用止血药。除非伴有严重咯血和消化道大出血等活动性出血，可对症使用卡络磺钠和巴曲酶等药物进行对症治疗，并监测血常规和凝血功能的变化。

3. 糖皮质激素

过敏性紫癜的发生与患者机体免疫反应紊乱直接相关，病变发生的核心问题是机体本身的高敏状态。因此，应用肾上腺皮质激素和免疫抑制剂对控制过敏性紫癜患者的皮疹、胃肠道症状和关节肿痛疗效肯定，同时对肾脏也有一定的保护作用。糖皮质激素的用量需要结合患者肾脏病理学情况确定。如果肾脏病变表现为急进性肾炎，特别是出现广泛新月体形成时，需要采用大剂量激素冲击治疗。成人用量如甲泼尼龙为 0.5 ~ 1 g/d，加入 5% 的葡萄糖 250 ~ 500 mL 中静滴，1 小时滴完，连续 3 天为一疗程，2 周后可重复使用。冲击间期及冲击以后使用中等剂量的甲泼尼龙 30 ~ 40 mg/d 维持。如果患者肾脏病理损害程度较轻，多选择中等剂量糖皮质激素对症治疗，待病情稳定后逐渐减量。

4. 细胞毒性药物

对于病情较重或者治疗效果不佳的过敏性紫癜或者紫癜性肾炎患者，单纯使用糖皮质激素效果较差，往往需要联合使用细胞毒性药物。由于这类药物本身具有一定的毒副作用（包括肾脏毒性），因此在使用前要充分告知患者相关问题并在使用过程中严密监测患者的生化和血液常规等指标。临床上常用的细胞毒性药物有环磷酰胺、硫唑嘌呤、吗替麦考酚酯和长春新碱等。具体用量用法需要结合患者的年龄、体重、体表面积等确定。

5. 抗凝治疗

过敏性紫癜患者常有纤维蛋白沉积、血小板沉积和血管内凝血，而凝血异常也是导致肾脏病发生和发展的重要病因。结合患者病情使用低分子肝素皮下注射或者口服双嘧达莫等药物对症治疗。

6. ACEI 和 ARB 的临床应用

对于紫癜性肾炎患者而言，肾脏病变的治疗和肾功能的保护是重要的环节。临床上常常使用 ACEI 和 ARB 类药物降低肾内血流动力，其作用包括抑制系膜细胞、成纤维细胞和巨噬细胞增殖，减少尿蛋白并调节肾小球滤过膜的通透性，从而保护肾功能。因此，临床上伴有肾脏病变（如血尿和蛋白尿）的患者不论有无高血压，只要没有使用禁忌证，均可使用此类药物保护肾脏功能。

7. 血液净化与移植

紫癜性肾炎属于免疫复合物性疾病，如果患者临床上表现为急进性肾脏病变，特别是肌酐快速升高的患者，则应在经济条件允许和血浆充足的情况下尽早采用血浆置换疗法。该疗法对部分患者有较好的疗效。如果患者已经出现肾衰竭的情况，则需要进行血液净化治疗或者肾移植。但是由于患者自身免疫功能异常，移植后肾脏病变复发概率比较高，因此肾移植不作为该病的首选治疗方式。

8. 中医药治疗

根据本病的表现，特别是症候符合本虚标实、虚实夹杂的病机特点，治疗原则为实则祛邪、虚则扶正，祛邪不忘扶正、扶正勿要留邪。邪实以风、热、湿、毒、瘀为主，本虚则以脾肾气阴两虚为主。初期祛风清热利湿；中期疏风利湿，凉血化斑；后期则以扶助正气为主，兼以祛邪。临床常见的虚实夹杂证，尤其患者久病不愈或失治误治，更可形成邪实未去、正气已虚之势。治疗时应标本兼顾，不可偏颇。

（1）风热搏结证

症候：初起可有发热、微恶风寒、咽痛口渴、心烦、舌红和苔薄黄等症，继则风热伤络而有下肢紫癜，甚则尿血。舌质红，苔黄，脉浮数。

治法：祛风解毒，凉血清热。

代表方：银翘散合小蓟饮子加减。

常用药：金银花、大蓟、小蓟、茜草、紫草、水牛角（原方中为犀角，现已禁用）、白茅根、连翘、生地黄、薄荷、生甘草、桔梗、淡竹叶、麦冬、牡丹皮、藕节等。

（2）热盛迫血证

症候：热毒致盛，病情较重，出血倾向亦重，肢体可见大片紫癜，肉眼血尿明显，口干喜冷饮，烦躁不安，甚则神昏谵语。舌质红绛，脉数。

治法：清热解毒，凉血化瘀。

代表方：清营汤加减。

常用药：水牛角（原方中为犀角，现已禁用）、牡丹皮、连翘、生地黄、赤芍、紫草、茜草、金银花、白茅根、玄参、夏枯草、大蓟、小蓟、黄芩、栀子等。

（3）肝肾阴虚证

症候：虚火灼络亦可出现下肢紫癜及尿血，兼见手足心热，口干喜饮，大便干结。舌红少津，脉细数。

治法：滋养肝肾，凉血散瘀。

代表方：知柏地黄丸加减。

常用药：知母、黄柏、生地黄、山药、赤芍、马鞭草、紫草、熟地黄、牡丹皮、山萸肉、当归、大蓟、小蓟、益母草、白茅根、生侧柏、茜草、黄精等。

（4）湿热内阻证

症候：湿热阻络，迫血妄行，伴见紫癜及尿血，兼见口苦口黏，口干不欲饮水，胸闷痞满。舌苔黄腻，脉滑。

治法：清热利湿，活血化瘀。

代表方：四妙散合六一散加减。

常用药：薏苡仁、苍术、黄柏、厚朴、蒲黄、生地榆、泽兰、马鞭草、猪苓、滑石、通草、黄连、白蔻仁、丹参、赤芍、荷叶、藿香、佩兰等。

（5）寒凝血滞证

症候：素体阳虚、寒邪外侵、内滞血络可以引起皮肤紫癜或尿血，兼见畏寒肢冷、神疲乏力、语声低微、口淡不渴。舌体胖大而润，脉沉迟。

治法：温经散寒，固摄止血。

代表方：济生肾气丸加减。

常用药：当归、肉桂、茯苓、细辛、白芍、黄芪、川牛膝、党参、太子参、炒白术、制附子、车前子等。

（6）脾虚不摄证

症候：脾气亏虚、气不摄血亦能血溢成斑，或有尿血。同时伴有气短乏力、食少懒言、心悸、头晕、面色萎黄。舌质淡白，舌体胖大有齿痕，脉细弱。

治法：健运中焦，益气摄血。

代表方：补中益气汤加减。

常用药：黄芪、党参、白术、茯苓、当归、远志、桂枝、赤芍、丹参、太子参、茜草、仙鹤草等。

（八）患者健康教育

① 过敏是导致本病发生的主要因素，因此预防过敏并改善患者自身免疫功能是减轻病情及改善预后的主要方式。患者平时需要注意避免长时间日晒，尽量减少易过敏物品的使用，劳逸结合，适当休息，节制房事，避免因劳累过度或剧烈运动诱发和加重病情。

② 避免肥腻、辛辣、燥热食物，饮食宜清淡，忌烟酒。

③ 避免使用对肾脏有损害或者会加重肾脏负担的药物。

④ 注意控制血压，观察每天的尿量变化。

⑤ 定期监测免疫学、肾功能、尿常规等指标。

（九）护理与预防康复

1. 护理

劳逸适度，结合病情选择活动方式，如散步、慢跑等，避免重体力劳动和剧烈运动。合理安排每日膳食，避免摄取容易引起过敏的食物。如果患者肾功能异常，则除注意上述问题之外，还应指导患者控制蛋白质特别是植物蛋白的摄入量。

2. 预防康复

中医药在紫癜性肾炎的康复方面发挥了重要作用，特别是配合西药开展辨证分型治疗对减轻糖皮质激素和免疫抑制剂的毒副作用、减轻患者症状及促进康复的效果显著。

四、高血压肾病

高血压肾病通常是指由于长期高血压导致血管老化缓慢发展而来的肾脏小动脉硬化病变，一般是指由原发性高血压所导致的肾脏小动脉或肾实质损害。高血压肾病又被称为良性小动脉性肾硬化或良性肾硬化症。本病中高血压的发病与肾脏的关系十分密切。病变的结果是产生肾脏缺血性改变，使肾小球或者肾小管功能受到损害。临床多以蛋白尿和肾功能减退为主要表现特点。病变早期往往表现为肾小管间质功能损害所引起的蛋白尿和夜尿增多，晚期则可出现严重蛋白尿和慢性肾衰竭。病变进程中，肾脏既是血压调节的重要器官，同时又是高血压损害的主要靶器官之一。本病所导致的终末期肾病的发病率仅次于糖尿病肾病。

高血压肾病在中医术语中无相应的病名，根据其临床特点属于中医学"眩晕""头痛""水肿""关格"等病变的范畴。《灵枢·海论》最早记载了眩晕的临床表现："髓海有余，则轻劲多力，自过其度；髓海不足，则脑转耳鸣，胫酸眩冒，目无所见，懈怠安卧。"《素问·至真要大论》中认为，眩晕的产生乃"诸风掉眩，皆属于肝"。水肿的产生在《素问·水热穴论》的论述为"其本在肾，其末在肺"；《素问·至真要大论》又指出："诸湿肿满，皆属于脾。"《证治汇补·癃闭》阐述关格的病机："若脉象既关且格，必小便不通，旦夕之间，陡增呕恶；此因浊邪壅塞三焦，正气不得升降，所以关应下而小便闭，格应上而生吐呕，阴阳闭绝，一日即死，最为危候。"结合上述相关论述我们认为，高血压肾病患者的主要病机是肾虚，病变责之肝肾两脏，随着病情的发展，肾病及脾，最终累及心肺。其发生发展过程与情志失调、脏腑失衡、饮食不节、气滞血瘀和肾气衰败导致血脉瘀阻及湿浊内蕴密切相关。病性总属本虚标实，病因多为肝阴亏虚和肾气不足致肝阳上亢或湿瘀交阻等。

（一）病因及发病机制

高血压肾病的发病机制主要是由于高血压所致的血流动力学异常以及继发的血管内皮病变，随着病情的发展成为肾脏实质性病变。

1. 遗传因素

高血压的发病具有一定的遗传倾向和家族聚集现象，遗传相关的高血压患者出现高血压的年龄相对偏低，患者的血管和血流动力学方面存在先天性缺陷，由于患者长期高血压导致包括肾小球病变在内的多种血管病变，值得临床重视。此类患者的病情往往不易控制，预后相对较差。

2. 血流动力学因素

高血压导致肾小球内滤过压明显升高，肾脏血管压力负荷增加。肾脏血管自身多具有一定的调节功能，例如通过改变肾小球的出入球血管的舒张和收缩进而改变血管阻力，使肾小球内的血流量在一定程度上保持稳定。但是如果高血压时间较长且压力超出了肾脏自身的调节能力就会引起肾血管的硬化，导致高血压肾病的发生。

3. 细胞因子

持续的高血压使血管内皮承受较高的压力及切应力而导致血管内皮受损，继而引起机体释放转化生长因子-β、纤溶酶原激活物抑制剂-1 和血小板活化因子等成分。同时肾小球内高压本身也会导致肾脏内花生四烯酸、一氧化氮和前列环素等物质的释放，从而被动地调节肾脏内血流状况。血压升高会作用于致密斑感受器，后者会调节肾素的分泌，从而引起肾素-血管紧张素-醛固酮系统的激活。这些因素共同作用并调节肾脏血流，如果血压不能得到较好的控制，上述因素长期在血液循环特别是肾小球内作用就会导致肾脏血管病变和细胞外基质增生，甚至发生肾脏组织纤维化。

总之，高血压肾病必须是继发于动脉血压升高所造成的继发性肾血管病变。肾小球血流动力学异常是造成高血压肾病的主要机制。细胞因子、血管活性物质及细胞外基质均参与了病变的发生和发展过程。

（二）诊断要点

高血压肾病的诊断往往是根据临床病情来确定的，当然肾脏病理检查是诊断本病的金标准。如果患者确定为原发性高血压，病程在 5 年以上且伴有持续性微量白蛋白尿或明显蛋白尿，特别是夜尿明显增多等肾小管病变，应考虑高血压肾病的诊断。患者蛋白尿的程度一般为轻至中度，24 小时尿蛋白定量一般不超过 2 g，有时可出现大量蛋白尿，而且随着病情的发展，患者肾脏功能指标（如肌酐清除率）开始下降，逐渐出现血肌酐和尿素氮水平升高。如果患者有高血压家族史或经心电图和心脏超声检查证实存在左心室肥厚/脑卒中病史/高血压眼底病变等更支持本病的诊断，临床确诊需要进行细致的鉴别诊断，排除遗传或先天性肾脏病等所导致的肾损害。

（三）鉴别诊断

1. 慢性肾小球肾炎继发高血压

该病多以蛋白尿和肾功能异常起病，病变过程中随着时间的推移而逐渐表现出高血压、水肿和贫血等。本病发病之初一般无高血压，若病史中特别是慢性肾衰竭晚期患者出现高血压和尿常规异常，会导致鉴别诊断困难，必要时需要做肾脏病理学检查进行区分。

2. 慢性肾盂肾炎继发高血压

慢性肾盂肾炎往往以女性患者多见，特别是中老年女性。病变过程中随着时间的推移而逐渐表现出轻、中度蛋白尿和高血压，需要与高血压肾病相鉴别。前者多伴有长期的泌尿系感染反复发作史，往往尿常规异常在先而高血压在后，且尿液中的白细胞反复异常增多，部分患者伴有发热和肾区叩痛，B超提示双肾大小不等以及同位素肾图双侧不一致等情况。如果肾盂造影显示患者的肾盂及肾盏有扩张和变形等异常影像学表现，同时抗感染治疗有效，即可诊断为慢性肾盂肾炎。

3. 肾动脉粥样硬化

肾动脉粥样硬化是全身性动脉粥样硬化的一部分，但和全身其他部位的动脉粥样硬化程度未必一致。肾动脉粥样硬化多见于60岁以上的老年人，患者可出现少量蛋白尿，亦可出现肾功能不全。γ闪烁肾动态造影和肾动脉造影对诊断均有一定的帮助。

4. 尿酸性肾病

高血压肾病与尿酸性肾病的临床表现较为相似。多数尿酸性肾病患者先出现肾小管功能损害，之后才逐渐出现慢性肾衰竭，蛋白尿不多，病程中均可出现高血压和高尿酸血症。高血压和高尿酸血症的病史是疾病鉴别诊断的关键，阳性家族史可供参考。尿酸性肾病常伴痛风性关节炎及尿路结石等症状，而高血压肾病患者则较少出现这些症状。关于实验室检查，尿酸性肾病早期尿液中尿酸水平增高，而高血压所致继发性高尿酸血症患者的尿液中尿酸减少。鉴别困难且有必要的情况下，肾脏组织病理学检查有助于鉴别。

（四）相关实验室检查

1. 血常规

一般血常规指标正常。如果病变后期出现慢性肾衰竭，则可有不同程度的贫血表现。

2. 尿常规

轻度到中度蛋白尿，尿蛋白波动在（+）～（++），可以伴有红细胞、白细胞及颗粒管型等有形成分减少且尿比重降低。

3. 尿微量白蛋白测定

采用透射比浊法，正常值的参考范围是 $0 \sim 22.5$ mg/L。24 小时尿蛋白定量一般不超过 2 g。尿微量白蛋白排泄增多有助于高血压肾病的早期诊断。

4. 渗透压测定

可以出现晨尿渗透压降低，也可以出现夜尿增多和低比重尿等情况。

5. 尿蛋白圆盘电泳

尿蛋白以低分子蛋白为主，当病变影响到肾小球时，可出现中、大分子的尿蛋白。

6. 稀释浓缩试验

高血压肾病患者可以出现夜尿增多和低比重尿等情况。

7. 生化检查

早期患者血尿素氮和肌酐水平均在正常范围内，病情发展过程中这两项指标往往会有不同程度的升高。部分患者伴有血尿酸水平增高。

8. 尿特种蛋白检测

尿 β_2-微球蛋白（β_2-MG）和尿 N-乙酰-β-氨基葡萄糖苷酶（NAG）可作为早期肾小管功能损害的指标。尿液中 β_2-MG 和 NAG 排出增加提示患者肾小管功能受损。

9. 核素肾功能的测定

通过双肾发射单光子计算机断层扫描仪（ECT）检查，可测出肾小球滤过率（GFR）和有效血浆流量（ERPF），从而客观地反映肾血流动力学改变及肾功能情况。

10. B 超检查

早期患者 B 超表现多无明显变化。患者有一定程度肾功能损害时，B 超检查可见双肾体积缩小、皮髓质边界欠清晰和皮质光点增多等表现。

11. 肾活检

肾脏病理符合原发性高血压引起的良性小动脉性肾硬化，即小叶间动脉和弓状动脉内膜肥厚、入球小动脉玻璃样变等。肾小动脉硬化程度与肾小球缺血性硬化、肾小管萎缩和肾间质纤维化等病变的程度相一致。

12. 辅助检查

通过眼底检查可以鉴别肾性高血压和高血压肾病。通常高血压导致的肾病患者会出现眼底动脉硬化。

（五）诊断标准

1. 病史

患原发性高血压一般 5 年以上，然后出现蛋白尿。并且多伴有以下情况：轻至中度持续性蛋白尿；视网膜动脉硬化的客观表现；排除各种原发性肾脏疾病和其他继发性肾脏疾病。

2. 临床表现

本病无特异性临床表现，血压往往控制不良，多数患者出现合并脑、心和眼底等器质性损害和功能障碍病情，甚至出现高血压危象。

3. 辅助诊断

① 年龄在 40 岁以上。

② 有高血压性左心室肥大、冠心病和心力衰竭等并发症。

③ 有脑动脉硬化和（或）脑血管意外病史。

④ 眼底血管病变。

⑤ 血尿酸升高。

⑥ 肾小管功能损害先于肾小球功能损害。

⑦ 病程进展缓慢。

4. 病理诊断

鉴别诊断有困难时，应尽快进行肾脏组织活检。肾脏病理符合原发性高血压引起的良性小动脉性肾硬化，即小叶间动脉和弓状动脉内膜肥厚、入球小动脉玻璃样变等，肾小动脉硬化程度与肾小球缺血性硬化、肾小管萎缩和肾间质纤维化病变程度相一致。

（六）中医辨病辨证要点

结合中医四诊和疾病特点来看，高血压肾病的病理性质属于本虚标实，其病机核心是肝、脾、肾气阴两虚为本，痰浊、瘀血、水湿和阳亢为标。病变脏腑主要责之肝肾，波及脾胃，最终累及心肺。肾虚为发病之本，湿浊、瘀血是病理产物，亦是病变进展之机。临证时应根据症候之标本缓急详加辨治。病变发生主要责之于以下几个方面。

1. 阴虚阳亢

长期忧郁恼怒而致肝气郁结化火，肝火旺盛耗伤肝阴，肝阴亏虚不能制约阳气而致肝阳上亢。肝阳上亢往往会出现下汲肾阴的情况，肾气耗伤不能闭藏精气，肾脏精微流失而出现蛋白尿。

2. 肾气不固

患者年老且病变日久，肾气亏耗导致肾脏固摄无权，引起尿中精微物质下泄而出现蛋白尿。

3. 痰瘀交阻

患者多有饮食不节或过食肥甘厚味导致脾胃受伤，病变往往导致脾胃健运失司、水谷不化而聚湿生痰。痰湿内阻更易于引起气机运行不畅，痰湿与气机交阻导致三焦气化不利，肺、脾、肾三脏功能障碍引起水液代谢失常，从而出现水肿。

4. 瘀毒内阻

年老肾阳虚衰或久病损伤，则肾气亏耗不能气化，脾失健运引起湿浊内留，瘀浊邪毒潴留体内引起胃失和降并出现恶心、呕吐。肾为胃之关，湿浊毒邪蕴蓄体内易引起胃的受纳失常，浊邪不降甚则格拒水谷而呈关格之候。

（七）治疗

1. 适当运动

指导患者规律生活，特别是养成良好的生活习惯。避免过度劳累，可适当参加太极拳和气功等健身活动。

2. 宣教和饮食治疗

嘱患者戒烟、戒酒，饮食宜清淡，尽量低盐饮食，忌食肥甘厚味。如果出现肾功能不全，则应选择高热量、优质低蛋白及低磷饮食。

3. 限制食盐摄入

在膳食中应控制食盐摄入量，每日 3~5 g。限制钠盐摄入有助于提高利尿剂的降压效果，并减少利尿剂所引起的失钾。超体重者应减轻体重，控制每日摄入的热量，适当的体育运动有助于血压的控制。在饮食中给予充分的钙、钾、低动物脂肪，养成良好的生活习惯（包括戒烟戒酒等）可减轻或延缓并发症的发生。

4. 严格控制血压

高血压并发肾损害的患者在调整生活方式的同时需要使用药物控制血压，通常需要多药联合治疗，以达到目标血压。

不同种类的降压药物有各自不同的适应证。肾素-血管紧张素系统（RAS）阻滞剂（如 ACEI 和 ARB）是治疗高血压肾损害的首选治疗药物。由于 RAS 阻滞剂不仅有降压的作用，同时还有非血压依赖性的肾脏保护作用。因此，如无禁忌证，就首选 RAS 阻滞剂进行治疗。如果血压控制不理想，可以进一步联合利尿剂、β 受体阻滞剂或钙通道阻滞剂等药物进行治疗。无论采用单药或联合用药治疗方案，血压控制达标都是第一位的目的。若能有效地控制血压，就能在一定程度上延缓肾小球动脉硬化的进展。

（1）一般治疗

一般治疗主要包括保证睡眠质量、控制饮食（特别是脂肪类食物的摄入），将钠盐的摄入量控制在每日 3~5 g 范围之内。

（2）降压药的选用

常用治疗高血压的一线药物有以下几个类型：利尿剂、β 受体阻滞剂、钙拮抗剂、ACEI 或 ARB。无论是选用一种降压药还是联合使用多种降压药，只要能满意地控制血压，就能有效预防高血压性肾小动脉硬化的发生，但是从保护肾脏角度，应首选 ACEI 或 ARB。

（3）预后判断

高血压肾病虽然最终可发展为终末期肾病，但若能早期诊断，积极地控制血压及其他可能的肾损害因素，则预后尚好。临床上只有少数患者发展为终末期肾病，多数患者在出现肾衰竭之前多已合并心脑血管病变或者在出现肾衰竭之前已死于心脑血管并发症。因此，有效的降压治疗是控制病变进展的关键。

5. 中医药治疗

中医药治疗本病的原则是护肾平肝、调整阴阳。可结合患者症状特点进行有针对性的辨证论治：虚证以滋补肾阴、补益肾气为主；实证以祛痰、活血、利湿、化浊为主。高血压肾病临床上多以本虚标实为多见，治法以滋养肝肾、健脾化湿为本，可以配合平肝潜阳、活血化瘀、泄浊利水而达到标本兼治的目的。

（1）阴虚阳亢证

症候：眩晕耳鸣，每因烦劳或恼怒而头晕头痛，健忘，腰膝酸软，五心烦热，口干口苦，面色潮红。舌质红，苔薄或无苔，脉弦细数。

治法：滋阴潜阳。

代表方：天麻钩藤饮合六味地黄汤加减。

常用药：天麻、钩藤、石决明、栀子、淡豆豉、黄芩、茯神、夏枯草、牡丹皮、川牛膝、桑寄生、夜交藤、山药、煅牡蛎、煅龙骨、生地黄、菊花、山茱萸、麦冬、益母草等。

（2）湿瘀交阻证

症候：面色晦暗，腰酸痛，面部肢体浮肿，乏力或腹胀，胸闷恶心，纳呆，口干不欲饮，唇舌紫暗或有瘀斑。苔白腻，脉濡或涩。

治法：活血化瘀利湿。

代表方：桃红四物汤合半夏白术天麻汤加减。

常用药：桃仁、红花、生地黄、川芎、当归、赤芍、白芍、黄芪、泽泻、佩兰、半夏、白术、天麻、陈皮、茯苓、猪苓、泽泻、甘草。

（3）脾肾阳虚证

症候：身重困倦，形寒肢冷，动则加剧，劳累发作，神疲懒言，饮食减少，面色苍白，腰膝酸冷，面浮肢肿。舌质淡，体胖有齿痕，苔白厚腻，脉沉细弱。

治法：温补脾肾。

代表方：实脾饮加减。

常用药：白术、茯苓、党参、木香、草果、干姜、巴戟天、淫羊藿、黄芪、当归、木瓜、大腹皮、猪苓、桂枝等。

（八）患者健康教育

① 本病患者具有高血压病史，长期血压控制不佳是导致病变产生的直接原因。因此，监测患者血压并控制在合理范围是防治高血压肾病的重要方式。患者需要控制盐分的摄取量并减少高脂饮食，结合年龄和性别等因素综合确定合理的食谱。患者平时应注意适当休息，节制房事，避免因劳累过度或剧烈运动诱发和加重病情。避免肥腻、辛辣、燥热食物，饮食宜清淡，忌烟酒。

② 发生高血压肾病者多是多年高血压患者，常年控制不佳的高血压除了引起肾脏病变外，还会导致心脑血管病变等。对于本病应早期发现可能出现的问题，及时治疗。

③ 避免使用对肾脏有损害或者会加重肾脏负担的药物。

④ 注意控制血压，控制每日食盐用量并观察每天的尿量变化。

⑤ 定期监测肾功能、尿常规等指标。

（九）护理与预防康复

1. 护理

劳逸适度，结合病情制定活动方式，如散步和慢跑等，避免重体力劳动和急剧运动。饮食上，结合活动量和体重等情况，掌握食物热量并合理安排每日膳食。如果患者肾功能异常，则除了须控制盐类外，还应严格控制蛋白质摄入量。

2. 预防康复

高血压肾病的控制分为三级预防：

一级预防：高血压肾病早期，主要是针对正常白蛋白尿至微量白蛋白尿期的防治。需要注意监测患者的血压，保证患者血压控制达到标准。

二级预防：高血压肾病中期，主要是针对高血压肾病伴有蛋白尿的阶段，控制血压和控制尿蛋白漏出相互配合进行。

三级预防：高血压肾病后期，主要是针对高血压伴有蛋白尿以及肾损害患者。临床上要慎重使用降压药物，宜选用 ACEI 等肾脏损害作用小的降压药物，并严密监测肾功能情况。

五、多发性骨髓瘤肾损害

多发性骨髓瘤（multiple myeloma，MM）是骨髓内浆细胞异常增生性疾病，主要表现为骨髓中有大量恶性浆细胞即骨髓瘤细胞异常增殖，骨髓瘤细胞的分布呈现弥漫性增生，往往引起广泛的骨髓破坏和骨髓功能抑制。本病起病缓慢且临床症状多，多见肾脏受累，常常可见贫血、骨痛、低热、出血、感染和肾功能不全等表现。随着病情的进展，血清检查多出现 M 球蛋白比例异常增高，髓外组织浸润，从而导致肝脾肿大、淋巴结肿大、反复感染、出血、高黏滞综合征和肾衰竭等，危及患者生命。本病临床上并不少见，国内发病率与欧美国家的发病率相似，为（2～3）/10 万人。发病年龄大多在40 岁以上，常见的发病年龄为 50～60 岁，青少年发病相对少见。本病在中医学上归属于"骨痹""虚劳""痹证"等疾病的范畴。

（一）病因及发病机制

本病的病因不明，目前研究认为其发生原因是多个方面的，特别是与遗传、放射和化学物质刺激等因素有关。

骨髓瘤细胞的核型分析表明，本病大约 80% 的患者有非整倍体，其中超二倍体最多见，约占所有非整倍体的 70%，二倍体约占 20%。关于多发性骨髓瘤的发病过程，有些学者推测起源于骨髓的肿瘤前体细胞，一部分循环于外周血中，另一部分因黏附因子的作用重新"归巢"于骨髓内继续分化为浆细胞，并可于疾病晚期自骨髓溢于外周血中。

（二）诊断要点

① 骨髓涂片浆细胞所占比例超过 15% 且存在畸形浆细胞，组织活检为浆细胞瘤。

② 血清 M 蛋白 IgG>35 g/L，或 IgA>20 g/L，或 IgD>2.0 g/L，或 IgE>2.0 g/L；尿中出现 M 蛋白>1.0 g/24 h。

③ 溶骨性病变或广泛的骨质疏松。

④ 在此基础上伴有蛋白尿和肾功能不全等肾脏损害。

（三）鉴别诊断

患者有以下表现时应注意鉴别是原发性肾脏病还是多发性骨髓瘤肾损害：

① 年龄在 40 岁以上且出现不明原因肾衰竭，尤其是男性患者。

② 贫血和肾功能损害程度不成正比。

③ 多发性骨痛与病理性、自发性骨折以及高血钙。

④ 尿液本周蛋白阳性。

⑤ 高球蛋白血症。

（四）相关实验室检查

1. 血细胞分析

贫血程度轻重不一，晚期常较重。白细胞计数可以正常、增多或减少。血小板计数多正常，有时可减少。血液涂片可见红细胞形成缗钱状，多出现于血浆球蛋白很高的患者。约 20% 的患者外周血中可出现少量骨髓瘤细胞。红细胞沉降率大多很高。

2. 骨髓检查

疾病初期，骨髓病变可呈局灶性和结节性分布。一次骨髓检查阴性不能完全排除本病，对于高度怀疑本病的情况需要多次且多部位穿刺做骨髓检查排除本病。骨髓有核细胞多呈增生活跃或明显活跃。当浆细胞在 8% 以上并伴有形态异常时，应考虑骨髓瘤的可能性。

3. 血清异常球蛋白检测

高球蛋白血症和 M 蛋白可以出现在绝大多数患者，血清总蛋白质水平多高于正常且球蛋白增多，白蛋白正常或减少，白蛋白与球蛋白比例倒置。应用免疫电泳时按 M 蛋白成分的不同本病可分为 IgG 型、IgA 型、凝溶蛋白或轻链型、IgD 型（常伴有 λ 轻链）、IgE 型和 IgM 型。此外，尚有 1% 的多发性骨髓瘤患者血清或尿液中不能分离出 M 蛋白，称为非分泌型骨髓瘤。少数患者血清中尚存在冷球蛋白，在患者血液 4 ℃ 的低温条件下可自行沉淀，但在 37 ℃ 下又重新溶解。

4. 尿本周（凝溶）蛋白检测

本周蛋白是由多条轻链所构成的，分子量小，且可通过肾小球基底膜从尿中排出。大约半数的骨髓瘤患者尿本周蛋白可呈阳性。在本病初期，本周蛋白常间歇出现，晚期才经常出现。故本周蛋白阴性时不能排除本病，应反复查尿液本周蛋白，最好查 24 小时尿液或者将尿液浓缩后可提高本周蛋白检测的阳性率。

5. X 线检查

① 弥漫性骨质疏松。

② 溶骨破坏。

③ 病理性骨折。

6. 肾脏组织病理学检查

① 轻链蛋白质管型肾病。远曲小管和集合管均可见轻链蛋白管型,有时也可在近曲小管见到。管型大小不一且呈多层断裂状。偶尔在管型内可见针状或菱形结晶,管型周围有单核细胞、多核巨细胞和退变细胞。肾小管细胞呈扁平状,有退行性病变、坏死或萎缩。肾小管基底膜轻度增厚,可有断裂。

② 肾小管坏死。少数仅有轻度间质纤维化,小管坏死并偶见管型,无巨细胞反应。

7. 其他

患者由于骨质被广泛破坏,多有高钙血症。血磷主要由肾脏排出,故患者肾功能正常时血磷水平正常,但晚期患者(尤其是肾衰竭时)血磷可显著升高。骨髓瘤患者由于骨质破坏而无新骨形成,所以血清碱性磷酸酶大多正常或轻度增高,这点与骨转移癌显著不同。由于瘤细胞的分解,糖蛋白破坏可出现高尿酸血症,严重时引起尿酸结石。

（五）诊断标准

多发性骨髓瘤的分期目前仍以 Durie-Salmon 分期为标准。

1. Ⅰ 期

符合下列条件:血红蛋白>100 g/L;血钙正常;骨骼 X 线摄片正常或呈孤立性溶骨病变;M 球蛋白 IgG<50 g/L,IgA<30 g/L,尿轻链蛋白<4 g/d,骨髓瘤细胞总数<$0.6 \times 10^{12}/m^2$。

2. Ⅱ 期

处于Ⅰ、Ⅲ期之间。按肾功能正常与否可将本病分为 A、B 两组。A 组:肾功能正常,血清尿素氮<10.71 mmol/L,肌酐≤176.8 μmol/L。B 组:肾功能明显损害,血清尿素氮>10.71 mmol/L,肌酐>176.8 μmol/L。

3. Ⅲ 期

须符合下列一项或多项:血红蛋白<85 g/L;血钙>0.26 mmol/L;明显多发性溶骨损害;M 球蛋白明显增多,IgG>70 g/L,IgA>50 g/L,尿轻链蛋白>12 g/d,骨髓瘤细胞数>$1.2 \times 10^{12}/m^2$。

（六）中医辨病辨证要点

中医理论认为,本病的发病原因往往是先天禀赋不足、肾精亏虚而致五脏失养、病邪容易侵袭入脏而内搏于骨,以致毒入骨髓,瘀毒内结,精髓不生。本病根源在肾,病变表现以肾虚为本,邪毒内蕴骨髓为标,本虚标实。故本病病位在骨,病变根本在肾。

中医症候表现:全身浮肿,面色萎黄或黧黑,腰胀痛或刺痛,舌质紫黯或有瘀点瘀斑，苔白腻，脉沉滑或弦滑，多为水瘀互结；气短懒言，倦怠乏力，多为气虚；口干咽燥，手足心热，口苦口黏，小便短赤，大便干结，舌质红或有瘀点瘀斑，苔微腻或花剥，脉细数，多为瘀热伤阴之象。后期亦可致气血阴阳俱虚的症候。

（七）治疗

目前认为，化学治疗和干扰素治疗可以使部分患者的病情得到有效缓解，但不能根治疾病。骨髓移植是可以选择的治疗手段之一，由于患者多为老年人，不适宜进行异基因骨髓移植。

1. 对症治疗

对症酌量输血及皮下注射促红细胞生成素可以纠正贫血，从而使患者的血红蛋白维持在接近正常的水平。临床上要注意控制感染和防止病理性骨折等。可使用中等剂量糖皮质激素或静注呋塞米等药物治疗或者以增加补液量的方式等治疗高钙血症。口服别嘌呤醇（需要排除过敏可能）等药物对症治疗高尿酸血症。对血液黏滞度增高者，可考虑应用低分子肝素，必要时使用血滤的方式进行血浆分离。常规采用碱化尿液的药物和ARB 等联合治疗。

2. 化学治疗

目前常采用联合化疗方案，对于经化疗后缓解的患者应继续维持治疗，目前意见尚不一致。标准化疗多采用 MP 方案，主要是美法仑联合泼尼松，新的化疗方案采用硼替佐米、沙度利胺和来那度胺等药物，联合地塞米松治疗为原则，缓解率较高。

3. α 干扰素治疗

干扰素和化疗药物联合应用可明显增加早期缓解率和延长缓解时间。α 干扰素用量一般为每次 300 万单位，隔日 1 次，疗程 3~6 个月。

4. 血液净化与移植

对于临床上表现为急进性肾损害的患者，如果经济条件允许和血浆充足，可以采用血浆置换疗法，部分患者可获得令人满意的疗效。如果患者已经出现肾衰竭的情况，则往往需要尽快开展血液净化治疗。肾移植需要在骨髓移植的基础上进行，但是存在骨髓和肾脏供体的双重限制，而且费用较高。

5. 中医药治疗

本病的治疗首当辨别虚实，虚证责之脾肾亏虚，实证多表现为热毒、痰浊和血瘀络阻等情况。临床上往往表现为虚实夹杂，临证时应当分清孰轻孰重，以决定治疗的主次先后。

本病的治疗应抓住"虚""湿""痰""瘀"四个方面进行辨治。其中以虚为主因，始以气虚为先，继则脾肾气虚，津液不归正途而化为水湿痰浊，而致阴津亏少，故有阴虚表现；病久则命火虚衰，遂致脾肾阳虚或阴阳两虚。水湿、痰浊和瘀血三者多因虚而生，病变一旦形成，又可因实致虚导致虚实夹杂，形成恶性循环。治疗上实多虚少，当以泻实为主，兼补其虚；病久则虚多实少，治以补虚为主，兼泻其实。扶正固本与祛邪解毒是治疗本病的重要原则。

（1）痰瘀交阻证

症候：全身浮肿，面色萎黄或黧黑，胸脘痞闷，心悸头眩，胁下痞块，腰胀痛或刺痛，尿少，大便不畅。舌体胖大，舌质紫黯或有瘀点瘀斑，苔白腻，脉沉滑或弦滑。

治法：健脾益肾，祛瘀化痰。

代表方：桃红四物汤合二陈汤加减。

常用药：桃仁、红花、炒白术、竹茹、胆南星、山药、赤芍、白芍、当归、川芎、薏苡仁、半夏、陈皮、茯苓、荷叶、天竺黄、泽兰、甘草等。

（2）脾肾气虚证

症候：面浮肢肿，面色萎黄，少气乏力，脘痞纳呆，腰酸刺痛。舌质淡黯或有瘀斑，苔白，舌边有齿痕，脉细弱。

治法：健脾益肾。

代表方：无比山药丸加减。

常用药：党参、太子参、巴戟天、肉苁蓉、鹿角胶（烊化）、炒白术、山药、山茱萸、菟丝子、杜仲、怀牛膝、炙甘草、茯苓、泽泻、黄芪等。

（3）肾阴亏虚证

症候：轻度浮肿，口干咽燥，手足心热，口苦口黏，腰酸刺痛，小便短赤，大便干结。舌质红或有瘀点瘀斑，苔微腻或花剥，脉细数。

治法：滋阴益肾。

代表方：六味地黄丸加减。

常用药：知母、黄柏、生地黄、熟地黄、黄精、麦冬、猪苓、枸杞子、山药、山茱萸、泽泻、赤芍、白芍、茯苓、牡丹皮等。

（4）气阴两虚证

症候：肢体微肿，面色无华，神疲乏力，易感冒，心悸气短，咽干口燥，腰酸刺痛，或有血尿。舌质暗红有瘀点、瘀斑，苔白微腻，脉细或弱。

治法：益气养阴。

代表方：生脉饮合二至丸加减。

常用药：太子参、党参、女贞子、墨旱莲、阿胶（烊化）、麦冬、五味子、黄芪、猪苓、生地黄、山药、山茱萸、牡丹皮、赤芍等。

（5）阴阳两虚证

症候：肢体浮肿，按之如泥，精神萎靡，疲惫不堪，面色黧黑，畏寒肢冷，头晕目眩，手足心热，腰酸腰痛，纳呆便溏，小便清长。舌质淡黯，舌体胖大有齿痕，苔白腻，脉沉细无力。

治法：滋阴温肾。

代表方：金匮肾气丸加减。

常用药：熟地黄、生地黄、牛膝、仙灵脾、菟丝子、覆盆子、韭菜子、山药、山茱萸、制附子、大芸、六神曲、肉桂、茯苓、泽泻等。

（八）患者健康教育

① 本病直接原因是血液系统疾病，多发性骨髓瘤主要影响肾功能、造血功能，并可引起全身性骨质破坏。因此，临床最为常见的是贫血及出血倾向、高钙血症、血液黏滞度高和肾功能下降等问题。患者平时需要注意避免使用或食用影响凝血功能的药物或食物，避免剧烈运动，减少受伤可能，并多饮水。注意适当休息，避免因过度劳累或剧烈运动诱发和加重病情。

② 避免肥腻、辛辣、燥热食物，饮食宜清淡，忌烟酒。

③ 避免使用对肾脏有损害或者会加重肾脏负担的药物。

④ 注意控制血压，观察每天的尿量变化。

⑤ 定期监测肾功能、凝血指标、血钙、血常规及尿常规等。

（九）护理与预防康复

1. 护理

劳逸适度，结合活动量、体重和血钙以及根据食物热量安排每日膳食。如果患者肾功能异常，则应严格控制蛋白质特别是植物蛋白的摄入量。

2. 预防康复

预防主要包括预防多发性骨髓瘤的复发和保护肾脏功能两个方面。注意定期监测血常规，使用药物碱化尿液和保护肾功能。

六、乙型肝炎相关性肾脏病

乙型肝炎病毒相关性肾炎是乙型肝炎病毒（hepatitis B virus，HBV）感染后的一种主要肝外病变，可发生于任何年龄，但多见于儿童和青壮年，尤以男性多见。本病的预后与肾脏的病理类型有关。膜性肾炎的肾功能衰退速度较慢，患者多长期生存；膜增生性肾炎进展较快，最终出现肾衰竭。部分乙型肝炎患者血清 HBeAg 阳性或 HBsAg 阳性转为抗 HBeAb 阳性或抗 HBsAb 阳性后，其肾脏病变可自行缓解。中医对乙型肝炎病毒相关性肾炎主要是根据其胁肋疼痛、神疲乏力、纳少便溏和水肿等临床症候，分别归属于"胁痛""虚劳""臌胀""水肿"等范畴来辨证治疗。

（一）病因及发病机制

1. 乙型肝炎病毒的特点

乙型肝炎病毒是一种复合型 DNA 病毒，HBV 基因呈环状，部分是双链 DNA（乙肝病毒核酸）和一段长度可变的单链 DNA。HBV 进入人体后可产生抑制性抗体，这种抗体有中和病毒的作用。但有时机体对 HBV 不能产生足够的抑制性抗体。有人认为，机体是否能产生识别 HBV 的抑制性抗体与遗传有关。HBV 感染肝细胞需要有一个媒介来介导，人血清聚合白蛋白（PHSA）可能起到这种媒介作用。不少研究者发现，HBsAg 具有 PHSA 受体，肝细胞表面也具有这种相似的 PHSA 结合点，这样 PHSA 就起到了介导 HBV 黏附到肝细胞表面的作用。HBV 可进一步进入肝细胞，在肝细胞内繁殖。肝细胞破裂后进入血液形成完整或不完整的病毒颗粒。乙型肝炎病毒潜伏期 40~180 天，平均约 75 天。

2. 乙型肝炎病毒感染与肾小球肾炎发病之间的关系

目前认为，乙型肝炎病毒相关性肾炎的发病机制包括以下几个方面：

① HBV 由于其泛嗜性直接感染肾脏，感染 HBV 的肾细胞由于病毒的杀细胞效应（病毒致细胞破坏、死亡的作用）而致病。

② HBV 抗原和宿主抗体形成的免疫复合物在肾脏组织沉积，诱发免疫复合物性肾炎。

③ HBV 诱发的特异性免疫作用致病，诸如特异性 T 淋巴细胞和抗体的作用。

④ HBV 诱发的细胞因子和介质对肾组织的损伤不可忽视。值得注意的是，不同病理类型的乙型肝炎病毒相关性肾炎的发病机制可能存在差异。

（二）诊断要点

① HBV 感染的血清学证据，即血清 HBV 抗原阳性。

② 确诊肾小球肾炎，并可排除狼疮性肾炎等继发性肾小球疾病。

③ 肾组织切片中证实有乙肝病毒标志物沉积。

其中，肾小球中找到 HBV 抗原为诊断的必备条件。但在肾组织切片上 HBV 检出率差别很大，这种差别可能与检测技术或抗血清的质量有关，应做多种抗原的检测，以提高诊断率。

（三）鉴别诊断

1. 狼疮性肾炎

狼疮性肾炎可根据其临床表现、生化检查及肾脏病理检查结果进行确诊。狼疮性肾炎患者肾脏组织中可见 HBsAg 沉积，但患者并无肝脏疾病的临床证据。HBsAg 的沉积是非特异型滞留病毒，或者是导致狼疮性肾炎的病因。

2. 特发性膜性肾病

特发性膜性肾病与乙肝相关性膜性肾病（HBV-MN）的临床表现不尽相同，肾脏病理表现也不完全一致。电镜下系膜区及内皮下沉积物是鉴别二者的方法之一。HBV-MN 患者在系膜区及内皮下有沉积物，而特发性膜性肾病患者则无系膜区及内皮下沉积物。HBV-MN 常伴有肾小球系膜细胞节段性增殖，电镜下可见内皮细胞中有小管网状结构，有时可见病毒颗粒。

（四）相关实验室检查

1. 常用的乙型肝炎相关血清学标志物检测

① HBsAg：是血液循环中乙肝病毒的主要抗原，感染后在血清中首先出现，通常在接触感染后 3~5 周检出。临床上 HBsAg 出现 1~7 周（平均 4 周）时开始出现肝脏病变的相关症状。

② HBeAg：稍后于 HBsAg 出现，是病毒复制的标志，是高水平病毒量和高度感染性的血清学标志。HBsAg 阳性的同时 HBeAg 阳性代表有极强的传染性。

③ 抗 HBc：高滴度的抗 HBc 提示肝细胞持续损害。

④ 抗 HBcIgG：代表新近或过去感染 HBV，持续很久，可作为流行病学调查标志。

⑤ DNA 多聚酶：一般与 HBeAg 同时存在，是病毒复制的标志。

⑥ 抗 HBe：在 HBeAg 消失后产生。

⑦ 抗 HBs：恢复期才出现，是保护性抗体，能维持很久。

2. 肾脏组织病理学检查

HBV 相关肾炎的组织病理学改变以膜性肾炎居多，其次是膜增生性肾炎，其他如系膜增生性肾炎、局灶节段性肾小球硬化和微小病变等。

（五）诊断标准

本病的诊断需要具备以下三个要点：

① 血清 HBV 抗原阳性。

② 临床表现：肾小球肾炎并排除狼疮性肾炎等继发性肾小球疾病。多数患者表现为蛋白尿或肾病综合征，大多数患者就诊时肾功能正常，高血压相对少见。尿沉渣多无异常，少数可见镜下血尿。转氨酶正常或轻度升高，非流行区患者常有急性肝炎病史。患者几乎均可检测到 HBsAg 及抗 HBe 抗体。部分患者血清 C3 降低。

③ 肾脏组织切片：血清 HBV 抗原阳性，同时肾脏组织切片显示确有 HBV 抗原，则可诊断为 HBV 相关性肾炎。

（六）中医辨病辨证要点

本病的辨证重点首先是辨别病位，病位有肝、脾和肾。结合主要临床表现，判断归属于中医何种疾病范畴，并提出相应的中医病名，再根据具体情况辨证论治。其次是辨清虚实。乙型肝炎病毒相关性肾炎的病机特点为本虚标实、虚实夹杂。虚证可有肝肾阴虚、脾肾阳虚；实证包括湿热、热毒、瘀血等。此外，本病的特点为虚实夹杂，故在疾病发展的过程中病证多虚实错杂。

（七）治疗

1. 免疫抑制剂和激素

免疫抑制治疗不仅不能有效地缓解蛋白尿，而且还有可能加速病毒复制，导致肝炎病情恶化。干扰素抗病毒治疗对 HBV 相关性肾炎可能有益，尤其对儿童患者及非流行区成人患者。激素治疗大多无效，且可促进病毒复制。只有在复制指标阴性且大量蛋白尿时，才可试用。

2. 阿糖腺苷及胸腺提取物

阿糖腺苷及胸腺提取物主要用于治疗病毒感染及增强免疫功能，可以达到使患者病毒活动度降低和蛋白尿消失的目的。

3. 血液净化与移植

如果患者已经出现肾衰竭的情况，则需要进行血液净化治疗或者肾移植。但是由于本病存在病毒活跃的问题，有可能出现血源性感染和使用免疫抑制剂导致病毒暴发。因此，目前多采用血液透析的治疗方法。移植后肾脏病变复发概率比较高，不作为首选治疗方法。

4. 中医药治疗

乙型肝炎病毒相关性肾炎致病的内因多是正气不足，外因则是湿热疫毒。本病病情的发生和发展包括以下几个方面：第一，外感湿热，内蕴脏腑；第二，饮食不洁，湿热内伤；第三，素体虚弱，劳累过度；第四，情志内伤导致其他疾病损伤元气，湿热乘虚而入。本病初期为湿热蕴结于肝，下汲于肾，中期则多为湿热瘀毒互结，后期则肝肾阴虚或脾肾阳虚多见，病位主要在肝、脾和肾。湿热疫毒始终贯穿于整个病程。

本病的临床特点为邪实渐进、正气虚损，故而治疗原则为祛邪扶正。早期以邪实为主，渐至虚实夹杂；后期多正虚邪实，以正虚为主。祛邪以清热解毒、行气利水和祛湿化瘀为主；扶正以益气健脾和滋补肝肾为本。治疗当注意治病求本，祛邪不伤正，扶正不留邪。病性不同则治疗有别，或先攻后补，或攻补兼施，或先补后攻。结合病情和症候灵活辨证施治。

（1）气滞湿阻证

症候：胸胁胀痛，脘腹痞满，纳食减少，食后胀甚，嗳气，小便短少，甚则肢体浮肿，大便不爽。舌苔白腻，脉弦滑。

治法：疏肝理气，健脾祛湿。

代表方：柴胡疏肝散合五苓散加减。

常用药：柴胡、制香附、木香、栀子、茵陈、佛手、炒麦芽、猪苓、泽泻、白术、藿香、佩兰、川芎、苍术、茯苓、桂枝等。

（2）湿热蕴结证

症候：胁痛口苦，渴不欲饮，胸闷纳呆，恶心呕吐，烦热，小便短赤且有泡沫，大便黏腻。舌苔黄腻，脉弦滑数。

治法：清热利湿，通利三焦。

代表方：连朴饮合中满分消丸加减。

常用药：黄芩、知母、泽泻、黄连、黄柏、银花、连翘、猪苓、茯苓、栀子、淡豆豉、荷叶、六神曲、虎杖、枳壳、厚朴、制半夏、陈皮、茵陈等。

（3）脾肾阳虚证

症候：神疲乏力，腰酸膝软，面肢浮肿，下肢按之凹陷难起，纳少便溏，腹胀不适，面色苍白，小便清，夜尿频。舌淡胖，边有齿痕，苔白，脉沉细无力。

治法：运脾化湿，行气利水。

代表方：真武汤或实脾饮加减。

常用药：制附子、白术、肉桂、大腹皮、生姜皮、冬瓜皮、薏苡仁、白扁豆、木瓜、牛膝、猪苓、藿香、车前子、泽泻、白芍、防己、党参等。

（4）肝肾阴虚证

症候：头晕目眩，腰酸腿软，五心烦热，头晕耳鸣，两目干涩，口干咽燥，盗汗。舌红少津，苔薄黄，脉细数。

治法：滋补肝肾，利水消肿。

代表方：知柏地黄丸合二至丸加减。

常用药：知母、黄柏、牡丹皮、猪苓、阿胶（烊化）、枸杞子、山茱萸、山药、生地黄、黄精、墨旱莲、茯苓、泽泻、熟地、女贞子等。

（5）气虚血瘀证

症候：病程日久，面色晦暗，形体消瘦，腹部胀满，神疲乏力，纳差便溏，尿色黄赤或夹泡沫。舌质暗边有瘀点，苔白，脉沉涩。

治法：益气健脾，软坚化瘀。

代表方：桃红四物汤合六君子汤加减。

常用药：太子参、党参、白术、茯苓、当归、黄芪、川芎、赤芍、郁金、丹参、甘草、桃仁、红花、当归、生地黄等。

（八）患者健康教育

① 本病患者具有乙型肝炎病史，病毒在体内长期存在是导致病变产生的直接原因。因此，监测患者乙型肝炎病毒的复制情况并控制在合理范围是防治本病的重要措施。对于患者而言，应适当休息，节制房事，避免因劳累过度或剧烈运动诱发和加重病情。避免肥腻、辛辣、燥热食物，饮食宜清淡，忌烟酒。

② 本病往往发生在患病多年的患者，病情控制不佳除了引起肾脏病变外，还会导致肝脏纤维化等病变。对于本病应早期发现可能出现的问题，及时治疗。

③ 避免使用对肾脏有损害或者会加重肾脏负担的药物。

④ 注意控制血压，观察每天的尿量变化。

⑤ 定期监测肾功能、尿常规等指标。

⑥ 乙型肝炎本身具有一定的传染性，需要重视避免将病变传染给密切接触的家庭成员，特别是婴幼儿。餐具、卫生用品等宜单独使用和清洁。

（九）护理与预防康复

1. 护理

劳逸适度，结合病情制定活动方式，避免重体力劳动和急剧运动。饮食上，结合活动量和体重等情况，并根据食物热量合理安排每日膳食，以清淡、易消化的饮食为主。

2. 预防康复

① 一级预防：积极预防乙型肝炎病毒感染。注意饮食卫生，家庭成员中如有乙型肝炎患者，则在日常生活中需要注意防护，特别是母子垂直感染，新生儿广泛接种乙肝疫苗并为乙肝防治创造条件。

② 二级预防：防止病情的发展，主要是在补充适宜能量的基础上，注意减轻肝肾负担，限制蛋白质的摄入，摄入的膳食应以优质蛋白为主；限制胆固醇和饱和脂肪酸的摄入，适当食用植物油、鱼类等含不饱和脂肪酸丰富的食物；多食用膳食纤维，既有利于保持肠道通畅，也有利于体内毒素的排出；注意增加维生素丰富的食物，以弥补肝脏合成的不足；肾功能受损明显的患者还应限制食盐的摄入量。

③ 三级预防：注重肝肾功能的保护，也就是保持情志舒畅，适当休息与活动，血尿、水肿和高血压明显者需要卧床休息，以防加重病情。预防和及时治疗继发性感染，避免使用对肝、肾有毒性的药物，定期复查，接受医疗及护理指导。

七、高尿酸血症肾病

尿酸是嘌呤代谢的终产物，长期嘌呤代谢障碍致尿酸生成过多或排泄减少使血尿酸升高称为高尿酸血症。尿酸在血中浓度过饱和可沉积于肾脏引起肾脏病变，称为高尿酸血症肾病，临床上表现为急性和慢性高尿酸血症肾病及尿酸性肾结石。随着人们生活水平的提高和膳食结构的改变，高尿酸血症肾病的患病率逐年升高并成为导致终末期肾病的主要原因之一。如果能早期诊断并给予治疗，肾脏病变可减轻或停止进展，否则病情进一步发展可导致肾衰竭。本病的发生与高尿酸血症密切相关，肾脏既是尿酸的主要排泄器官，同时又是高尿酸损害的主要靶器官。

中医认为本病的发生主要原因在于先天禀赋不足，脾肾功能失调。病变过程中以肝肾亏虚、脾失健运为本。本病初期表现往往在肢体、关节经络，继则侵蚀筋骨，内损脏腑。肝肾亏虚，精血不足，筋骨经脉失养。肾司二便功能失调，湿浊内聚，脾失健运，痰浊内生。病变日久气血耗伤，内损脏腑，呈现气血双亏或肝肾亏损继而累及他脏，此时病情复杂而严重。邪气闭阻日久，浊毒久稽，损伤脾肾，寒热错杂，窒塞三焦以至"关格"尿闭等险恶之象环生。病初以邪实为主，病久本虚标实。

（一）病因及发病机制

高尿酸血症的主要发病原因是尿酸生成过多或尿酸排泄减少，与人群遗传因素、环境因素、饮食习惯等有关。肾脏是高尿酸血症最易受累的内脏器官。一般情况下先出现肾小管浓缩功能减退，主要是尿酸盐沉积于肾小管间质，其周围有白细胞、巨噬细胞浸润，可引起肾小管间质炎症、纤维化，随着病情进展可逐渐出现肾小球硬化、动脉硬化和动脉壁增厚。

1. 遗传因素

高尿酸血症的发病具有一定的遗传倾向和家族聚集现象，其中男性患者的发病率较女性高。高尿酸血症肾病发病的核心是高尿酸血症，高尿酸血症属于多基因疾病。原发性高尿酸血症常由基因缺陷引起，肾脏对于尿酸的调节也具有明显的遗传性，大多数高尿酸血症患者的最初发病原因是肾脏尿酸分泌减少。

2. 尿酸沉积

在 pH 为 7.4 的条件下，95% 的尿酸以尿酸盐离子的形式存在，而在远端肾小管的低 pH 环境下，大部分尿酸以非解离形式出现。当尿液浓缩和 pH 降低到一定程度时，无定形的尿酸盐结晶沉积于远端小管和集合管管腔。由于逆流倍增机制，肾皮质和髓质间存在尿酸盐梯度，在有足够尿酸盐浓缩的髓质中，尿酸形成尿酸盐结晶或单盐-水化合物。尿酸盐在髓质和肾小管沉积可引起间质性炎症或肾内梗阻，进一步可引起慢性间质性肾病、肾功能衰竭。

3. 血流动力学因素

尿酸升高是高尿酸血症肾病发病的关键因素。尿酸可刺激血管平滑肌细胞增殖，引起肾入球小动脉增厚，肾小管间质纤维化病变，肾皮质血管收缩。尿酸还可增加血液黏滞性、降低内皮和致密斑一氧化氮水平、增加氧化应激和激活 RAS 系统，促进肾血管收缩。血管的长期收缩导致血管壁增厚，引起继发性的肾脏缺血，刺激肾间质纤维化。

4. 炎症反应

正常情况下单核细胞不易黏附于血管壁。在高尿酸血症条件下，尿酸可通过激活核转录因子上调内皮细胞单核细胞趋化蛋白-1（MCP-1）的表达，单核细胞在 MCP-1 的作用下向内皮细胞黏附，并激活内皮细胞，使其结构和功能改变，并进一步导致其他炎症因子生成，引起炎症级联反应。尿酸作为炎症介质促发炎症反应，引起肾小管间质炎症，最终致肾脏损伤甚至纤维化。

（二）诊断要点

高尿酸血症肾病的诊断往往是根据相关病史、临床表现及血尿酸水平、影像学检查等来确定的，病因不明时肾穿刺活检具有确诊价值。

1. 急性高尿酸性肾病

起病急骤，多见于肿瘤放疗或化疗后 1~2 天，出现少尿型急性肾衰竭，伴严重的高尿酸血症，血尿酸浓度可高于 893 μmol/L。尿液呈酸性，尿沉渣无有形成分，尿蛋白阴性。

2. 慢性高尿酸性肾病

中年以上男性有痛风病史以及逐渐发生肾功能损害、尿常规变化不明显者，可首先怀疑本病。早期肾小管浓缩功能减退，出现夜尿增多、间歇性轻至中度蛋白尿，部分患者可有轻度水肿和血压中度升高，后期可出现肾小球功能受损，血肌酐和尿素氮升高。临床上在诊断此病前应排除肾脏病继发高尿酸血症的可能，必要时可行肾活检来排除其他原因导致的肾脏病。

3. 尿酸性尿路结石

结石细小者可无症状，仅在尿中见砂状鱼子样结石，较大者可引起肾绞痛和血尿，继发感染可呈肾盂肾炎表现。单纯性尿酸结石可透过 X 线，故 X 线检查不能发现。静脉肾盂造影可发现充盈缺损，B 超或 CT 证实缺损系结石所致者，确诊有赖于结石成分分析。

（三）鉴别诊断

1. 慢性肾功能不全继发高尿酸血症

对于多数高尿酸血症合并慢性肾脏病的患者，需要仔细分析是否肾脏损伤在前。慢性肾功能不全患者常伴有贫血、低钙血症、水电解质紊乱等表现，血尿酸也可升高，但因不存在明显的皮质-髓质梯度，尿酸盐沉积的可能性小。尿酸排泄分数有助于两者鉴别，慢性肾功能不全常出现尿酸排泄分数下降，而高尿酸血症肾病常伴有尿酸排泄分数升高。

2. 高血压肾病

尿酸性肾病与高血压肾病的临床表现较相似。多数高血压肾病患者伴有持续性微量蛋白尿或明显蛋白尿，出现肾小管功能损害，之后逐渐出现慢性肾衰竭，病程中可出现高尿酸血症。高血压和高尿酸血症的病史是疾病鉴别诊断的关键，阳性家族史可供参考。高血压肾病常伴有视网膜动脉硬化、心脑血管等器官损害，而高尿酸血症肾病常伴有痛风性关节炎及尿路结石。在鉴别困难且有必要的情况下，肾组织病理学活检有助于鉴别。

3. 铅中毒性肾病

由于肾脏具有重吸收和积累金属元素的能力，长时间接触铅常导致肾小管功能障碍、慢性小管间质肾病。慢性铅中毒肾病患者也可出现痛风发作和高尿酸血症，EDTA 钙滴注试验可以证实尿中排铅增多，尿中尿酸排出减少，高尿酸血症是低尿酸盐廓清所致。

（四）相关实验室检查

1. 血常规和红细胞沉降率检查

急性发作期，外周血中白细胞计数升高，中性粒细胞相应升高，肾功能下降者可有轻、中度贫血。急性期红细胞沉降率上升。

2. 尿常规

尿 pH 降低，轻度蛋白尿。有肾结石、感染者，可伴血尿、白细胞尿。

3. 血生化检查

血尿酸升高，男性>420 μmol/L、绝经前女性>360 μmol/L 对本病有诊断意义。出现肾功能不全时，血肌酐和尿素氮升高。

4. X 线检查

单纯性尿酸结石可通过 X 线，故不显影。如合并草酸钙或磷酸钙结石，可见结石阴影。静脉肾盂造影有助于单纯性尿酸结石的诊断。受累关节的 X 线显示关节面或骨端皮质有同性缺损阴影，呈穿凿样、虫蚀样、蜂窝样或囊性。

5. 超声检查

可发现结石声影，伴有输尿管梗阻时，可有肾盂积水。

6. 痛风结节穿刺检查

痛风结节活检可查到特异性尿酸盐。

7. 关节腔穿刺液检查

关节腔穿刺液行偏光显微镜检查可见尿酸盐结晶。

8. 肾活检

单纯性高尿酸血症肾病如果病因明确，一般不需要肾活检。如果考虑伴随其他肾脏疾病出现的高尿酸血症，则需要行肾活检以明确。

急性高尿酸血症肾病时，显微镜下可见管腔内尿酸结晶沉积，阻塞肾小管，近端肾小管扩张，而肾小球是正常的。一般无痛风石和间质纤维化的出现。慢性高尿酸血症肾病时，尿酸盐结晶和尿酸结晶分别沉积在肾间质和肾小管内，结晶体周围有白细胞、巨噬细胞浸润及纤维物包裹。这种组织学改变称为痛风石，经典痛风石一般在皮髓质交界处及髓质深部，肾活检不易见到。肾活检组织在偏光显微镜下见到双折光针状尿酸盐结晶即可确诊。

（五）诊断标准

1. 病史

常有高尿酸血症的病史，或白血病、淋巴瘤等恶性肿瘤放疗或化疗病史。

2. 临床表现

① 急性高尿酸血症肾病：通常发生在放化疗后 1~2 天，最常见的临床症状为恶心、呕吐、昏睡。尿酸盐结晶沉积引起肾内甚至肾外梗阻，可引起腰痛、腹痛、少尿或无尿，严重者有心力衰竭。患者常伴溶瘤综合征的特点，如出现高钾血症、高磷血症、氮质血症和乳酸酸中毒等。

② 慢性高尿酸血症肾病：起病隐匿，无特异性临床表现，多见于中老年男性。早期为间质性肾病，多表现为少量蛋白尿和镜下血尿，部分患者可出现轻度水肿和高血

压。肾小管功能受累时出现多尿、夜尿增多等症状。随后逐渐出现肾小球功能受损，肌酐清除率下降，血肌酐和尿素氮升高。关节病变是主要的肾外表现，一般出现在肾病之前，常先侵犯第一跖趾关节，表现为红、肿、热、痛及功能障碍。可见痛风结节和痛风石。

③ 尿酸性肾结石：10%~20%痛风患者有肾结石，尿酸结石的症状主要有尿路局部刺激症状、尿路梗阻和继发感染。症状因结石的大小、形状、部位和有无感染而异。结石常呈沙石样，黄褐色，质地坚硬，纯尿酸结石 X 线检查通常不显影。大结石可引起肾绞痛、肉眼血尿或尿路中断，继发感染时有尿路刺激症状。

3. 辅助诊断

① 多见于中年以上男性。

② 血尿酸升高，男性 > 420 μmol/L，绝经前女性 > 360 μmol/L，伴尿酸排出量 > 4.17 mmol/L。

③ 尿呈酸性（pH<6.0），尿石分析为尿酸结石。

④ 关节液行偏光显微镜检查，于白细胞内可见双折光的针形尿酸盐结晶。

⑤ 肾小管功能损害先于肾小球功能损害。

4. 肾穿刺病理活检

诊断有困难时，应尽快行肾组织活检。经典病理表现为偏光显微镜下见双折光尿酸盐结晶在肾组织沉积。结晶体周围有白细胞、巨噬细胞及纤维物质沉积。肾活检不易见到这种痛风石。因此，当高尿酸血症肾病与其他肾脏疾病鉴别不清时，肾穿刺活检常用来排除其他原因的肾脏病。

（六）中医辨病辨证要点

"急则治标，缓则治本"是本病的基本治疗原则。急性发作期以解毒祛瘀、通络止痛为主，缓解期以健脾益肾、化瘀祛浊为基本治法。根据邪正盛衰的特点将本病分为急性发作期和慢性缓解期。急性发作期以邪气盛为主，缓解期以正气虚为主，肾虚多见夜尿清长而以肾元亏虚为本，以湿浊内蕴为标，虚实夹杂是本病常见的特点。急性期见关节剧痛，屈伸不力，当按痹证论治；如因砂石梗阻尿路或气血阻滞出现腰部绞痛、尿中夹砂石或尿血鲜红，应拟以石淋施治。慢性期则为本虚标实之证，结合病情多参照"水肿"和"关格"等病证论治。

（七）治疗

1. 适当运动

指导患者规律锻炼，培养良好的生活习惯。肥胖者，建议适当增加运动，以达到理想体重。

2. 宣教和饮食治疗

嘱患者避免摄入动物内脏、海鲜等高嘌呤食物，避免饮酒及富含果糖的饮料；心、肾功能正常者应多饮水，使每日尿量维持在 2~3 L 之间。低盐饮食，多食蔬菜、水果等碱性食物。

3. 碱化尿液

碱化尿液的方法分为口服和静脉途径。常用的口服药有碳酸氢钠和枸橼酸合剂。静脉碱化尿液通常采用静脉滴注 5% 碳酸氢钠溶液。人体尿液最适宜 pH 为 6.2~6.9，此范围有利于尿酸盐溶解和排出，而尿 pH>7.0 时则易形成草酸钙或其他结石。碱化尿液过程中应密切监测尿 pH、血电解质、血压、心功能。

4. 降尿酸药物治疗

（1）抑制尿酸生成的药物

此类药物主要是黄嘌呤氧化酶抑制剂，通过抑制黄嘌呤氧化酶，阻止次黄嘌呤和黄嘌呤代谢为尿酸，从而减少内源性尿酸的产生，降低血尿酸水平，目前临床常用的为别嘌呤醇、非布司他。

① 别嘌呤醇：别嘌呤醇及其代谢产物氧嘌呤醇主要与次黄嘌呤、黄嘌呤竞争性地与黄嘌呤氧化酶结合，从而抑制尿酸生成。使用别嘌呤醇前如条件允许，建议检测 HLA-B5801 基因，若为阳性，应避免使用；若为阴性，则可使用，推荐从低剂量开始使用，一般起始剂量为 100 mg/d，逐渐增加剂量以使血尿酸达标，最大剂量为 800 mg/d。本品主要经肾脏排泄，对于肾功能减退者，其最大剂量应根据 eGFR 进行调整。

② 非布司他：通过与黄嘌呤氧化酶非竞争性结合，抑制黄嘌呤氧化酶活性，减少尿酸生成。推荐起始剂量为 20~40 mg/d，如 2~4 周后血尿酸没有达标，剂量可递增 20 mg/d，最大剂量为 80 mg/d。当血尿酸低于靶目标 60 μmol/L 时，剂量可酌情递减 20 mg/d。非布司他主要通过肝代谢，对老年患者、轻至中度肾功能减退患者的效果优于别嘌呤醇，并可用于别嘌呤醇过敏、HLA-B5801 基因阳性者，严重肾功能减退者使用非布司他需减量并监测肾功能，严重肝功能损害者慎用。

（2）促进尿酸排泄的药物

临床常将促进尿酸排泄的药物作为黄嘌呤氧化酶抑制剂禁忌或不耐受时的选择，不作为一线用药。此类药物主要通过抑制肾小管对尿酸的主动重吸收而增加尿酸的排泄，从而降低血尿酸的水平，代表性药物为苯溴马隆。因其可使肾组织尿酸结晶析出增多而加重肾损害，适用于肾功能基本正常且无肾结石的高尿酸血症患者。

苯溴马隆非选择性地抑制尿酸盐阴离子转运体 1 和葡萄糖转运蛋白 9 活性。肾功能正常者推荐剂量为 50~100 mg/d，每日 1 次。服用过程中需要多饮水，使每日尿量达 2 L 以上，同时应用碳酸氢钠碱化尿液，并使尿 pH 维持在 6.2~6.9。

（3）新型促尿酸分解药物

尿酸氧化酶可催化尿酸分解为分子量更小、水溶性更高的尿囊素，从而更易从肾清除，以降低血尿酸水平。尿酸氧化酶分为非重组氧化酶和重组氧化酶两种。非重组型临床上易诱发过敏反应。重组尿酸氧化酶主要有黄曲霉尿酸氧化酶（拉布立酶）、聚乙二醇化重组尿酸氧化酶（培戈洛酶），通过静脉输注途径给药，其主要不良反应为免疫原性输液反应。该类药物具有较强的降尿酸作用，快速降尿酸易诱发痛风，故一般在用药早期同时使用肾上腺皮质激素。

（4）其他降尿酸的药物

氯沙坦、某些贝特类药物和活性炭类吸附剂均具有降尿酸作用，但作用较弱，一般仅作为辅助治疗。

5. 中医治疗

（1）湿热痹阻

症候：关节红肿疼痛，痛势剧烈，重者如刀割虎啮，口渴，烦躁，溲黄，舌红苔黄腻，脉象滑数。

治法：清热除湿，通络止痛。

代表方：三妙丸合当归拈痛汤加减。

常用药：黄柏、苍术、牛膝、羌活、茵陈、猪苓、泽泻、防风、苦参、当归、升麻、葛根、白术、黄芩等。

（2）寒湿痹阻

症候：腰膝冷痛，关节肿胀疼痛日久活动不利。全身重着疼痛、痛处固定。舌质淡红，苔白，脉象弦。

治法：祛风散寒，除湿通络。

代表方：左归饮加减。

常用药：制附子、威灵仙、熟地黄、山茱萸、枸杞子、山药、甘草等。

（3）痰瘀痹阻

症候：腰酸腰痛及关节肿痛，部位固定不移，可以伴随出现肌肉皮肤紫黯、肿胀、麻木、重着等表现。面色晦暗、胸闷痰多。舌质多紫黯和瘀黯。苔白腻，脉弦或者弦紧。

治法：活血化瘀，化痰通络。

代表方：桃红四物汤加减。

常用药：桃仁、红花、当归、川芎、赤芍、熟地黄、浙贝母、黄芪等。

（4）肝肾亏虚

症候：关节疼痛隐隐、屈伸不利，腰膝酸软、畏寒肢冷、骨蒸劳热以及心烦口干等症状。舌质紫黯、苔薄白，脉沉细。

治法：补益气血，调补肝肾。

代表方：独活寄生汤加减。

常用药：独活、桑寄生、牛膝、杜仲、桂心、人参、茯苓、甘草、当归、芍药、川芎、干地黄、细辛、秦艽、防风等。

（5）脾肾亏虚

症候：关节疼痛不明显，面色萎黄，神疲乏力，腰膝酸软，夜尿清长，颜面或下肢浮肿。舌质淡胖，苔白腻，脉沉缓。

治法：温补脾肾，化气行水。

代表方：金匮肾气丸加减。

常用药：制附子、桂枝、甘草、山药、山茱萸、茯苓、熟地黄、党参、干姜等。

（6）肾元亏虚，浊毒内蕴

症候：畏寒肢冷，恶心呕吐，得食更甚，口中尿臭，胸闷腹胀，神志异常，面浮尿少。舌质淡，脉沉细。

治法：温肾助阳，祛湿泄浊。

代表方：真武汤加减。

常用药：制附子、白术、茯苓、陈皮、干姜、制大黄、竹茹、煅牡蛎等。

（八）患者健康教育

① 指导患者饮食，避免摄入动物内脏、海鲜等富含嘌呤的食物以及过度饮酒。

② 适当锻炼，特别是患者伴有肥胖、高血压、高血脂和糖尿病等疾病史的患者，病情可能被忽视，注意本病的筛查及监测。

（九）护理与预防康复

1. 护理

劳逸结合，结合病情选择活动方式，如慢跑、散步等，避免重体力劳动和急剧运动。饮食上要结合活动量和体重等情况合理安排每日膳食。如果患者肾功能异常，则除限制高嘌呤饮食外，还应严格控制蛋白摄入量。

2. 预防康复

预防高尿酸血症肾病的措施包括以下几个方面。第一，明确并尽可能去除引起高尿酸血症的因素。第二，饮食和生活习惯因素得到合理控制后，血尿酸浓度可有所下降，但大多数病人仍需药物进行控制。预防高尿酸血症肾病，几乎需要终身使用降低血尿酸的药物，将血尿酸浓度降至 360 μmol/L 以下可预防痛风发作，浓度降至 300 μmol/L 以下可使痛风石吸收。第三，在降尿酸治疗过程中，应从小剂量开始逐步增加药物剂量，并应用碳酸氢钠碱化尿液保持较多尿量以预防尿酸结晶的形成。第四，恶性肿瘤患者接受化疗或放疗前，可应用别嘌呤醇预防高尿酸血症，以防止急性高尿酸血症肾病的发生。

八、化疗类药物肾损害

药物性肾损害又称为药物相关性肾病，通常是指由药物不良反应或药物不良事件所引起的药源性肾病，若不及时处理则会导致肾脏的不可逆损伤。由于药物性肾损害的诊断缺乏特异性的血清学指标，且肾脏受损早期可无任何临床症状，因此其经常被忽略或误诊。对于药物性肾损害而言，某些抗肿瘤药物，特别是铂类抗肿瘤药物最具代表性。本节以铂类化疗药物最常见的顺铂为例，探索化疗类药物肾损害的病变机制及治疗策略。铂类化合物包括顺铂、卡铂、碳铂、奥沙利铂和奈达铂等，属于细胞周期非特异性药物，这些药物均是通过破坏增殖细胞 DNA 结构，引起细胞凋亡从而导致肾脏损伤，最后导致肾衰竭甚至危及患者生命。顺铂作为第一代铂类药物，所引起的肾毒性最为严重，约有 25% 的患者在接受顺铂化疗后出现肾损伤。铂类药物经过改良后，其引起的肾脏损害程度虽有所降低，但是仍然无法避免，值得临床密切关注。

中医学认为，化疗药物属于"药毒""邪毒"等范畴，化疗引起的肾功能损伤则归属于"肾虚"等范畴。化疗药物在发挥抗肿瘤作用的同时，药毒可能直伤肾脏或留滞于肾，如果治不及时或治未得法则愈加严重，甚至导致肾脏亏虚，病变加重。脾肾为先后天之本，肾虚损及于脾，脾虚则化生不足，先天失养更加导致肾脏亏虚。先后天相互影响而导致脾肾二脏俱虚；脾虚则失健运，肾虚则失开阖，造成湿浊之邪壅滞于内，郁久化热，或郁为热毒，充斥内外，耗气伤阴，造成虚中夹实的状态。患者可出现腰酸膝软，倦怠乏力，食少腹胀，气短懒言，畏寒肢冷，肢体困重，水肿，头晕，头痛，恶心呕吐，肌肤甲错，肢体不仁，夜尿清长或尿少色黄，大便秘结或不实，舌质淡有齿痕，苔黄腻或厚腻，脉细或沉或弦等症候。

（一）病因及发病机制

铂类药物肾损害的产生主要是由于铂元素在肾脏内积蓄过多。顺铂及其代谢产物主要从肾脏排泄，因此在肾脏浓度最高，其中肾小管上皮细胞内浓度是外液的 5 倍以上，因而顺铂的肾毒性最大。铂元素在进入肾脏后，会以原形经过肾脏，在与肾小管细胞相互作用时损伤细胞 DNA，造成肾小管坏死，近曲小管 S3 段受损最为显著，亨利氏环和远端肾小管也可受损。肾脏病理改变为急性肾小管坏死（acute tubular necrosis，ATN），可见刷状缘脱落、坏死、变性或肾间质水肿。顺铂的肾毒性程度受药物和机体两方面因素影响。第二代（碳铂）、三代（奥沙利铂）铂类药物经过改进后肾毒性明显较顺铂有了一定程度的减轻。

1. 药物

（1）药物剂量

顺铂的肾毒性多呈剂量依赖性，小剂量单次使用肾毒性很小；大剂量或多次应用肾毒性加大，如顺铂单剂<50 mg/m² 时肾毒性并不常见，当几种抗肿瘤药物联合使用时肾毒性作用显著增加。

（2）药物作用机制

顺铂通过有机阴离子转运子经血液进入近端肾小管上皮细胞内。当顺铂在细胞内堆积时引起氧化应激和炎症反应影响细胞核酸的代谢、细胞 DNA 的合成或破坏 DNA 结构，造成线粒体损伤，发生细胞凋亡，肾小管及肾脏血管产生损伤，导致急性肾损伤或小管间质性损害。

2. 机体

（1）肾脏自身的结构、代谢特点

① 肾脏血流量特别丰富：占心输出量的 20% ~ 25%。

② 肾内毛细血管的表面积大：易发生抗原-抗体复合物的沉积。

③ 肾小管的代谢率高：在其分泌和重吸收过程中药物常集中于肾小管表面或细胞内，增加了药物与肾小管上皮细胞的作用机会。

④ 对药物敏感：肾脏耗氧量大并对缺血缺氧敏感，因此对影响血流的药物敏感。

（2）易感性

肿瘤患者常存在多种易感因素加重铂类药物的肾毒性，这些易感因素包括：

① 容量不足：肿瘤患者可因恶心、呕吐、腹泻、腹水等导致有效容量减少。

② 已经存在肾实质性疾病或肾功能损害。

③ 水电解质紊乱：肿瘤患者常并发多种电解质紊乱，如低钠血症、低钾血症、高钙血症和低磷血症等。

④ 尿路梗阻：膀胱、前列腺和盆腔肿瘤浸润或压迫等导致输尿管梗阻和膀胱流出梗阻继而造成梗阻性肾病。

（二）诊断要点

① 病史：患者患有肿瘤疾病并有使用顺铂等化疗药物进行治疗的病史。

② 用药后患者尿常规指标异常，表现为肾小管性蛋白尿、尿酶和视黄醇结合蛋白升高、肾性糖尿。尿视黄醇结合蛋白升高是反映早期顺铂肾毒性的有效指标。

③ 血生化检查可发现尿素、肌酐、尿素氮、胱抑素 C（cystatin C，CysC）等肾功能的异常；低钠、低镁等电解质紊乱。

（三）鉴别诊断

根据用药病史、临床表现以及肾损害的实验室检查指标，诊断并不困难，但缓慢发生的肾脏损害的早期识别仍有一些难度。因此，使用这些药物应注意比较用药前后的肾功能、尿改变以及一些尿小分子蛋白和尿酶的改变，以早期诊断，避免不可逆损害的出现。

1. 非药物急性肾小管坏死

药物性肾损害有明显用药史，用药过程中或用药后肌酐清除率较正常下降 50% 以上，B 型超声显示双肾增大或正常，在排除肾前性与肾后性氮质血症后应考虑药物性肾小管坏死。

2. 其他抗肿瘤药物相关性肾损害

明确患者病史并根据各药物特点进行鉴别。环磷酰胺和异环磷酰胺：环磷酰胺的肾毒性主要是引起出血性膀胱炎和膀胱慢性纤维化；亚硝脲类肾毒性以肾小管损伤为多，且损伤重于肾小球，蛋白尿是首发症状；氨甲蝶呤在酸性尿中其代谢产物可沉积于肾小管形成结晶，引起肾内梗阻等。

（四）相关实验室检查

1. 尿液检查

尿常规可见肾小管性蛋白尿、尿酶和视黄醇结合蛋白升高、肾性糖尿。尿视黄醇结合蛋白升高是反应早期顺铂肾毒性的有效指标。

2. 生化检测

尿电解质的大量丢失，造成低钠血症、低镁血症，其中低镁血症更常见，发生率可达 50%，肾功能正常患者也可发生低镁血症。出现肾功能不全时，血肌酐、尿素氮和胱抑素 C 升高。

3. 肾脏病理学检查

肾脏病理改变为近端小管细胞中可见透明小滴，肾小管坏死，刷状缘脱落、坏死、变性或肾间质水肿。

（五）诊断标准

① 急性肾损伤：约 1/3 的患者会发生，常表现为无症状性血肌酐升高，严重时可表现为非少尿性肾衰竭。可出现两次尿量增多期，第一次在用药后 24~48 小时内出现，第二次在用药后 72~96 小时。

② 肾小管损伤为主：出现肾小管性蛋白尿、肾性糖尿；尿酶、尿 β_2-微球蛋白增高及尿酸化功能下降；肾小管重吸收功能障碍。

③ 低镁血症：发生率超过 50%，可加重顺铂肾毒性。

④ Fanconi 综合征：尿糖、氨基酸、乳酸等增加。

（六）中医辨病辨证要点

中医理论认为，本病的发病原因明显，主要是外来药毒直接损伤人体而导致。药毒损伤人体，病变往往直接导致患者脏腑气血损伤而致五脏失养、病邪容易侵袭入脏而内搏于骨，病毒深入骨髓且易于导致瘀毒内结而致精血化生不利，甚至导致髓海枯竭而致精血不生。本病根源在药毒侵袭人体，病变以药毒内侵为本，脏腑气血亏虚为标，本虚标实。

中医症候特点：本病往往发病急骤，病情变化迅速。疾病的早期阶段多数患者体内正气尚充足，表现出的症状特点往往是以邪实为主。如果患者素体亏虚或有手术病史导致气血损伤，或者反复多次用药导致药毒反复损伤，随着病情的进展往往会导致正气亏虚、脾肾衰败和湿浊瘀毒内蕴而成本虚标实、虚实夹杂之证。

（七）治疗

1. 顺铂化疗注意事项

① 减少顺铂剂量和延迟给药时间：顺铂剂量一般不超过 120 mg/m^2。

② 充分水化：顺铂化疗前 12 小时和化疗后 2 天，基于 NaCl 水化，维持尿量＞100 mL/h。

③ 慎用利尿剂：尤其是噻嗪类利尿剂，会加重肾小管上皮细胞损伤，加重镁的丢失。

④ 化疗前正确评价肾功能：存在基础肾功能不全患者应慎用顺铂。

⑤ 化疗后密切监测肾功能：化疗后 3~7 天密切监测血肌酐，出现 AKI 应暂停使用顺铂。

⑥ 肾毒性特效解毒药：阿米福汀（氨磷汀）是有机硫化磷酸化合物，是唯一被美国食品药品监督管理局（FDA）批准用于减少顺铂等化疗药物肾毒性的药物，可以清除活性氧，促进 DNA 修复。

⑦ 其他抗氧化剂的使用：如 N-乙酰半胱氨酸、维生素 E、谷胱甘肽、甘氨酸等。

⑧ 对于急性肾小管坏死，进行对症治疗，监测电解质，必要时透析。

2. 中医治疗

本病多为邪实正虚之证，治疗当扶正祛邪兼顾。病变过程中湿浊瘀毒的病理变化往往贯穿始终，故治疗应重视化瘀祛浊药物的使用。

（1）肾虚精亏

症候：疲劳乏力，纳差甚或恶心呕吐，头晕耳鸣，尿少或血尿，舌质淡红，苔白，脉沉细。

治法：补气养血，化湿解毒。

代表方：八珍汤合调味承气汤加减。

常用药：党参、白术、茯苓皮、生甘草、制大黄、当归、川芎、生地黄、怀牛膝、枳实、厚朴、六月雪、积雪草等。

（2）湿热蕴结

症候：全身乏力，腹胀，纳呆，口干咽燥，头晕耳鸣，心烦失眠，尿少甚或血尿，大便干，舌质干，苔黄腻，脉濡数。

治法：清热化湿。

代表方：甘露消毒丹加减。

常用药：滑石、茵陈、淡黄芩、制大黄、石菖蒲、川贝母、通草、藿香梗、射干、连翘、薄荷、白花蛇舌草、板蓝根、六月雪、荷叶、仙鹤草、猪苓、竹茹等。

（3）脾肾阳虚

症候：精神萎靡，面色㿠白，头晕纳呆，恶心呕吐，脘腹胀满，腰酸腰痛，尿少尿闭，甚则神昏抽搐。舌淡，苔薄白，脉沉细无力。

治法：温补脾肾。

代表方：金匮肾气丸合温胆汤加减。

常用药：熟地黄、怀山药、山茱萸、泽泻、牡丹皮、肉桂、制附子、陈皮、枳实、竹茹、猪苓、制半夏、石菖蒲、茯苓、甘草等。

（八）**患者健康教育**

1. 指导患者用药，合理选择用药

条件允许时，选择肾毒性较小的第二代（碳铂）、三代（奥沙利铂）铂类。减少顺铂剂量和延迟给药时间，顺铂剂量一般不超过 120 mg/m²。

2. **铂类药物相关性肾损害的诊断依据**

患者有长期使用顺铂进行治疗的病史，同时出现管型蛋白尿、尿酶和视黄醇结合蛋白升高、电解质紊乱甚至肾功能减退等表现时，应考虑为顺铂引起的肾损害的可能性。组织病理学的典型表现有助于疾病的确定。

3. 适当锻炼，增强体质，降低易感性

（九）**护理与预防康复**

药物性肾损害预后良好，如能及时诊断并正确治疗，多数药物性肾损害患者肾功能可恢复正常。顺铂引起的肾功能下降通常在停药后 2~4 周恢复正常，但严重的 ATN 或反复多次顺铂化疗可导致慢性肾衰竭。因此，应重视药物性肾损害，做到早期诊断，提高对本病的警觉。值得注意的是，一些治疗肾脏病的药物本身就有肾毒性，因此应提高对本病的认识，在治疗过程中仔细观察，早发现、早停药、早治疗。

第八节 尿路感染

尿路感染是指病原微生物在尿路异常繁殖而引起的尿路急性或慢性炎症。最多见的致病菌是细菌，其次是真菌，其他如病毒、支原体、衣原体、寄生虫等也可以引起尿路感染。尿路感染在本书主要是指尿路的细菌性感染。其中膀胱炎是指下尿路感染，占尿路感染中的50%~70%；上尿路感染是指肾盂肾炎，包括急性和慢性两种。本病以青年女性为多见，常发生于性生活后，亦见于妇科手术、月经后，老年患者中男性比例逐渐增加。

尿路感染属于中医学"淋证"的"热淋""血淋""劳淋"范畴。本病首见于《内经》，有"淋""淋溲"等名称。劳淋病名，最早见于《中藏经》"劳淋者、小便淋沥不绝，如水之滴漏而不绝也"。张仲景在《金匮要略》中将病机归于"热在下焦"。巢元方在《诸病源候论》中对淋证的病机做出了精辟的论述，他指出"诸淋者，由肾虚膀胱热故也"，认为"肾虚"为本，"膀胱热"为标。朱丹溪除承袭"肾虚而膀胱生热"之说外，还提出本病与心和小肠的病变有关，多为"心经之火下移小肠"所致。治疗上，《丹溪心法·淋》认为"执剂之法，并用流行滞气，疏利小便，清解热邪。其调平心火，又三者之纲领焉。心清则小便利，心平则血不妄行"，强调清心热。张景岳则倡导"凡热者宜清，涩者宜利，下陷者宜升提，虚者宜补，阳气不固者宜温补命门"的辨证施治原则。《景岳全书·淋浊》中描述更为具体："淋之为病，小便痛涩滴沥，欲去不去，欲止不止者是也。"《辨证录·淋证门》曰："治法急宜逐膀胱之湿热，以清其化源。"

一、病因及发病机制

1. 病因

革兰氏阴性杆菌为膀胱炎最常见的致病菌，其中以大肠埃希菌最为常见，占85%以上；其次是克雷伯杆菌、变形杆菌等。本病的发病机制包括感染途径、机体防御功能、易感因素和病原菌致病力四个方面。

2. 发病机制

（1）感染途径

感染途径包括上行感染、血行感染、直接感染和淋巴道感染。上行感染是病原菌经由尿道上行至膀胱，甚至输尿管、肾盂引起的感染，约占尿路感染的95%。正常情况下健康人尿道内常有少量细菌存在，但大多数为非致病菌，如链球菌、乳酸菌、葡萄球菌和类白喉杆菌等。某些因素如性生活、尿路梗阻、医源性操作、生殖器感染等可导致上行感染的发生。血行感染是细菌直接从体内感染病灶侵入血液，到达肾脏引起感染。直接感染是肾脏或尿路邻近器官或组织存在感染时，细菌直接侵入引起本病。淋巴道感染最为少见，当盆腔器官炎症等发生时细菌可通过淋巴道引发感染。

（2）机体防御功能

正常机体存在防御机制，包括尿液的冲洗作用、尿道和膀胱天然的黏膜防御机制、尿液及其成分的抗菌活性、男性前列腺液抗革兰氏阴性菌的作用、尿道括约肌的天然屏障作用。

（3）易感因素

常见的易感因素主要有尿路梗阻、膀胱输尿管反流、尿路畸形、机体免疫力低下、使用抗生素或免疫抑制剂、尿路器械的使用及经尿道的检查、妊娠、不良的生活习惯和方式、性别和性生活。

（4）病原菌致病力

细菌进入尿路是否引起尿路感染与细菌的致病力关系密切。研究表明，大肠杆菌之所以是本病的主要致病菌，是因为部分大肠杆菌菌株（如大肠杆菌 O、K、H 血清型菌株）具有抗吞噬细胞和补体破坏的能力，大肠杆菌纤毛可与尿路移行上皮和鳞状上皮表面受体结合等。

二、诊断要点

① 正确留取清洁中段尿行细菌定量培养，细菌数 $\geqslant 10^5/L$。

② 清洁离心中段尿沉渣白细胞数 $>10/HP$。

③ 膀胱穿刺尿细菌培养阳性。

④ 准确留取的离心尿沉渣革兰氏染色细菌 $>1/$油镜视野。

⑤ 尿细菌数在 $10^4 \sim 10^5/L$ 者应复查，如仍为 $10^4 \sim 10^5/L$，须结合临床表现进行诊断或借助膀胱穿刺尿培养来确诊。

三、鉴别诊断

1. 尿道综合征

尿道综合征仅有尿频、排尿不适的症状，而无真性细菌尿。

2. 慢性肾小球肾炎

患者如有水肿、大量蛋白尿则不难鉴别。肾盂肾炎的尿蛋白量一般在 $1 \sim 2$ g/d 或以下，若 >3 g 则多属肾小球病变。但本病与隐匿性肾炎较难鉴别，后者尿常规中有较多红细胞，而肾盂肾炎则以白细胞为主。此外，尿培养，长期观察患者有无低热、尿频等症状亦有助于鉴别。晚期肾炎继发泌尿道感染鉴别困难，此时可详细询问病史，结合临床特点加以分析。

3. 肾结核

泌尿道、生殖道结核常同时伴发，是最常见的肺外结核，多系血行性感染。急性期有发热（低热）、盗汗、乏力、腰痛、尿频、尿急、尿痛、血尿等症状，约 20% 的病例可无临床表现，又称寂静型泌尿道感染。肾结核一般抗生素治疗无效，尿沉渣可找到抗酸杆菌，尿培养结核分枝杆菌阳性，而普通细菌培养为阴性。静脉肾盂造影可协助鉴别诊断，可发现肾实质虫蚀样缺损等表现。部分患者伴有全身或生殖器官其他部位的肾外结核，抗结核治疗有效，可资鉴别。

4. 腹部器官炎症

患者无明显泌尿系统症状，而以腹痛、恶心呕吐、发热、血白细胞计数增加为主要表现，易为急性胃肠炎、阑尾炎、女性附件炎等，可通过尿常规、尿沉渣、尿细菌培养等检查鉴别。

5. 发热性疾病

急性肾盂肾炎以发热寒战等全身表现为主，而泌尿系统症状不明显时，易与发热性疾病，如流感、疟疾、败血症等相混淆，做尿细菌培养和尿沉渣检查可明确诊断。

6. 前列腺炎

老年男性常见的前列腺增生、肥大以及放置导尿管、膀胱镜检等操作易致此病。慢性前列腺炎除尿检异常外临床症状多不明显。通过前列腺按摩得到的前列腺液中白细胞数>10/HP 及前列腺 B 超有助于鉴别诊断。

7. 尿频-排尿困难综合征

患者有不同程度的尿频、尿急、尿痛症状，但尿常规检验多无明显变化，尿培养多阴性或细菌计数<10^4/mL，称为尿频-排尿困难综合征，或称尿道综合征、症状性无菌尿。女性患者多见，常有焦虑、紧张、多疑等不同表现。安定治疗有效，尿道并无炎症现象，此为鉴别要点。

四、相关实验室检查

1. 尿常规检查

尿液镜检以白细胞为主（>5/HP），有时可见红细胞，少数急性膀胱炎患者可出现肉眼血尿和蛋白尿，如尿蛋白量较大，应注意排除肾小球疾病。发现白细胞管型有助于诊断，但非本病所特有。

2. 尿细菌学检查

尿细菌培养：连续 2 次清洁中段尿培养，细菌计数>10^5/mL 且菌种相同，有诊断意义。尿涂片镜检细菌：观察 10 个视野，平均有 1 个以上细菌者为阳性，此时尿中含菌量常>10^5/mL。有时需反复检查方可获得阳性结果，尿细菌培养阴性患者中约有 20% 可找到原浆型菌株，此系致病菌在抗菌药物、抗体等作用下，为了适应不良环境而求得生存的一种变异能力，其胞膜虽破裂，但原浆质仍在，一旦环境有利即可重新繁殖，作高渗培养可获阳性结果。膀胱灭菌后尿培养及尿液抗体包裹细菌检查阳性时，有助本病诊断，据此可与膀胱炎相鉴别。

（1）涂片细菌检查

清洁中段尿沉渣涂片，革兰氏染色用油镜或不染色用高倍镜检查，计算 10 个视野细菌数，取其平均值，若每个视野下可见 1 个或更多细菌，提示尿路感染。本法设备简单、操作方便，检出率达 80%~90%，可初步确定是杆菌或球菌，革兰氏阴性还是革兰氏阳性细菌，对及时选择有效抗生素有重要参考价值。

（2）细菌培养

一般用清洁中段尿、导尿及膀胱穿刺尿做细菌培养，其中膀胱穿刺尿培养结果最可靠。中段尿细菌定量培养计数 $\geq 10^5$/mL，称为真性细菌尿，可确诊尿路感染；尿细菌定量培养计数 $10^4 \sim 10^5$/mL，为可疑阳性，需复查；如结果 $< 10^4$/mL，可能为污染。耻骨上膀胱穿刺尿细菌定性培养有细菌生长，即为真性细菌尿。

（3）亚硝酸盐还原试验

其原理为大肠埃希菌等革兰氏阴性细菌可使尿内硝酸盐还原为亚硝酸盐，此法诊断尿路感染的敏感度在 70% 以上，特异度在 90% 以上。一般无假阳性，但球菌感染可出现假阴性。该方法可作为尿路感染的过筛试验。

（4）尿白细胞排泄率

收集 12 小时尿液，正常人白细胞和上皮细胞计数不超过 100 万，红细胞不超过 50 万。采用 1 小时计数法，正常人白细胞应 <20 万，白细胞 >30 万为阳性，介于 20~30 万之间者为可疑。

（5）尿酶检查

① 本病发作时，可有肾小管上皮细胞受累，尿 N-乙酰-氨基葡萄糖苷酶（NAG）排出量增多，而下尿路感染时多为正常。

② 乳酸脱氢酶显著升高，尤其有脓尿时更明显，其他肾脏疾病该酶不升高。

3. 血液检查

（1）血常规

急性肾盂肾炎常伴有白细胞轻度或中度升高，中性分叶核粒细胞增多，可有核左移；而慢性肾盂肾炎血常规中白细胞轻度升高。红细胞沉降率升高。急性膀胱炎血常规一般无上述改变。

（2）肾功能检查

急性病变肾功能一般不受影响，慢性肾盂肾炎则通常有肾小管功能减退（尿浓缩功能减退、酚红排泄率降低等）并伴有尿钠、尿钾排出增多和代谢性酸中毒。晚期患者会出现肾小球功能障碍，血尿素及肌酐增高，甚至导致尿毒症。

4. 影像学检查

超声、CT、腹部平片可排除易感因素，如泌尿系统结石、膀胱输尿管反流、前列腺增生症、肾脏及输尿管畸形等。

5. 病理学检查

（1）膀胱

急性膀胱炎时，膀胱黏膜由正常的黄红而有光泽变为深红色，毛细血管扩张形成网状，边缘不清，在充血较严重的部分可有出血点、淤血或浅的溃疡。溃疡边缘不齐，基底多有黏液、脓液或坏死组织附着，触之甚易出血，黏膜也有不同程度的水肿，大多局限在膀胱三角区。急性膀胱炎病变主要累及黏膜及黏膜下层组织，仅在严重感染时才累及膀胱肌层，急性炎症消失后，膀胱各层组织和功能多可恢复正常。频发性膀胱炎的病变与急性膀胱炎大致相似，慢性期和急性期的病变多同时并存，黏膜呈暗灰色，表面凹凸不平，有小结或小梁形成，黏膜水肿较为明显，溃疡较深，边缘不规则，溃疡基底呈肉芽状，有时为假膜样渗出物覆盖，或有尿盐附着，黏膜充血较轻，出血点较少，但化脓性病变可极为广泛。慢性炎症变化多见于黏膜和黏膜下组织，肌层亦有不同程度的增生和纤维化，使膀胱膨胀功能受到影响，加之同时伴有膀胱周围炎症，可导致膀胱容量减小。

（2）肾脏肉眼所见

肾盂肾盏黏膜充血水肿，表面有脓性分泌物，黏膜下可有细小的脓肿，肾乳头可见大小不一、尖端指向肾乳头、基底伸向肾皮质的楔形炎症病灶。

（3）肾脏镜下所见

病灶内肾小管腔中有脓性分泌物，小管上皮细胞肿胀、坏死、脱落；间质内有白细胞浸润和小脓肿形成，炎症严重时可有广泛性出血。小的炎症病灶可以完全愈合，大的炎症病灶愈合后可留下瘢痕；肾小球一般无形态改变。

五、诊断标准

1. 诊断原则

具有尿路感染症状，具备"诊断要点"①和②者可以确诊，如无第②项，则应再做尿细菌计数复查，如仍 $\geq 10^5/L$，且 2 次的细菌相同者，可以确诊。第②项阳性可以确诊；对于第④项尿细菌培养计数有困难者，可用治疗前清晨的清洁中段尿（尿停留于膀胱 4~6 小时以上）行此项检查；第⑤项结合临床尿路感染症状，亦可确诊。

2. 定位诊断

（1）根据症状表现定位

患者有寒战、发热、腰痛及肾区叩痛及压痛者，常为急性肾盂肾炎。

（2）细菌培养

输尿管导尿培养法、膀胱冲洗后尿培养法均有利于上下尿路感染的鉴别。

（3）尿液检查

尿沉渣中抗体包裹细菌阳性、发现白细胞管型，尿 NAG、β_2-微球蛋白含量升高，尿渗透压降低。

诊断步骤：首先确定尿路感染，其次确定尿路感染部位，接着确定病原体，最后明确潜在致病因素。

六、中医辨病辨证要点

本病病位在膀胱与肾，膀胱湿热是本病的主要病机。外感湿热多由湿热之邪外袭，或外阴不洁，秽浊污垢之邪上逆侵及膀胱，酿生湿热；内生湿热则由脾虚健运失司，或肾气不足，津液不化，聚而成湿，湿郁日久生热，而成湿热。湿热下注膀胱，膀胱气化不利，而致排尿急、涩、痛。湿热灼伤血络，迫血妄行，血随尿出，而致尿血。

1. 病症认识

（1）症状辨析

本病常见的临床症状包括"尿频、尿急、尿痛、腰痛、发热"等，结合患者的舌脉表现进行辨证论治：兼见小便灼热疼痛多为热重；小便涩痛、小腹胀满多为气滞；小便刺痛剧烈及舌质紫黯，多兼瘀血；尿色鲜红、舌红苔黄多为热邪伤络；尿色淡红、舌红少苔多为虚热伤络。

（2）发热辨证

急性期以邪实为主，表现出下焦湿热之象，临床常见尿频、尿急、尿痛、腰痛并伴恶寒发热，舌红、苔黄腻、脉滑或滑数。慢性期多见正虚邪实，往往表现出正虚邪恋，虚实夹杂。临床常见面色萎黄，腰痛绵绵，舌质淡，苔白或微黄腻，脉细滑。热盛则邪盛，热微则邪微。恶寒发热，提示兼有表邪；寒战高热多为正邪交争，湿热蕴蒸；高热不退，烦渴引饮，多为邪热亢盛；寒热往来，发无定时，多为肝胆郁热下注膀胱；低热不退，五心烦热，或午后潮热，多为肝肾阴虚，阴虚火旺。

（3）腰痛分析

腰痛剧烈，固定不移，多为热盛或血瘀；腰痛伴灼热感，喜冷恶热，多为热邪；腰部胀痛走窜，引少腹胀满疼痛，多为气滞；腰痛重着，难以转侧，阴雨天加重，多为湿热；腰痛隐隐，绵绵不断，劳累后加重，已有肾阴虚。

（4）虚实认识

本病急性发作多偏实，慢性起病且缠绵难愈多属虚。实证多见以尿频、尿急、尿道灼痛，舌红、苔黄腻、脉数为主；虚证则以气阴两虚为主，临床表现以腰酸隐痛、身倦乏力、口干舌燥、苔薄脉细为主。实证病位多在膀胱，虚证则往往累及肾脏。

2. 辨证治疗

本病初起多属实，久病则由实转虚。病初湿热蕴结下焦，导致膀胱气化不利。病延日久，正气耗损则可导致脾肾两虚，病证可由实转虚，虚实夹杂。基本原则是实则清利，虚则补益。

七、治疗

1. 一般治疗

（1）祛除诱因

尿路梗阻者应针对病因治疗，常见的尿路梗阻原因有结石、肿瘤、狭窄、瘢痕、畸形等，祛除相关因素有利于本病控制。全身疾病如自身免疫性疾病、糖尿病等需要控制原发病。

（2）碳酸氢钠片

膀胱刺激征和血尿明显者，口服碳酸氢钠片 1 g，每日 3 次，以碱化尿液、缓解症状。该药同时可加强常用抗生素药物的疗效。

（3）对症治疗

积极治疗腹腔和盆腔的感染灶，积极治疗前列腺炎、盆腔炎、子宫颈炎、尿道炎、膀胱炎、慢性结肠炎等有利于疾病的防治。

2. 抗感染治疗

（1）常用抗生素

磺胺类、β-内酰胺类、喹诺酮类和氨基糖苷类等药物。

（2）急性膀胱炎

① 单剂量疗法：常用磺胺甲噁唑 2.0 g、甲氧苄啶 0.4 g、碳酸氢钠 1.0 g，1 次顿服（简称 STS 单剂）；氧氟沙星 0.4 g，1 次顿服；阿莫西林，3.0 g，1 次顿服。

② 短疗程疗法：目前更推荐此法，与单剂量疗法相比，短疗程疗法更有效；耐药性并无增高；可减少复发，增加治愈率。可选用磺胺类、喹诺酮类、半合成青霉素或头孢类等抗生素，任选一种药物，连用 3 天，约 90% 的患者可治愈。停服抗生素 7 天后，需要进行尿细菌定量培养。结果阴性表示急性细菌性膀胱炎已治愈；如仍有真性细菌尿，应继续给予 2 周抗生素治疗。对于妊娠妇女、老年患者、糖尿病患者、机体免疫力低下者及男性患者不宜使用单剂量及短疗程疗法，疗程应延长至 7~14 天。

（3）频发尿路感染

根据尿细菌培养和药敏结果选择致病菌敏感的杀菌药物；选用肾毒性小的抗菌药；反复发作的尿路感染应联合、足疗程用药。一般选用两种或两种以上的抗菌药物以产生协同作用，提高疗效，减少耐药菌株。疗程应不少于 14 天。

① 重新感染：治疗后症状消失，尿菌阴性，但在停药 6 周后再次出现真性细菌尿，菌株与上次不同，称为重新感染。多数病例有尿路刺激症状，治疗方法与首次发作相同。对半年内发生 2 次以上者，可用长程低剂量抑菌治疗，即每晚临睡前排尿后服用小剂量抗生素 1 次，如复方磺胺甲噁唑 1~2 片或呋喃妥因 50~100 mg 或氧氟沙星 200 mg，每 7~10 天更换 1 次药物，连用半年。

② 复发：治疗后症状消失，尿菌转阴后在 6 周内再出现菌尿，菌种与上次相同

（菌种相同且为同一血清型），称为复发。对于复发者，应积极寻找易感因素，按药敏选择强有力的杀菌性抗生素，疗程不少于 6 周。反复发作者，给予长程低剂量抑菌疗法。复发的常见原因有：尿路解剖或功能异常，引起尿流不畅；抗菌药物选用不当或剂量和疗程不足；病变部位瘢痕形成，血供差，病灶内抗菌药物浓度不足。

③ 常用抗感染措施：轻度和中度的肾盂肾炎治疗宜口服抗生素 2 周，成人常用抗生素为甲氧苄啶 1.0 g、磺胺甲噁唑 0.2 g 及碳酸氢钠 1.0 g，每日 2 次，14 天为一疗程。对磺胺类过敏者，可用阿莫西林 0.5 g，一日 4 次；或诺氟沙星 0.4 g，一日 2 次，疗程均为 14 天。

症状严重的肾盂肾炎治疗宜采用肌肉或者静脉给予抗生素。可用氨苄西林 1~2 g，每 4 小时 1 次，或用头孢噻肟钠 2 g，每 8 小时 1 次，必要时联合用药。尽量避免使用氨基糖苷类，尤其对老年人或原有慢性肾脏病患者。经上述药物治疗后，如病情好转，可于热退后继续用药 3 天再改口服抗生素，完成 14 天疗程。未能显效的，应及时根据药敏结果更换抗生素。用药期间，每 1~2 周做 1 次尿培养，以观察尿菌是否转阴。经治疗仍持续发热者，应注意肾盂肾炎并发症的可能，如肾盂积脓、肾周囊肿等，应及时行肾脏 B 超等检查。

复杂的肾盂肾炎的致病菌多有耐药菌，治疗上困难，易于发生革兰氏阴性杆菌败血症，应联合两种或两种以上抗生素静脉给药治疗。在治疗结束后定期做尿细菌定量培养，最好每月复查 1 次，追踪过程中如发现复发应再行治疗。

3. 中医治疗

"实则清利，虚则补益" 是本病的基本治则。具体应结合患者病情，辨证论治。特别是对慢性反复发作的患者需要审其主次缓急，兼顾治疗。

（1）热淋

症候：小便频数，急迫不爽，灼热刺痛，点滴而下，尿色黄赤，痛引脐中，少腹拘急胀痛，可有寒热及大便秘结，口苦，呕恶，可见腰痛拒按，苔黄腻，脉滑数。

治法：清热通淋，利湿泻火。

代表方：八正散合小蓟饮子加减。

常用药：瞿麦、萹蓄、通草、车前子、滑石、栀子、大黄、蒲公英、灯芯草、小蓟、生地黄、生蒲黄、藕节、滑石、竹叶、牡丹皮、赤芍、侧柏叶、甘草等。

（2）气淋

症候：小便频数，灼热刺痛，急迫不爽，尿色黄赤，小腹痛，点滴而下，口苦咽干，心烦欲呕，不思饮食，寒热往来，苔薄黄，脉弦数。

治法：清肝利胆，理气化湿。

代表方：丹栀逍遥散加减。

常用药：牡丹皮、白芍、灯芯草、金银花、连翘、黄芩、栀子、泽泻、通草、车前子、当归、柴胡、生地黄、甘草等。

（3）劳淋

症候：病程较长，小便不甚赤涩，溺痛不甚，淋沥不已，时作时止，遇劳即发，腰膝酸软，神疲乏力，病程缠绵，舌质淡，脉沉细。

治法：补脾益肾。

代表方：无比山药丸加减。

常用药：党参、黄芪、山药、莲子肉、茯苓、薏苡仁、泽泻、扁豆衣、山茱萸、菟丝子、肉苁蓉、杜仲、牛膝、熟地黄、芡实、金樱子、煅牡蛎等。

（4）石淋

症候：尿中时夹砂石，小便艰涩，或排尿时突然中断，尿道疼痛，少腹拘急，或腰腹绞痛难忍，尿中带血，舌红，苔薄黄，脉弦数。

治法：清热通淋，利湿排石。

代表方：石韦散加减。

常用药：石韦、冬葵子、瞿麦、滑石、车前子、杏仁、生苡仁、白蔻仁、厚朴、通草、滑石、竹叶、黄芩、紫花地丁、金银花、车前草等。

（5）血淋

症候：实证为小便热涩刺痛，尿色深红，或夹有血块，疼痛满急加剧，或见心烦，舌红、苔黄，脉滑数；虚证为尿色淡红，尿痛涩滞不显著，腰酸膝软，神疲乏力，或有五心烦热，舌淡红，少苔，脉细数。

治法：实证清热通淋，凉血止血；虚证滋阴清热，补虚止血。

代表方：实证用小蓟饮子加减；虚证用知柏地黄丸加减。

常用药：实证多用小蓟、生地黄、滑石、通草、蒲黄、淡竹叶、藕节、当归、山枝子、甘草等；虚证多用知母、黄柏、熟地黄、山萸肉、怀山药、泽泻、茯苓、牡丹皮等。

（6）膏淋

症候：实证临床表现为小便浑浊如米泔水，置之沉淀如絮状，上有浮油如脂，或夹有凝块，或滑混有血液，尿道热涩疼痛，舌红，苔黄腻，脉虚数；虚证临床表现为病久不已，反复发作，淋出如脂，涩痛反见减轻，但形体日见消瘦，头昏无力，腰酸膝软，舌淡，苔腻，脉细弱无力。

治法：实证清热利湿，分清泌浊；虚证健脾益肾，补虚固涩。

代表方：实证用程氏萆薢分清饮加减；虚证用膏淋汤加减。

常用药：实证多选用萆薢、白术、车前子、茯苓、石菖蒲、莲子心、丹参、知母、黄柏、牡丹皮、泽泻、白花蛇舌草、蒲公英等；虚证多选用怀山药、芡实、龙骨、牡蛎、生地黄、党参、白芍、太子参、黄芪、甘草等。

八、患者健康教育

急性病变患者主要注意生活规律，注意个人卫生，多饮水并调节情绪。慢性患者要增强体质，提高机体的防御能力，控制各种诱发因素如糖尿病、肾结石及尿路梗阻等。

九、护理与预防康复

1. 宣教和饮食

多饮水、勤排尿是最实用有效的预防方法。注意个人卫生特别是会阴部的清洁。宜食清淡、富含水分的食物，忌辛辣刺激食物；忌食温热性食物；忌烟酒。调节情志，保持心情舒畅。

2. 一般治疗

尽量避免尿路器械的使用，必须应用时，严格无菌操作，前3天给予抗生素可减少膀胱炎的发生。注意性生活相关的感染问题，应于性交后立即排尿，必要时口服1次常用量抗生素。妊娠晚期合并急性肾盂肾炎者，应采取侧卧位，或轮换体位以减少妊娠子宫对输尿管的压迫，使尿液引流通畅。

第九节　遗传性肾病

遗传性肾病是指明确与遗传直接相关且主要累及肾脏并出现相应临床表现的疾病。这类疾病种类繁多，往往在累及肾脏的同时合并其他器官受累。遗传性肾病包括肾脏囊肿性病变、Alport 综合征和薄基底膜肾病等多种病变。本节以临床最为常见的常染色体显性遗传性多囊肾病（autosomal dominant polycystic kidney disease，ADPKD）为例进行介绍。

多囊肾病（polycystic kidney disease，PKD）是一种常见的遗传性肾脏病，主要表现为双侧肾脏出现多个大小不一的囊肿，囊肿进行性增大破坏肾脏结构和功能，最终导致肾功能衰竭。根据遗传方式的不同，多囊肾病可分为常染色体显性遗传性多囊肾病和常染色体隐性遗传性多囊肾病。常染色体显性遗传性多囊肾病是最常见的遗传性肾脏病，全世界发病率为 1/1 000~1/400。其主要病理特征为双肾广泛形成囊肿并进行性生长。本病发病年龄多在 30~50 岁，故既往又称之为"成人型多囊肾病"，实际上该病可发生于任何年龄，甚至胎儿，故"成人型"这一术语并不准确，现已废用。常染色体显性遗传性多囊肾病除有肾脏受累外，还伴有肝囊肿、胰腺囊肿、颅内动脉瘤、心脏瓣膜异常等，因此它是一种系统性疾病。

一、病因及发病机制

1. 病因

常染色体显性遗传性多囊肾病为常染色体显性遗传性疾病，主要是由常染色体基因突变引起。生理状态下，相关调控基因相互作用，形成多囊蛋白复合体并共同表达在肾小管细胞纤毛上，发挥正常功能，参与调节细胞周期、分裂及凋亡等生物学过程。

2. 发病机制

常染色体显性遗传性多囊肾病的发病机制尚未完全阐明。目前认为胚胎期从亲代遗传的 *PKD1* 和 *PKD2* 基因杂合子突变（生殖突变）不足以发病，在感染、中毒等后天环境因素的"二次打击"下，杂合子正常等位基因也发生突变（体细胞突变）时才引起囊肿发生。此时，多囊蛋白复合体功能障碍将改变肾小管上皮细胞纤毛介导的信号传导，促进囊肿形成，同时肾间质炎症纤维化，血管硬化，最终引起终末期肾病。

二、诊断要点

本病根据家族遗传病史、临床表现及影像学相关检查不难确诊。

① 根据影像学检查的结果可以对本病进行直接的诊断，多数患者初期症状不明显，多在体检中进行超声等无创检查时被发现。

② 部分患者有明确的家族遗传病史。由于本病是常染色体显性遗传，子女患病率

在 50% 左右，需要引起足够的重视。

③ 如果患者有肝囊肿、胰腺囊肿和肾功能异常等病史，需要注意本病可能。

三、鉴别诊断

1. 慢性肾小球肾炎

患者如有水肿、大量蛋白尿等表现则不难鉴别。肾囊肿的尿蛋白量一般在 1 g/d 以下，若>3 g 则多属于肾小球病变。仅通过尿蛋白对本病与隐匿性肾炎进行鉴别较为困难，后者尿常规中多有红细胞，而肾囊肿则可能出现多种表现。详细询问病史并结合影像学检查不难判断。

2. 感染性疾病

泌尿系统的多种感染性疾病均会出现尿常规检查异常的情况，肾囊肿患者发生感染后也会出现血尿并伴低热、腰痛等尿路刺激症状而易被误诊为感染性膀胱炎或肾盂肾炎。一般情况下影像学检查有助于进行鉴别诊断，但是也有部分患者由于囊肿位置的原因可以诱发反复的类似泌尿道感染的临床表现。

四、相关实验室检查

1. 尿液检查

尿隐血和/或尿红细胞增多可能，部分患者可因囊肿破裂而出现肉眼血尿或有持续性镜下血尿和白细胞尿。多数患者无或有少量尿蛋白，24 小时尿蛋白定量多<1.0 g。

2. 血液检查

一般不作为诊断依据，仅对鉴别诊断有一定价值。初次发病的患者肾功能多正常。

3. 肾脏超声

肾脏明显异常，超声检查可发现弥漫性散布于皮质和髓质的充满液体的囊肿，有助于鉴别诊断。

4. 肾活检

不作为本病的主要诊断依据。

五、诊断标准

肾脏的影像学检查结果是诊断本病的主要手段。早期患者多无症状，而在体检中发现尿常规异常，也有部分患者突然出现血尿，部分患者需要结合家族史进行基因的分子遗传学诊断。

六、中医辨病辨证要点

中医学并无肾囊肿的病名，结合病变特点和临床表现，本病与中医学"尿血""腰痛"和"水肿"等疾病类似，临床实践证实"尿血""腰痛"和"水肿"的辨证治疗往往是确切有效的。本病的发生多是由于机体先天禀赋不足，正气亏虚导致；部分患者是由合并感染风热之邪或失治误治，或脾肾亏虚导致气虚无力，或湿热内蕴扰动肾脏脉络等所致。病变迁延日久或反复发作则多会出现正气损伤，病变多由脾肾亏虚而致五脏俱损。

七、治疗

对于本病的治疗主要是改善症状、碱化尿液、减少尿液中红细胞形成管型阻塞肾小管、减少肾脏损伤的综合性治疗。治疗过程中应监测血压、肾功能及尿蛋白的情况。

1. 止痛

肾脏的囊肿破裂、出血或结石均可导致疼痛急性发作或反复发作，一般情况下主要是卧床休息、抗感染及止痛剂对症治疗，必要时需要手术治疗。

2. 控制血压

高血压是导致肾脏功能恶化的重要因素，因此患者要注重血压的控制，从而更好地控制病情。一般而言，将血压控制在 16.6/10 kPa（125/75 mmHg）比较理想。首选的降压药是血管紧张素转化酶抑制剂或血管紧张素受体拮抗剂。

3. 止血与抗凝药物

本病出血多为自限性，一般不需要使用止血与抗凝药物，采取多饮水和碱化尿液等对症治疗即可。对无法控制的出血需要采取介入治疗等手段。

4. 抗感染

常用抗生素是磺胺类、β-内酰胺类、喹诺酮类等药物。需要注意选择对肾脏功能影响小的药物。

5. 中医治疗

（1）湿热下注证

症候：腰腹胀痛，肢体困重，心烦口渴或小便频数，大便干结，血尿或镜下血尿时多伴有白细胞。舌红，苔黄腻，脉滑数。

治法：清热利湿，凉血止血。

代表方：小蓟饮子合十灰散加减。

常用药：生地黄、小蓟、滑石、蒲黄、藕节、栀子、淡竹叶、甘草、黄芩、苍术、白术、萹蓄、车前子、大蓟、白茅根、白及、紫草等。

（2）气阴两虚证

症候：目睛干涩或视物模糊，头晕耳鸣，五心烦热，口干咽燥。神疲无力，腰膝酸痛，易感冒，心悸，口不渴或咽干痛，大便偏干或溏薄。舌淡红，苔薄黄而干，脉细数。

治法：益气养阴。

代表方：参芪地黄汤加减。

常用药：党参、麦冬、五味子、熟地黄、山茱萸、山药、白术、枸杞子、酸枣仁、黄芪、生地黄、山茱萸、泽泻、牡丹皮、大蓟、小蓟、仙鹤草、白茅根等。

（3）脾肾气虚证

症候：疲倦乏力，颜面及全身浮肿，纳少便溏，夜尿偏多，口淡不渴，舌淡胖边有齿痕，苔薄白，脉沉细。

治法：健脾益肾。

代表方：无比山药丸加减。

常用药：党参、黄芪、山药、莲子肉、茯苓、薏苡仁、泽泻、扁豆衣、山茱萸、菟丝子、肉苁蓉、杜仲、怀牛膝、熟地黄、芡实、金樱子、煅牡蛎等。

（4）热盛迫血

症候：实证为小便热涩刺痛，尿色深红，或夹有血块，疼痛满急加剧，或见心烦，舌红、苔黄，脉滑数；虚证为尿色淡红，尿痛涩滞不显著，腰酸膝软，神疲乏力，或有五心烦热，舌淡红、少苔、脉细数。

治法：实证为清热通淋；虚证为滋阴清热。

代表方：实证用小蓟饮子加减；虚证用知柏地黄丸加减。

常用药：实证多用小蓟、生地黄、滑石、通草、蒲黄、淡竹叶、藕节、当归、山栀子、甘草等；虚证多用知母、黄柏、熟地黄、山茱肉、淮山药、泽泻、茯苓、牡丹皮等。

（5）肾虚水犯

症候：全身浮肿，面色㿠白，疲倦乏力，少气懒言，易感冒，畏寒肢冷，腰背冷痛，纳少便溏或泄泻。舌嫩淡胖，苔白有齿痕，脉沉细无力。

治法：温阳益肾。

代表方：八珍汤合真武汤加减。

常用药：太子参、党参、黄芪、白术、山药、山茱萸、防风、金蝉花、黄精、制附子、桂枝、肉桂、大蓟、小蓟、茜草、白及、泽泻、干姜、炙甘草等。

6. 中成药

① 黄葵胶囊：每次5粒，每日3次口服，8周为一个疗程。本品清热利湿、解毒消肿，适用于湿热壅盛者。

② 金水宝片：每次3片，每日3次口服。本品为冬虫夏草制剂，有补肺益肾之功，适用于肾气亏虚者。

③ 知柏地黄丸：每次6 g，每日2~3次口服。本品滋阴补肾、降火清热，适用于肝肾阴虚火旺者。

八、患者健康教育

① 预防感染，以免使病情反复或加重。注意劳逸结合，避免劳累。注意适当休息，节制房事，避免因劳累过度或剧烈运动诱发和加重病情。

② 避免肥腻、辛辣、燥热食物，饮食宜清淡，忌烟酒。

③ 避免使用对肾脏有损害的药物。

第十节　老年人肾脏病

近年来，随着整体卫生水平和医疗水平的提高，各个国家人口的平均寿命均有明显的提高，人类的期望寿命水平也在逐年提高。人类寿命延长的同时也会带来一个十分艰巨的社会问题，即人口的老龄化现象。我国老年人口规模巨大、老龄化发展迅速、老龄化超前于现代化等，引发一系列比发达国家更严重的医疗和社会问题，与衰老相关的老年性疾病正逐渐成为影响国民健康和社会发展的重要疾病。尤其是随着年龄的增长，肾脏出现退行性变化，老年肾脏病患者随之增多。因此，在人口老龄化日益进展的今天，了解肾脏衰老的机制，重视老年人肾脏病的诊治，有效延缓肾功能减退的进展是迫切需要解决的问题。

一、病因及发病机制

研究发现，人类肾脏功能在 40 岁之后就开始下降，大多数肾功能下降的速度为每年 1% 左右，一般人到了 80 岁左右时，其肾功能水平会下降到其青壮年正常水平的 50% 左右。随着肾小球滤过功能的逐年下降，机体对尿液的浓缩稀释功能、酸碱平衡的调节功能以及保钠等与肾脏生理功能直接相关的各项功能均会出现不同程度的下降。

1. 肾小球结构变化

随着年龄的增长，肾小球的形态逐渐发生改变：正常或完整肾小球数目减少；全球硬化肾小球数目及百分率增加，尤其是外皮质部分改变最明显；入球小动脉和出球小动脉之间的直接交通支增加；完整肾小球体积先减少，之后增加；肾小球基底膜局灶性或弥漫性增厚；肾小球系膜体积和基质增加。这些结构变化最终导致肾小球硬化，肾小球有效滤过面积下降，在此过程中功能正常的肾小球灌注量增加和代偿性肥大，以维持正常肾小球滤过率；同时伴有肾小球基底膜增厚和系膜基质增多。而代偿性肥大的肾小球，由于肾小球血流动力学改变引起肾小球高灌注和高滤过，进一步导致肾小球硬化。

2. 肾小球滤过率下降

肾小球滤过率是评价肾脏功能的重要指标，对判断肾功能损害程度、早期诊断和治疗肾功能衰竭具有重要的临床意义。通常认为在 40 岁之后肾小球滤过率随年龄增长而逐渐降低。

3. 肾小管和肾间质的变化

老年人的肾小管对机体各种代谢需求的反应都比较迟钝，肾小管功能变化比肾小球滤过功能的减退出现得更早，也更为明显。

老年人肾脏中的散在瘢痕区域内常见肾小管萎缩和肾小管憩室。肾小管憩室主要位于远曲小管和集合管，促进单一肾囊肿的形成。肾小管扩张可伴有透明物质累积和肾小管基底膜增厚。肾间质扩张、单核细胞渗透和区域分散的纤维化是老年肾脏的典型特点。TGF-β 和金属蛋白酶表达的调节变化以及缺氧相关基因的激活，促进肾小管间质大量胶原堆积和细胞外基质结构改变，参与了老年肾小管间质纤维化的发生。

老年人肾脏近端小管钠离子重吸收增多和远端小管钠离子重吸收减少，对于维持老年人体内钠离子平衡具有重要作用。但是，这一功能限制了老年人在低盐摄入时保持钠离子稳态的能力，导致容量缺失和急性肾损伤易感性增加。

随着年龄增加，尿液稀释和浓缩的能力下降。其发生机制是：老年人肾脏内髓质集合管尿素转运蛋白表达下降，导致肾髓质形成的渗透压梯度减小，加之集合管上皮细胞抗利尿激素-2 受体、水通道蛋白 2 和 3 表达下调，即使肾脏酸碱平衡调节基本正常，在高蛋白饮食或引起蛋白质分解的应激条件下，老年人发生酸中毒的危险性也会升高，这主要是由于血氨和 H^+ 合成功能受损；而皮质集合管中质子泵活性受损是老年人酸负荷调节异常的主要原因。

4. 肾脏血管的变化

衰老肾脏血管结构变化与其他衰老器官中血管结构变化相似，包括肾动脉、小叶间动脉及入球动脉的内膜增生、中层肥厚及明显的动脉硬化，弓状动脉、小叶间动脉的不规则和弯曲程度加重，入球和出球小动脉直接交通支产生，以及血管平滑肌细胞增殖导致入球小动脉血管腔狭窄和管壁增厚。

伴随年龄的增长，肾血流量和有效肾血流量也会进行性下降。肾血流量下降主要集中在肾皮质，而肾髓质血流相对改变较小。

5. 肾脏内分泌功能变化

伴随年龄增长，肾素合成和分泌减少，醛固酮水平降低。与青年人相比，老年人血液循环中肾素活性水平下降约 50%，其原因是肾素合成和释放受限，尤其是在应激条件下。肾素-醛固酮系统的活性下降，使老年人易发生脱水、高钠血症和高钾血症。老年人易出现维生素 D 缺乏，其原因是老年人肾脏中 25-(OH)D_3 转换为 1,25-(OH)$_2$$D_3$ 的能力受损；但也与老年人接受日光照射、饮食等生活方式相关。

二、诊断要点

伴随年龄的增长，老年人即使没有任何疾病，其肾脏功能也处在较低水平。一旦遇到某些应激状态，如出血和中暑等，由于缺乏必要的肾脏储备功能，机体无法适应内环境剧烈变化，会导致肾功能急剧下降而出现急性损伤。若老年人同时患有多年的高血压、糖尿病或高尿酸血症等慢性疾病，这些疾病会通过影响肾脏血管、肾小管间质或者直接降低肾小球滤过率等方面影响肾脏功能。此外，有的老年人自身患有多种慢性疾病，需要长期服用多种药物，也会增加肾脏的负担，其中长期使用非甾体抗炎药、抗肿瘤药物以及免疫抑制剂等导致肾脏功能受损而出现肾功能下降明显的情况最为常见，甚至有出现严重急性肾损伤的风险。

1. 肾小球疾病

老年人常见的肾脏疾病类型与普通人群相似，但也的确存在一些易感疾病类型。国内外调查资料表明，继发性肾小球疾病在老年人群的发病率增高，其中以糖尿病肾病和高血压性肾损害最为常见。老年人原发性肾小球疾病以膜性肾病最为常见，其次为肾小球系膜增生性病变、微小病变等。老年人膜性肾病患者的临床表现除大量蛋白尿、低蛋白血症外，血尿、高血压、肾功能衰竭及高凝状态、高脂血症、感染的发生率明显增加。对于老年人膜性肾病，要注意其是否继发于肿瘤，特别是实体肿瘤，其中胃癌、支气管肺癌最常见，其次是肾癌、前列腺癌和甲状腺癌。

2. 急性肾损伤

老年人是急性肾损伤的高危人群，老年人发生急性肾损伤常见的危险因素包括：各种感染引发的脓毒血症、血容量不足、药物性肾损害以及合并慢性肾脏病、缺血性心脏病、心力衰竭、高血压、糖尿病、动脉硬化、尿路梗阻等疾病。其中药物性肾损害在老年人中更为常见。

3. 慢性肾功能衰竭

老年人慢性肾功能衰竭以糖尿病肾病、高血压肾损害、动脉粥样硬化性肾血管闭塞及各种原发性肾脏病为主，少数也可源于急性肾功能衰竭治疗不彻底。老年人慢性肾功能衰竭起病隐匿，症状不典型，发展缓慢但变化迅速。初期患者没有任何症状，仅实验室检查发现肾功能异常。轻到中度肾功能衰竭患者，尽管血中尿素氮增加，仍可能仅有轻微的症状。衰老肾脏出现肾小球滤过率下降，但血清肌酐水平可保持正常，一旦血清肌酐水平快速升高，则应警惕肾功能的急剧恶化，患者易并发多器官功能衰竭，甚至危及生命。

三、鉴别诊断

1. 原发与继发性肾病的鉴别

老年人由于身体特殊的生理学特点，临床上患肾病综合征最为常见。老年人如果出现大量蛋白尿、高脂血症、高度水肿和低蛋白血症等肾病综合征的临床表现，多数为继发性肾脏病，原发性肾脏病较为少见。若老年人排除继发性肾脏病可能，在身体条件允许的情况下，应尽快做肾脏病理学检查，明确病理类型，从而确定对应的治疗方案。

2. 急性肾损伤和慢性肾衰竭的鉴别

老年急性肾损伤患者同慢性肾衰竭患者一样，存在血肌酐、尿素氮等指标水平的升高，但是前者肌酐和尿素氮的水平往往升高迅速且伴有少尿或无尿等症状；急性肾损伤患者尿比重低，肌酐清除率短期内可以下降50%甚至更多；急性肾损伤患者往往无慢性病面容、严重贫血、肾脏体积缩小及肾脏组织结构紊乱等临床特征。

四、相关实验室检查

1. 尿液检查

尿液检查项目包括尿常规、24 小时尿量及 24 小时尿蛋白定量、尿蛋白/肌酐等。老年人慢性肾衰竭患者往往出现蛋白尿、血尿、管型尿或低比重尿。

2. 血液检查

血液检查项目包括血常规、肝肾功能、电解质和血脂等。老年人肾脏病变的不同阶段往往会出现不同程度的贫血、高钾、高磷和低钙血症等。

3. 影像学检查

影像学检查包括肾脏 B 超、心脏超声及 X 线摄片等。晚期老年肾衰竭患者 B 超可见双肾明显缩小和结构改变，心脏超声会提示心包积液和心肌肥厚等。

4. 肾脏组织病理检查

排除继发性肾脏病的患者以及不明原因的急性肾损伤患者，在身体状况允许的条件下，应尽快做肾脏病理学检查，有助于尽早确诊和积极治疗，以尽可能恢复肾功能。

五、诊断标准

老年人肾脏病目前尚无统一的诊断标准。根据病史、临床表现和相关实验室检查，结合相关疾病公认的诊断标准可对老年人常见的原发和继发性肾病、急性肾损伤及慢性肾衰竭等进行诊断。

老年人继发性肾脏病，如糖尿病肾病通常有明确的糖尿病病史，病程在 5 年以上；尿蛋白排泄率在 6 个月内连续 2 次均>20 μg/min（或>30 mg/24 h），甚至出现明显的蛋白尿（>0.5 g/24 h）或符合肾病综合征的诊断标准。

2012 年 KDIGO 提出的急性肾损伤诊断标准：48 小时内血清肌酐（SCr）升高>26.5 μmol/L；SCr 升高超过基线的 1.5 倍（确认或推测 7 天内发生）；尿量<0.5 mL/（kg·h），且持续 6 小时以上。但是，对于老年人急性肾损伤诊断存在下列问题：由于老年人体内肌肉含量减少，合并营养不良以及蛋白质摄入减少，血肌酐不能敏感地反映肾功能的变化；由于老年人肾脏自身调节功能，特别是球管平衡功能减退，加之肾浓缩功能减退，当肾小球滤过率轻度降低时，尿量可无明显变化，导致老年人急性肾损伤的早期尿量变化也不敏感。

老年慢性肾衰竭患者符合下列两项中的任何一项即可明确诊断。

① 肾脏损伤（肾脏结构或功能异常）超过 3 个月，可以有或无肾小球滤过率下降，以下一项或多项肾损伤的指标异常：蛋白尿（≥30 mg/24 h）、尿沉渣异常、影像学检查肾脏结构异常、肾脏组织病理表现异常、肾移植经历、肾小管功能异常及电解质异常。

② 肾小球滤过率<60 mL/（min·1.73 m²）且整个病程达到或超过 3 个月，有或无肾脏损伤的证据。

六、治疗

1. 原发性肾小球疾病的治疗

原发性肾小球疾病老年患者的治疗方案同其他年龄段患者的治疗方案并无显著的区别，但是由于老年人的易感体质，应用免疫抑制剂及糖皮质激素后容易并发感染，所以药物的剂量应适当减少。另外，老年人应该重视抗凝治疗，尤其是临床表现为肾病综合征的患者，要预防血栓栓塞并发症。在选择 ACEI/ARB 类药物治疗时，由于老年人更容易合并动脉硬化和肾动脉狭窄，应注意肾功能恶化的发生。

2. 继发性肾小球疾病的治疗

继发性肾小球疾病以糖尿病肾病为主。治疗的过程中应重视对患者血糖和血压的控制。老年糖尿病肾病患者控制血压首选 ACEI/ARB 类药物，但伴有肾动脉狭窄的患者应慎用。对于肾功能正常的患者，降糖药的应用主要根据病人胰岛的功能、血糖增高的特点以及是否肥胖来选择。肾功能异常时，应谨慎使用磺酰脲类和双胍类药物，应选用较少经过肾脏排泄的药物，如阿卡波糖、吡格列酮等。对于中晚期患者建议停用所有口服降糖药，使用胰岛素。对于并发症较少、机体活动能力和认知功能良好的老年糖尿病肾病患者，血糖控制靶目标是糖化血红蛋白<7.5%，血压控制的靶目标是 BP<140/80 mmHg；对于并发症较多、伴有轻中度机体活动能力和认知功能障碍的老年糖尿病肾病患者，血糖控制靶目标是糖化血红蛋白<8.0%，血压控制的靶目标是 BP<140/80 mmHg；对于合并终末期并发症、伴有中重度机体活动能力和认知功能障碍的老年糖尿病肾病患者，血糖控制靶目标是糖化血红蛋白<8.5%，血压控制的靶目标是 BP<150/90 mmHg。在治疗的过程中同样要重视抗凝治疗。

3. 急性肾损伤的治疗

老年人急性肾损伤的治疗原则与其他年龄人群一样，包括：积极寻找并消除诱因；保持有效肾脏灌注；维持水电解质、酸碱平衡和内环境的稳定；有效控制感染；加强营养；积极治疗原发疾病。老年人急性肾损伤往往病因复杂，多种致病因素相互叠加，因此积极寻找并消除诱因非常重要。首先要注意是否存在肾脏有效灌注不足，合并高血压、心脏功能不全的患者要特别注意是否长时间服用利尿剂，是否存在血压的快速大幅度降低，是否存在肾动脉狭窄并服用 ACEI 类药物；其次要注意是否存在尿路梗阻因素，除常见的前列腺肥大、泌尿系统结石和肿瘤外，应注意腹膜后纤维化等少见原因；此外，老年患者常因多种疾病服用多种药物，因此对于老年急性肾损伤患者，不仅要注意详细寻找是否应用肾毒性药物，还应注意药物间的相互作用所产生的肾脏损害。

4. 并发症的治疗

对于并发贫血、高血压及钙磷代谢紊乱的患者，应给予对症的处理，保护肾功能。

5. 血液净化治疗

对于终末期肾脏病的老年患者，首先应积极控制尿毒症症状，防治各种并发症，当内科支持治疗难以控制并发症时，结合肾小球滤过率实际状况和患者的生存质量，考虑是否进入血液净化治疗。

6. 中医药治疗

总的原则是要注意结合老年患者的体质特点等内容进行治疗。老年患者出现肾脏病变时，要结合具体疾病，根据症状和临床数据并参考各章节的内容进行辨证治疗。

老年患者中药用药剂量要比正常剂量少一些，特别是一些有肾毒性的药物如含有马兜铃酸的中草药，要尽量避免使用；如果必须使用要注意配伍，减轻对肾脏的毒副作用。

七、患者健康教育

1. 一级预防

对于容易并发肾脏病的老年人群应定期筛查肾功能，特别是合并高血压、糖尿病的患者，尽早发现并积极控制原发病可以降低发生肾脏病的风险。

2. 二级预防

对于已经出现肾脏损害相关症状的老年患者，要积极控制导致肾损伤的因素和原发病，纠正高血压、水电解质紊乱和酸碱平衡失调。

3. 三级预防

主要针对老年慢性肾衰竭患者，应积极处理高钾血症等常见问题，预防心脑血管意外、心力衰竭和脑血管病变等严重并发症的发生。

八、护理与预防康复

1. 注意保暖，预防感冒

老年人由于易感体质，日常生活中要注意防风防寒，注意休息保暖。同时要保持家庭居室的清洁卫生，避免上呼吸道的感染。

2. 正确用药

由于肾脏病的治疗比较复杂，最好采取中西医结合的综合治疗措施，无论何种药物，都必须在医师的指导下使用；坚持连贯的系统治疗，防止感染复发。

3. 日常监测

注意观察尿液的性状，监测每日的出入量，监测血压和体重。

第十一节　急性肾损伤

　　急性肾损伤主要是指以肾小球滤过率迅速下降，同时血肌酐及尿素氮水平上升为特点的一类临床综合征。本病病变发展迅速，如果得不到及时处置，则患者的肾功能会进行性恶化甚至危及生命。患者由于肾脏功能急剧减退，机体内的毒素快速增加，出现水、电解质和酸碱平衡紊乱等相关临床症状。引起急性肾损伤的原因包括肾前性、肾源性及肾后性三种类型。肾前性急性肾损伤的主要原因是心功能衰竭、大出血及中暑等导致机体有效循环血量不足，继而引起肾脏血液灌注量明显下降。肾源性急性肾损伤的原因包括急进性肾小球肾炎、急性肾小管或急性肾间质性病变等，这些病变的原因与肾脏本身病变或使用某些有肾损伤作用的药物或食物相关，如造影剂或有毒菌类等情况。肾后性急性肾损伤多是由于各种病变导致输尿管或者尿道梗阻，肾盂压力异常增高，继而导致肾脏损害，如输尿管结石、前列腺肥大、肿瘤阻塞或压迫输尿管等而引发病变。本病部分患者病情较重且变化迅速，如果能够及时诊断和治疗，可以最大限度地减轻肾脏病变，保护肾功能，从而使肾功能获得最佳的恢复。近年来，我们强调对这一综合征早期发现、早期诊断和早期治疗的重要性。

　　急性肾损伤属于祖国医学中"癃闭""关格""水肿"等疾病的范畴，以少尿、无尿和水肿等为突出表现。《伤寒论·平脉法》言"寸口脉浮而大，浮为虚，大为实，在尺为关，在寸为格。关则不得小便，格则吐逆"，明确提出了少尿或无尿并伴有呕吐是关格的主要表现。《景岳全书·癃闭》曰"小便不通，是为癃闭，此最危最急症也。水道不通，则上侵脾胃而为胀，外侵肌肉而为肿，泛及中焦则为呕，再及上焦则为喘，数日不通，则奔迫难堪，必致危殆"，指出了小便不通是癃闭的主要见证以及癃闭的严重伴随症状。本病的病位主要在肾，病情重时可能导致五脏六腑变证多端而危及生命。《素问·五常政大论》言："其病癃闭，邪伤肾也。"本病起病急，病程短，多属实证，如果病情得不到有效控制，则往往迁延日久致肾脏衰竭而无法痊愈。治疗方面，《证治准绳》和《医门法律》中均认为"关格"为难治之证。"急则治标，缓则治本"，治疗本病时需要因势利导，不可过用攻下，以免损伤正气。

一、病因及发病机制

1. 病因

（1）肾前性急性肾损伤

肾前性急性肾损伤主要见于各种原因导致的失血和体液丢失等，如严重的外伤、烧伤、腹泻和大量应用利尿剂等；也可以见于多种疾病导致的循环功能不全，如充血性心力衰竭、心源性休克和严重心律失常等；还可能是由于肾脏本身血流动力调节异常，如

ACEI 或前列腺素抑制剂等导致的肾血流灌注不足。

（2）肾源性急性肾损伤

肾脏本身病变导致急性肾损伤的病因主要有以下几个方面：

① 肾小管疾病：其中急性肾小管坏死最常见，多由肾毒性物质或肾缺血引起。肾毒性物质分外源性和内源性，包括药物、造影剂、重金属、有机溶剂、肌红蛋白尿和轻链蛋白等。

② 肾小球疾病：各种原因导致的原发性或继发性急性或急进性肾炎综合征。

③ 急性肾间质疾病：由药物过敏、严重感染或肿瘤等因素引起。

④ 肾小血管和微血管疾病：如原发或继发性坏死性血管炎、恶性高血压肾损害、妊娠高血压综合征、溶血性尿毒症综合征和产后特发性急性肾损伤等。

⑤ 肾大血管急性病变：见于肾脏血栓形成、主动脉夹层、动脉粥样硬化斑块和大动脉炎等。

⑥ 肾移植排异反应。

（3）肾后性急性肾损伤

肾后性急性肾损伤的主要病因是各种导致肾盂至输尿管任何部位的梗阻性疾病，如结石、前列腺增生、神经源性膀胱、肿瘤以及肿瘤压迫等。

2. 发病机制

肾前性急性肾损伤主要是由于多种原因引起机体循环血量明显下降或者肾脏本身原因导致的肾脏血流量明显下降，从而导致肾脏血流动力学异常继而引发肾功能急性进行性损伤。肾源性急性肾损伤的主要原因是肾脏组织本身的病变，包括肾小球和肾小管急性损伤两个方面。其中，急性肾小管坏死所占比例较大。急性肾小管坏死致急性肾损伤的原因主要是肾脏血流动力学改变或肾小管上皮细胞损伤导致肾小球滤过率急性进行性下降。肾后性急性肾损伤则主要是由于各种原因导致输尿管梗阻，继而引起肾小球滤过的压力差发生改变，导致肾小球滤过率明显下降；另外，输尿管梗阻可以直接导致肾小管上皮细胞转分化和功能损伤，从而导致肾功能直接受影响。

二、诊断要点

急性肾损伤的临床表现包括原发病和急性肾损伤病变导致的一系列相关并发症。根据病因、肾功能急性减退的程度和影像学检查结果等方面可做出诊断。

2012 年改善全球肾脏病预后组织（KDIGO）制定的急性肾损伤临床实践指南提出的诊断标准是：48 小时内血肌酐升高 ≥26.5 μmol/L 或者 7 天之内血肌酐较基础值升高 ≥50%，或者尿量<0.5 mL/（kg·d）持续时间超过 6 小时。急性肾小管损伤导致的急性肾损伤临床上最为多见，根据其病程特点，我们一般将其分为三期，但是三期之间并没有绝对的区别，需要结合每位患者的临床特点制订个体化的治疗方案，不能机械化地套用。

1. 初始期

患者病变初期，主要受肾毒性物质或者缺血的影响，此时肾脏组织尚未遭受实质性损害，如果治疗及时，则可以快速恢复正常。肾脏病变多发生在数小时和数天之内，由于患者机体具有一定的代偿能力，所以临床症状不明显。早期诊断，特别是具有高度敏感的生物学指标的检测十分重要。

2. 维持期

维持期又称少尿期，病变如果在初期未能得到及时诊治，患者出现了实质性肾脏组织损伤，肾功能明显下降，GFR 甚至达到 $5 \sim 15$ mL/min 或以下，病情多持续数天甚至数周。此时患者肾功能明显下降，机体出现明显的少尿和氮质血症甚至尿毒症的表现。常常伴随水电解质紊乱、心功能衰竭、肺水肿和代谢性酸中毒等病变的相关症状。病情若持续进展，得不到及时控制，可危及患者的生命。此期患者病情重且病死率较高，需要加强治疗和临床护理。

3. 恢复期

恢复期又称多尿期，此期患者肾小管功能逐渐修复和再生，至肾小管完整性恢复，肌酐清除率逐渐恢复至正常水平。尿量逐渐增加是此期的标志性特点，患者肾小管功能未完全修复，往往尿液浓缩功能未恢复而尿量明显增加。此期患者易出现水电解质紊乱等相关临床问题，因此应注意监测电解质和相关指标。

三、鉴别诊断

急性肾损伤患者的鉴别诊断意义重大。鉴别诊断不仅需要明确与其他类似疾病的诊断区别，而且由于急性肾损伤本身包括肾前性、肾后性和肾源性三种类型，不同类型的治疗及预后十分不同，所以明确病因才是获得最佳治疗效果的关键因素。

1. 慢性肾衰竭

慢性肾衰竭患者一般有慢性肾脏病病史，B超检查显示双肾缩小且皮髓质分界不清和结构紊乱，而急性肾损伤患者肾脏体积一般正常或者增大；慢性肾脏病患者常伴有贫血，贫血的程度与病变时间相关，多表现为小细胞低色素性贫血，且红细胞比容明显下降；慢性肾脏病患者往往有心血管病变、代谢性酸中毒和皮肤瘙痒等代谢紊乱表现或者毒素长期在体内蓄积所导致的并发症。

2. 区分肾前性、肾后性、肾源性急性肾损伤

① 肾前性：往往是由肾外原因引起的，多种因素导致肾脏血流灌注不足而引起肾小球滤过率急剧下降。

② 肾后性：往往是由尿路阻塞引起的，如能及时解除梗阻，则多数患者肾功能可以迅速得到改善。常见的梗阻原因包括结石、骨盆内癌肿、前列腺肥大、外伤导致的尿路畸形和糖尿病神经源性膀胱等。如果高度怀疑是这些因素导致病变发生，则应及时做相关影像学检查，确诊后及时采取对应的治疗措施可以明显提高治疗效果并减小发生肾

脏功能下降的风险。

③ 肾源性：急性肾损伤的诊断成立并排除肾前性和肾后性的病因后，可以确诊为本病。对于本病的治疗，在患者没有禁忌证的情况下，需要尽快做肾脏组织病理活检，明确疾病的类型，以便针对病情用药。由于急性肾损伤病变进展较快，快速诊断和鉴别诊断显得尤为重要。肾前性与肾源性急性肾损伤患者的尿液鉴别要点见表 2-9-1。

表 2-9-1　肾前性急性肾损伤与肾源性急性肾损伤患者的尿液鉴别要点

尿检项目	肾前性	肾源性
尿沉渣	透明管型	颗粒管型
尿比重	>1.020	<1.010
尿渗透浓度（mmol/L）	>500	<350
尿钠浓度（mmol/L）	<20	>40
尿钠排泄分数	<1%	>1%
肾衰指数	<1	>1

四、相关实验室检查

1. 尿量变化

患者早期最为直接和明显的症状是尿量急骤减少（尿量<400 mL/24 h 称为少尿，尿量<100 mL/24 h 称为无尿），但也有部分患者无少尿的临床表现。

2. 水液潴留

由于尿液不能正常排出体外，水液积聚在机体内可出现全身水肿。合并肺水肿者可见胸闷、端坐呼吸和咯泡沫痰；合并脑水肿者可导致神经系统病变，颅内压升高而引起嗜睡、躁动甚至昏迷。

3. 电解质及酸碱平衡紊乱

患者多伴有高钾血症和代谢性酸中毒。高钾血症可以影响心脏电生理导致心律失常，因而患者出现胸闷、肢体麻木、心率缓慢甚至心室纤颤、心脏停搏而猝死。发生代谢性酸中毒时，血二氧化碳结合力下降，患者可出现恶心、呕吐和呼吸深大等临床表现。

4. 肾功能

病变初始阶段，肾功能每天变化明显，每日血肌酐升高 44.2~88.4 μmol/L，血尿素氮升高 3.6~10.7 mmol/L；或者 24~72 小时内血肌酐值相对增加 25%~100%。血肌酐和尿素氮短期快速上升时，患者可出现不同程度的乏力、食欲缺乏、口中有氨味甚至胸闷和烦躁等症状。

5. 尿常规

尿蛋白（+）~（++），常有颗粒管型。肾前性急性肾损伤时，尿比重>1.025；急性肾小管坏死时，尿比重<1.015。肾前性急性损伤时，尿渗透浓度>500 mmol/L；急性肾小管坏死时，尿渗透浓度<350 mmol/L。

6. 尿钠及钠排泄分数（FE_{Na}）

$$FE_{Na} = \frac{尿钠浓度 \times 血肌酐浓度}{血钠浓度 \times 尿肌酐浓度} \times 100\%$$

（注：尿钠、血钠浓度单位为 mmol/L，尿肌酐、血肌酐浓度单位为 μmol/L）

肾前性急性肾衰时尿钠多<10 mmol/L，肾前性急性肾损伤时尿钠多>20 mmol/L。肾后性急性肾衰、急性肾小球肾炎和血管炎时 FE_{Na}<1%；急性肾小管坏死及肾后性急性肾衰时 FE_{Na} 多>1%。

7. 肾衰指数（RFI）

$$RFI = \frac{尿钠浓度}{尿肌酐浓度 / 血肌酐浓度}$$

一般认为，肾前性急性肾衰 RFI<1，而急性肾小管坏死时 RFI>1。

五、诊断标准

2002 年美国急性透析组（ADQI）和 2005 年急性肾损伤（AKI）网络制定了急性肾损伤分层诊断（RIFLE）标准（表 2-9-2）或 AKI 标准（表 2-9-3）；2012 年全球肾脏病预后组织（KDIGO）制定的急性肾损伤临床实践指南提出的诊断标准为：48 小时内血肌酐升高 26.5 μmol/L，或者 7 天之内血肌酐较基础值升高超过 50%，或者尿量<0.5 mL/（kg·h）持续时间超过 6 小时。

表 2-9-2　急性肾损伤分层诊断（RIFLE）标准

分层	肾小球功能指标	尿量
高危阶段	SCr 升高超过 1.5 倍，或 GFR 下降超过 25%	<0.5 mL/（kg·h）持续 6 小时
损伤阶段	SCr 升高超过 2 倍，或 GFR 下降超过 50%	<0.5 mL/（kg·h）持续 12 小时
衰竭阶段	SCr 升高超过 3 倍，或升高至>354 μmol/L，或 GFR 下降超过 75%	<0.3 mL/（kg·h）或无尿持续 12 小时
丢失阶段	肾功能丧失持续 4 周以上	
终末期肾脏病	肾功能丧失持续 3 个月以上	

表 2-9-3　急性肾损伤（AKI）的分期标准

分期	血清肌酐	尿量
Ⅰ期	绝对升高≥26.5 μmol/L，或相对升高 50%~100%	<0.5 mL/（kg·h）持续 6~12 小时
Ⅱ期	相对升高 1~2 倍	<0.5 mL/（kg·h）持续 12~24 小时
Ⅲ期	升高至>354 μmol/L，或相对升高超过 2 倍，或开始肾脏替代治疗，或<18 岁，eGFR 低于 35 mL/（min·1.73 m^2）	<0.3 mL/（kg·h）持续时间超过 24 小时，或无尿持续时间超过 12 小时

六、中医辨病辨证要点

根据患者临床表现尿少、恶心、呕吐和头昏肿胀等，中医诊断为"关格""癃闭""水肿"。我们根据病情的不同和临床特点差异，进行详细的辨证治疗。少尿期以邪实为主，常见邪热、湿毒和血瘀等症候；病机主要为邪热和湿毒内蕴，阻滞三焦，热邪日久，耗伤气津而见津亏气脱；治疗以通为原则，常常使用通腑泄热、解毒祛瘀和活血泄浊等治法。多尿期则余邪渐清，津气亏耗。多尿期和恢复期以虚为主，多见脾肾两虚、肝肾阴虚或气阴两虚之候，治疗上多以补益脾肾为主，兼以解毒祛邪，攻伐之药不宜过多，以防伤正。必须时刻注意调补脏腑气血及扶助正气，这样临床上才能达到事半功倍的治疗效果。

七、治疗

1. 一般治疗

病变尚未控制的时候需要注意休息，严密监测患者的生命体征，特别是做好尿量的记录。饮食上尽量以清淡流质或半流质食物为主，注意结合电解质等相关指标限制水分和盐的摄入。

2. 水、电解质和酸碱平衡的控制

① 维持水平衡：严格计算 24 小时出入水量，每日补液量＝显性失液量＋不显性失液量－内生水量。

② 高钾血症的处理：最为及时有效的方法是血液净化治疗。非透析治疗主要包括葡萄糖酸钙缓慢静脉注射、5%的碳酸氢钠静脉滴注、静脉滴注葡萄糖及胰岛素、口服阳离子交换树脂。

③ 纠正代谢性酸中毒：5%的碳酸氢钠静脉滴注。

④ 控制感染：根据药物敏感试验结果选用抗生素，一般多选择肾毒性小的抗生素，同时根据肌酐清除率的情况计算抗菌药物剂量。

⑤ 营养支持：补充足够的热量和高效价蛋白。

⑥ 利尿剂对本病的防治作用仅限于增加尿量。尚无证据表明利尿剂可延缓病变的进程及改善预后，所以要慎重使用利尿剂。

3. 肾脏替代治疗

早期进行血液透析或腹膜透析治疗可预防患者出现高血钾、心功能不全、肺水肿和昏迷等威胁生命的并发症。

4. 积极控制原发病或致病因素

寻找可能存在的致病因素，避免继发性肾脏损害。

5. 多尿期的治疗

注意监测和调节水、电解质和酸碱平衡，控制氮质潴留，防治并发症和治疗原发病。

6. 恢复期的治疗

定期随访监测肾功能和水电解质状况，避免使用肾毒性药物。

7. 中医药治疗

本病的中医药治疗以祛邪扶正为大法，重点是早期发现和治疗。首当明辨虚实、标本之主次。急性发作时当以祛邪为先，平时则以扶正为主。

（1）湿热蕴结

症候：尿少尿闭，恶心呕吐，口中尿臭味，厌食，发热口干而不欲饮，尿少黄赤，大便秘结或者黏腻不爽，严重者可神昏抽搐。舌质红，舌苔黄腻，脉滑数。

治法：清热利湿，化浊降逆。

代表方：黄连温胆汤加减。

常用药：黄连、姜半夏、制大黄、厚朴、白术、藿香、佩兰、陈皮、枳实、姜竹茹、猪苓、车前子、生甘草等。

（2）邪毒内侵

症候：突然起病，尿量急骤减少，尿少尿闭，恶心呕吐，口中臭秽，头痛头晕，烦躁不安，甚或发热伴神昏谵语。舌质红，苔黄腻，脉滑数。

治法：解毒清热，化浊祛瘀。

代表方：黄连解毒汤加减。

常用药：黄连、黄柏、黄芩、栀子、制大黄、煅牡蛎、六月雪、积雪草、生地黄、水牛角、赤芍、牡丹皮、金银花、蒲公英、车前草、泽泻、茵陈、郁金、生甘草等。

（3）湿热瘀滞

症候：尿液点滴难出，口有臭味，咽干，小腹胀满，恶心呕吐，大便秘结，神情急躁，甚至吐血、衄血。舌质暗红，苔焦黄或芒刺，脉细数。

治法：清热解毒，化湿祛瘀。

代表方：茵陈蒿汤合四物汤加减。

常用药：茵陈、牡丹皮、黄连、大青叶、制大黄、煅牡蛎、六月雪、积雪草、车前子、竹叶、银花、生甘草、灯芯草、黄芩、栀子、川芎、知母、赤芍、连翘、猪苓等。

（4）气脱津伤

症候：尿少或无尿，汗出，肢冷，面色苍白，口干舌燥，气微欲绝，大便秘结。舌干无津，脉沉细。多见于津血大伤之后。

治法：益气养阴，回阳固脱。

代表方：生脉饮合四逆散加减。

常用药：太子参、党参、麦冬、五味子、制附子、干姜、龙骨、牡蛎、生地黄、玉竹、玄参、生黄芪等。

（5）脾肾阳虚

症候：腰酸膝软，面色㿠白，手足不温，纳呆便溏，夜尿清长量多。舌质淡白、胖大、边有齿痕，苔薄白，脉沉细。

治法：温补脾肾，化气利水。

代表方：理中汤合真武汤加减。

常用药：太子参、党参、制大黄、煅牡蛎、红花、干姜、白术、茯苓、白芍、制附子、山药、肉桂、黄芪、猪苓等。

（6）少尿期的中医特色治疗——中药结肠灌注

处方：制大黄 10 g，红花 10 g，煅牡蛎 30 g，六月雪 30 g，黄芪 30 g，当归 10 g，积雪草 30 g，生甘草 10 g。以上药浓煎成 200 mL 左右，调至适温，高位保留灌肠，每次 60 分钟，每日 2 次，7~10 日为一疗程。本疗法可以起到祛瘀解毒的功效。

八、患者健康教育

① 了解患病原因，避免使用影响肾脏功能的药物和食物，控制和消除诱发因素。

② 注意休息，避免劳累，预防感冒。

九、护理与预防康复

① 急性肾损伤由于发病急骤，病情发展迅速，患者及家属缺乏心理准备，所以应及时进行心理干预，提高患者治疗的依从性。

② 指导膳食，特别是肾功能损害进展期，严格按照 25~30 kcal/（kg·d）的热量需要来安排饮食，忌辛辣油腻。

③ 患病期间严格记录 24 小时出入量，量出为入，预防水电解质紊乱。

第十二节　慢性肾衰竭

　　慢性肾衰竭是在各种慢性肾脏疾病持续进展的基础上逐渐出现的肾脏功能减退，最终导致肾衰竭。肾脏的病理学转归是肾小球硬化、肾小管萎缩和肾间质纤维化，上述病理学表现是慢性肾衰竭的共同结局。临床上主要表现为水、电解质及酸碱平衡紊乱和机体内环境失调，代谢产物潴留是病变发展过程中影响多个脏器功能而表现出的临床综合征。

　　中医学没有"慢性肾衰竭"这一病名，结合其病变特点和临床主要表现少尿或无尿、食欲缺乏、恶心呕吐、水肿、乏力、头昏、头痛和面色晦暗等，本病可归属于"癃闭""关格""水肿""肾风""溺毒"等疾病的范畴。特别是"关格"，一般可以概括多数中晚期慢性肾衰竭患者的情况，如《素问·六节藏象论》曰："人迎与寸口俱盛四倍以上为关格，关格之脉羸，不能极于天地之精气，则死矣。"《伤寒论》对其脉象及临床表现进行了补充。《伤寒论·平脉法》云："寸口脉浮而大，浮为虚，大为实，在尺为关，在寸为格。关则小便不通，格则吐逆。"

一、病因及发病机制

　　任何导致肾脏结构和功能出现异常且病变缓慢进行性加重的因素，均有引起慢性肾衰竭的风险。导致慢性肾衰竭的因素包括原发性肾脏病和继发性肾脏病两大类，如原发性慢性肾小球肾炎、糖尿病肾病、高血压肾病、梗阻性肾病和慢性间质性肾炎等。在发展中国家，慢性肾衰竭的发病原因依次是肾小球肾炎、糖尿病肾病、高血压肾病。在发达国家，慢性肾衰竭的发病原因依次为糖尿病肾病、高血压肾病、肾小球肾炎。近年来，流行病学研究显示，无论是在发展中国家还是在发达国家，糖尿病肾病和高血压肾病所致的慢性肾衰竭越来越多见，特别是老年患者。目前，慢性肾衰竭的发生机制尚未完全明确，多数学者认为主要与以下机制密切相关。

　　1. 健存肾小球高滤过学说

　　机体由于各种病因导致肾单位减少，健存的肾单位就会进行代偿。此时，肾小球毛细血管内压力和血流量明显增加，使肾小球滤过增加，容易损伤毛细血管内皮细胞，导致系膜区受到刺激而出现增殖和基质增加等现象，同时会导致非感染性炎症病变和细胞凋亡，从而促进肾小球硬化。肾小球硬化和废弃的比例逐渐增加，肾小球滤过率进行性下降，终致肾脏功能衰竭。

　　2. 肾单位高代谢学说

　　肾脏病变过程中由于残余肾单位高滤过的发生，肾小管氧耗量增加和氧自由基的产生增多，使肾小管间质受损并易于出现上皮细胞转分化，肾小管间质纤维化加剧功能损害，导致肾脏功能进行性下降。此外，肾小管的高代谢引起残余肾单位氧消耗增加，进一步导致脂质过氧化作用增加，肾单位损害进行性加重。

3. 激素、细胞因子等对肾损害的作用学说

随着慢性肾脏病病情的进展，机体内一些激素和细胞因子的产生和代谢发生异常，诸如糖皮质激素、转移生长因子和血小板源生长因子等都会对残余肾功能产生影响，导致肾脏功能进行性下降。

4. 多种因素导致肾小球和肾小管间质直接损害学说

肾小球基底膜对滤过物质的选择性屏障作用消失后，尿蛋白大量漏出，导致肾小球系膜细胞及上皮细胞受损，肾小管重吸收增加，间质发生炎症反应，从而引起肾小球硬化及间质纤维化。大量蛋白从尿液漏出还会继发性刺激肝脏使其合成蛋白增加，导致脂蛋白在体内增加，高脂血症进一步加速肾小球硬化。另外，脂蛋白沉积于系膜细胞会导致系膜细胞增殖和基质积聚。如果患者存在错误的认识，提高蛋白的摄入量，蛋白漏出还会进一步增加，加速肾小球硬化。

二、诊断要点

慢性肾衰竭的临床表现复杂，肾功能下降导致代谢废物不能及时排出体外而潴留于机体内，从而影响机体内多个脏器的生理功能并随着病情的进展导致多器官功能紊乱。代谢紊乱与脏器损害两者互为因果，最终危及患者生命。目前认为，慢性肾衰竭时患者的肾小球滤过率低于 $60 \ mL/(min \cdot 1.73m^2)$。

1. 消化系统

部分患者主诉是恶心、呕吐等消化系统症状，这是由于慢性肾衰竭患者胃肠道中尿素排出增加，尿素在胃肠道内分解产生的氨刺激消化道，引起恶心、呕吐、食欲缺乏、腹泻甚至引发水电解质紊乱等现象，也可造成消化道出血。

2. 心血管系统

最常见的心血管系统并发症是高血压、心力衰竭、心肌损害、心包炎及动脉粥样硬化。这些疾病的起因不排除与肾素-血管紧张素系统激活有关。而尿毒症心包炎往往是由毒素刺激产生的。

3. 呼吸系统

出现尿毒症时，循环毒素可增加肺泡毛细血管的通透性，引起肺水肿，导致"尿毒症肺"。代谢性酸中毒和尿毒症毒素刺激可以使患者出现异常呼吸、胸腔积液、肺钙化和肺部感染等症状和体征。

4. 血液系统

慢性肾衰竭患者由于毒素刺激出现消化道吸收障碍，特别是铁剂和维生素的吸收障碍可引起小细胞低色素性贫血，从而导致血小板活性异常而出现出血倾向。肾性贫血的另一个重要原因是肾脏组织分泌的促红细胞生成素明显减少。

5. 泌尿系统

患者多出现不同程度的水肿，往往伴有腰酸和夜尿多等症状。

6. 内分泌系统

慢性肾衰竭常表现为糖和脂肪代谢异常以及肾脏相关激素分泌异常，往往导致高脂血症和钙磷代谢异常甚至肾性骨病形成。

7. 神经系统

由于代谢废物如肌酐、尿素氮、多肽类物质和生长激素等的代谢异常，周围神经系统和中枢神经系统会出现不同程度的损伤，导致机体出现乏力、头昏、头痛、记忆力减退和睡眠障碍等症状，甚至出现谵妄、幻觉和痴呆等表现。

8. 免疫系统

患者淋巴细胞数减少，多形核白细胞功能障碍导致对各种刺激的反应性下降，容易出现感染。

9. 皮肤症状

最常见的皮肤症状是瘙痒和皮肤色素沉着，主要与钙磷代谢和继发性甲状旁腺功能亢进相关。

三、鉴别诊断

1. 急性肾损伤的鉴别

急性肾损伤患者也存在血肌酐、尿素氮等指标的水平升高，但是肌酐和尿素氮的水平往往升高迅速且伴有少尿或无尿等症状；急性肾损伤患者尿比重低，肌酐清除率短期内可以下降50%甚至更多；患者往往无慢性病面容、严重贫血、肾脏体积缩小及肾脏组织结构紊乱等临床特征。

2. 尿毒症综合征的诊断

消化系统表现如厌食、恶心、呕吐、腹泻等症状易被误诊为胃肠道疾病。高血压、左心室肥厚等表现易被误诊为心功能不全。严重贫血和出血倾向易被诊断为血液病。如果患者出现上述症状，特别是多个系统症状并存时要注意做肾功能检查，一般不难鉴别。

四、相关实验室检查

1. 尿液检查

尿液检查项目包括尿常规、24 小时尿量及 24 小时尿蛋白定量、尿蛋白/肌酐和尿肌酐等。慢性肾衰竭患者往往出现蛋白尿、血尿、各种管型尿或低比重尿。

2. 血液检查

血液检查项目包括血常规、肝肾功能、电解质水平、β_2-微球蛋白和血脂等。患者不同病变阶段会出现不同程度的贫血、高钾、高磷和低钙血症等。

3. 影像学检查

影像学检查项目包括 B 超、双肾 ECT、MRI、心脏超声及 X 线摄片等。晚期慢性肾衰竭患者 B 超可见双肾明显缩小和结构改变，心脏超声提示心包积液和心肌肥厚等。

4. 肾脏组织病理检查

结合患者病情严重程度考虑是否进行肾脏组织病理检查。对于存在诊断疑问且有病情逆转可能的患者，进行肾组织病理检查有助于尽早确诊和积极治疗，以尽可能恢复肾功能。

五、诊断标准

符合下列两项中的任何一项即可明确诊断：

① 肾脏损伤（肾脏结构或功能异常）超过 3 个月，可以有或无肾小球滤过率（GFR）下降，可表现为以下任何一项或多项肾损伤的指标异常：蛋白尿（≥30 mg/24 h）、尿沉渣异常、影像学检查肾脏结构异常、肾脏组织病理表现异常、肾移植经历、肾小管功能异常及电解质异常。

② GFR<60 mL/（min·1.73 m^2）且整个病程达到或超过 3 个月，有或无肾脏损伤的证据。

目前国际上公认的慢性肾脏病（CKD）分期是美国肾脏基金会制定的 1~5 期的诊断标准：慢性肾脏病及透析的临床实践指南（K/DOQI）将 CKD 分 5 期（表 2-10-1），GFR 可根据肾脏病饮食改良（modification of diet in renal disease，MDRD）公式和 Cockcroft-Gault（CG）公式进行推算。

表 2-10-1　慢性肾脏病的分期及治疗策略

分期	描述	GFR [mL/（min·1.73 m^2）]	防治措施
1	肾损伤，GFR 正常或升高	≥90	保护肾功能和缓解症状
2	肾损伤，GFR 轻度下降	60~89	延缓病情进展，降低心血管病变风险
3	GFR 中度下降	30~59	延缓病情进展，评估和治疗并发症
4	GFR 严重下降	15~29	综合治疗及透析前准备
5	肾衰竭	<15（或透析）	出现尿毒症症状时及时进行肾脏替代治疗

六、中医辨病辨证要点

慢性肾衰竭的治疗应以补肾健脾、活血祛瘀和清利泄浊为基本原则，注重顾护中焦脾胃功能。注意不同阶段病情和标本虚实的主次关系，脾肾亏虚是病变核心，湿浊瘀毒是重要的病理产物。本病后期则表现为以肾脏为中心的五脏气血亏虚，同时伴有湿浊和瘀毒壅盛证候。病变常常表现为湿热、浊毒蕴蓄体内而兼有脏腑亏虚。因此，治疗上要认真地辨证分析正虚与邪实的程度、性质以及部位等，同时注意正虚与邪实的轻重主次并进行相应的个体化治疗。

七、治疗

慢性肾衰竭的治疗方法包括内科保守治疗与肾脏替代治疗。其中，肾脏替代治疗包括血液净化疗法和肾移植。某些慢性肾脏病患者在进展至终末期肾衰竭之前通过合理的中西医结合保守治疗可以明显延缓病情发展，少数患者甚至可以逆转病情或者多年保持病情稳定。

1. 早期筛查

研究表明，我国慢性肾脏病的发病率约为 10.8%，然而我国人群对于慢性肾脏病的知晓率还不足 20%。很多慢性肾脏病在发病早期如果及时治疗，往往可以取得理想的治疗效果而不至于发展为慢性肾衰竭。因此，普及慢性肾脏病健康知识和早期筛查是提高慢性肾脏病在普通人群中知晓率的关键，也是尽早发现和治疗慢性肾脏病必不可少的条件。对患有糖尿病和高血压等易于导致肾脏病变的患者来说，定期监测肾脏功能和做尿常规检查是早期发现和治疗的关键，可以及时控制病情的发展。

2. 原发病的治疗

如果患者的肾功能是首次符合慢性肾衰竭的诊断，需要特别重视原发疾病的诊断，原发性和继发性慢性肾脏病都需要长期进行药物治疗和肾功能监测，同时积极地寻找导致肾功能损害的诱发因素并及时纠正。

3. 积极控制血压

高血压是慢性肾脏病患者最常见的并发症，也是导致患者病情加重的重要因素。临床研究发现，由肾脏病引起的高血压不易控制，常常需要联合用药。如果患者的肾功能得不到有效控制，随着病情的加重出现心脑血管并发症的概率明显升高，其是患者死亡的主要原因。因此，控制血压是延缓慢性肾脏病进展的最重要措施之一。

慢性肾脏病患者的血压升高多数与肾小球病变导致体内肾素-血管紧张素系统（RAS）激活密切相关。临床上用于治疗高血压的 RAS 阻滞剂主要包括 ACEI 和 ARB。这两类药物都是针对 RAS 激活导致的高血压进行治疗的，其中 ACEI 的优点是降压效果除了针对 RAS 治疗外，同时通过干预机体内缓激肽的代谢而使其降压作用增强；缺点是易出现血钾升高、肾小球滤过率降低和干咳等副作用。相比较而言，ARB 比 ACEI 的副作用少，但是由于缺乏对缓激肽的代谢作用而使其降压效果明显弱于 ACEI。钙通道阻滞剂（CCB）可以有效地降低血压，其中第三代 CCB 作用缓和，无直立性低血压等副作用，对延缓肾功能减退进程有一定疗效，但不及 ACEI 及 ARB 明显。

临床上为了有效控制慢性肾脏病患者的高血压，常常需要使用数种降压药物联合治疗，且用药剂量要显著高于原发性高血压的用药剂量。最多见的联合用药是 ACEI（或

ARB）+CCB+利尿剂，有不少患者常常还需要应用α-受体阻滞剂。对终末期肾衰竭患者，由于β-受体阻滞剂具有使钾离子由细胞内向细胞外重分布的作用，临床上有导致血钾骤升而引发心肌抑制和心搏骤停的风险，故应慎用。

4. 饮食疗法

饮食疗法是治疗慢性肾衰竭的最基本措施。研究发现，营养不良是导致慢性肾衰竭病变加重的独立危险因素。因此，制订合理有效的饮食治疗方案是降低患者营养不良发生率和减少机体内毒素积聚的关键。结合患者的自身情况制订合理的膳食计划是合理治疗方案的重要组成部分。

对慢性肾衰竭患者进行营养状况监测和评估的方法很多，包括生化测定、人体学测量、身体成分分析及饮食评价，每一种方法都有一定的局限性，必须综合考虑（表2-10-2）。

表 2-10-2　慢性肾衰竭营养不良的指标

生化参数	血清白蛋白浓度<40 g/L； 血清转铁蛋白浓度<2 g/L； 血清胰岛素样生长因子-1（IGF-1）浓度<200 ng/mL； 血清前白蛋白浓度<0.3 g/L 或呈下降趋势； 血清肌酐浓度明显下降而尿毒症症状加重或肌酐动力学异常下降
人体学测量	体重进行性下降或低于理想体重的85%； 皮褶厚度、中臂肌围和（或）肌力异常
身体成分分析	体质下降（由生物电阻抗或 EDDEXA 测得）； 总体氮和（或）氮指数（观察指数/预期值）下降
饮食评价	自发性低蛋白饮食［<0.7 g/（kg·d）］和蛋白分解率增加［>1.0 g/（kg·d）］

慢性肾衰竭患者的营养治疗方案须根据患者肾功能、病因、营养状况、摄食及消化能力和饮食习惯等来制订，尽量做到个体化。原则上应有利于患者保持良好的营养状况或使营养不良得到改善；对透析前患者，还应考虑有利于控制肾脏基础疾病和保护肾功能。制订营养治疗方案时，应首先保证患者蛋白质-氨基酸的充分摄入，兼顾维生素和矿物质等营养素的摄入。高蛋白饮食可通过增加肾小球内压力、增强肾小管高代谢和增加蛋白尿而加速慢性肾脏病的进展。因此，透析前慢性肾衰竭患者应控制饮食中蛋白质的摄入量，并根据肾功能情况进行调整。一般而言，患者的 CCr 为 20~40 mL/min（SCr 176.8~353.6 μmol/L）时，饮食中蛋白质的摄入量为 0.7~0.8 g/（kg·d）；患者的 CCr 为 10~20 mL/min（SCr 353.6~707.2 μmol/L）时，饮食中蛋白质的摄入量为 0.6~0.7 g/（kg·d）；患者的 CCr<10 mL/min（SCr≥707.2 μmol/L）时，饮食中蛋白质的摄入量为 0.6 g/（kg·d）以下。在控制饮食中蛋白质的摄入量的同时，还应注意摄入蛋白质的质量，应给予高生物利用度的必需氨基酸（EAA）含量较高的食物，而作为热量主要来源的主食则应该选用蛋白质含量尽可能低的食物。接受透析治疗的患者则无须严格限制蛋白质的摄入，一般应保持蛋白质的摄入量为 1.0~1.4 g/（kg·d）。

补充必需氨基酸或α-酮酸对慢性肾衰竭患者有独特的疗效，因为中晚期慢性肾衰竭患者均有明显的必需氨基酸缺乏，而普通饮食中必需氨基酸含量均低于50%，难以满足患者的需要。补充外源性必需氨基酸则可使体内必需氨基酸/非必需氨基酸比例失调得到纠正，因而有利于改善蛋白的合成，也可使氮代谢产物的生成减少。α-酮酸（α-KA）是氨基酸的前体，通过转氨基或氨基化的作用在体内可转变为相应的氨基酸，其疗效与必需氨基酸相似，且有以下优点：尿素氮生成率及血清尿素氮下降更为显著，蛋白合成与分解的比例增高；可降低血磷、碱性磷酸酶和甲状旁腺激素水平；不导致GFR升高或白蛋白排泄增加；可能具有延缓慢性肾脏病进展的作用。少数患者有导致高钙血症的可能。目前临床上多主张低蛋白饮食与α-KA等合用。

慢性肾衰竭患者的热量摄入一般应为30~35 kcal/(kg·d)，氮（g）和热量（kcal）的摄入比应为1:(300~400)，这样可以保证蛋白质和氨基酸的合理利用，减少组织蛋白的分解，从而真正达到补充蛋白质和氨基酸的目的。其中，碳水化合物应占热量摄入总量的70%左右，脂肪摄入应注意多价不饱和脂肪酸与饱和脂肪酸比值≥1。增加不饱和脂肪酸的摄入可改善患者脂代谢并减轻动脉硬化的程度。同时注意补充水溶性维生素，尤其是维生素 B_6 和叶酸，并根据病情补充矿物质和微量元素（如铁和锌）。

5. 纠正水、电解质紊乱和酸碱平衡失调

慢性肾衰竭患者对水、电解质和酸碱的调节能力明显减退，因此患者容易出现水液代谢障碍、电解质紊乱和酸碱平衡失调。治疗上，对于有明显失水且不伴有严重高血压和心力衰竭的患者，可根据病情需要适当补液，但是补液不宜过多过快，以避免水钠潴留和心功能下降。需要严格限制出入水量，并以显性失水量与非显性失水量之和作为补液量的参考依据。必要时可同时给予利尿剂以对症改善病情。

慢性肾衰竭时，肾脏血流量下降，机体内有机酸明显增多，肾小管功能下降，会导致利尿剂在肾小管内积聚而影响肾功能。因此，要选择可通过肾脏排泄且生物利用度高的制剂。临床上多选用袢利尿剂，如呋塞米等。由于袢利尿剂的利尿作用具有饱和现象，过度增加剂量其利尿作用不会增加，但副作用却明显加大。肾功能不全时，呋塞米每天的最大剂量为160 mg。使用利尿剂时还需要注意的是，即使尿量没有增加，利尿剂也会在一定程度上纠正水钠潴留，从而缓解高血压，这是由于利尿剂可以调节肾外排钠即可通过肠道排钠。此外，利尿剂还可以影响水液在体内的分布从而减轻心脏的负荷。如果患者尿量较多，要注意可能出现机体缺钾，但由于慢性肾脏病患者多有代谢性酸中毒，易伴随高钾血症而影响患者心脏电生理，因此应该评估患者病情并谨慎地补充钾盐。

代谢性酸中毒是慢性肾脏病病变发展过程中的一个重要影响因素，并且是慢性肾衰竭患者出现骨代谢性病变和机体营养不良的重要机制。因此，应积极治疗酸中毒，维持机体的pH在正常范围之内。一般而言，对轻度酸中毒者可酌情给予碳酸氢钠口服。若机体二氧化碳结合力和阴离子间隙明显异常，多用碳酸氢钠静脉滴注，但在治疗过程中要注意防止低钾、低钙以及诱发高钠血症和心力衰竭的风险。

对于低钙高磷的患者，要限制磷的摄入并使用磷结合剂来调整机体的钙磷平衡。首选碳酸钙或葡萄糖酸钙减轻症状，也可以使用骨化三醇改善机体对钙的吸收情况。如果出现严重的并发症，特别是甲状旁腺激素（PTH）明显升高时，需要进行手术治疗。

6. 改善糖、脂质和蛋白质的代谢

慢性肾衰竭患者多有糖代谢紊乱，糖代谢紊乱的发生与胰岛素抵抗、肾脏对胰岛素的代谢能力下降和胰岛素分泌异常等有关。慢性肾衰竭时，胰岛 β 细胞对葡萄糖刺激的敏感性下降，胰岛素分泌减少。慢性肾衰竭患者继发性甲状旁腺功能亢进以及血 PTH 升高可以使胰岛 β 细胞内的钙水平增加，抑制胰岛素分泌。此外，随着患者肾功能的下降，肾脏对于胰岛素的清除也随之下降，从而导致机体内胰岛素清除减少。因此，慢性肾衰竭的患者血糖代谢易出现紊乱，高血糖和低血糖的风险共存。

慢性肾脏病患者常有脂肪代谢障碍，伴有高甘油三酯血症和高胆固醇血症。研究发现，他汀类药物通过控制慢性肾脏病患者的高脂血症对患者肾功能下降有一定的延缓作用，可能与他汀类药物参与胆固醇代谢过程中的某些旁路途径有关。慢性肾脏病患者由于消化系统水肿和分泌障碍等原因往往还会有蛋白质和氨基酸代谢障碍，临床上表现为蛋白质合成下降、分解代谢增加及负氮平衡从而导致营养不良，会使患者的病死率明显增加，特别是伴有代谢性酸中毒、胰岛素抵抗和继发性甲状旁腺功能亢进等情况下。代谢性酸中毒一方面可增加支链氨基酸酮酸脱氢酶活性，促进支链氨基酸分解；另一方面可激活蛋白质降解的各种酶系统功能，促使蛋白分解增加。

7. 控制感染

慢性肾衰竭患者因机体免疫力下降明显而极易并发感染，应及时使用合适的抗生素，必要时根据药敏试验结果选用药物，并根据肾功能情况决定给药的剂量及频率。注意抗生素中含钠和含钾量，避免加重电解质代谢紊乱。

8. 常见并发症的对症治疗

（1）恶心呕吐

常规给予甲氧氯普胺（胃复安）肌注或口服，每日 2～3 次。注意排除中枢神经系统病变导致的恶心呕吐，注意观察血压和眼底情况。保持大便通畅亦有助于减轻胃肠道症状。

（2）贫血

贫血是慢性肾脏病晚期患者最常见的并发症，其原因是肾脏功能衰竭无法合成并分泌促红细胞生成素。因此，这种情况导致的肾性贫血往往使用重组促红细胞生成素治疗。提倡个体化给药治疗，根据血红蛋白和红细胞比容确定给药的剂量和频率。慢性肾脏病患者由于常常伴有消化系统疾病，体内缺乏必要的血红蛋白合成原料，因此需要补充铁剂、叶酸和维生素等。此治疗方法最为常见的副作用是有发生高血压和形成血栓的风险。

（3）心力衰竭、心律失常及心包炎

心力衰竭的处理原则与非肾脏病引起的心力衰竭一致，但是由于慢性肾脏病患者本身存在代谢性酸中毒和电解质紊乱的问题，因此在药物使用方面需要格外注意用量和频率，并根据肌酐清除率进行相应的调整。例如使用洋地黄类药物时，宜选快速短效制剂，以减少蓄积中毒。对利尿剂不能奏效的高容量性心力衰竭患者，应尽早透析治疗。心律失常多由电解质代谢和酸碱平衡紊乱诱发或加剧，故应在纠正肾功能的基础上使用抗心律失常药物或起搏除颤治疗。心包炎的治疗应限制水钠摄入，强调早期透析治疗。若透析过程中心包炎加重，应考虑是否透析充分或有其他原因，如结核、细菌和病毒感染；也有部分患者可能是由透析过程中使用肝素引起的。

（4）神经精神症状

主要治疗方法是对症纠正水盐代谢和酸碱平衡紊乱。如果患者表现为癫痫样抽搐，可使用安定、苯妥英钠和苯巴比妥等药物进行治疗。注意监测患者的呼吸和血压。多数患者可以通过血液净化治疗来减轻症状。

（5）肾性骨病

主要治疗方法是通过饮食降低磷的摄入，纠正钙磷乘积失衡的问题。常用的钙磷结合剂有碳酸钙和葡萄糖酸钙等。病变晚期，很多患者可出现继发性甲状旁腺病变，治疗上需要结合血甲状旁腺激素水平指导用药。$1,25\text{-}(OH)_2D_3$ 的常规给药途径是口服，剂量为 $0.25 \sim 1\ \mu g/d$。轻、中度甲状旁腺功能亢进病人小剂量（$0.25 \sim 1\ \mu g/d$）应用即可防止和纠正甲状旁腺功能亢进。重度甲状旁腺功能亢进患者可使用冲击疗法，如果是重度甲状旁腺功能亢进伴结节性增生，常常需要手术治疗。

9. 定期评估病情，做好肾脏替代治疗的准备

慢性肾脏病晚期患者由于肾脏功能明显下降，与肾脏功能相关的问题可以直接影响机体的功能甚至危及生命。例如，水、电解质和酸碱平衡失调可导致机体心律失常、代谢性酸中毒和肺水肿等；肾单位不能充分地排泄代谢废物和降解某些内分泌激素，可致使其积蓄在体内而起毒性作用，引起某些尿毒症症状，出现心脑血管病变和血糖不稳定等。这些症状如果不能及时消除，必将威胁患者机体健康。

肾脏替代治疗是慢性肾衰竭患者晚期延长寿命和提高生活质量的唯一有效方式。肾脏替代治疗包括血液透析、腹膜透析和肾移植等。我国临床上一般认为，血肌酐水平高于 $884\ \mu mol/L$ 或者肌酐清除率低于 $10\ mL/min$ 时，患者的病情进行性加重，病死率明显升高，临床上必须尽快进行肾脏替代治疗。对于部分患者，即使肌酐水平尚未达到前述标准，但是如果伴有明显的高钾血症、心功能不全和利尿剂难以纠正的水肿或者大量胸腔积液、脑水肿、顽固性高血压、大量心包积液或心包炎、中枢神经系统体征等表现，也可以提前进入肾脏替代治疗或者临时进行血液净化治疗，以尽快缓解患者病情。

10. 中医治疗

本病的治疗以补肾健脾、活血化瘀和泄浊祛邪为大法，重点在早期发现和治疗。中

医药治疗首当明辨虚实、标本之主次。急性发作时当以祛邪为先，平时则以扶正为主。本病病程相对较长，病情往往错综复杂，治疗需要谨守病机，扶正祛邪。

（1）寒湿阻滞

症候：纳差腹胀，畏寒肢冷。舌质淡，苔白厚腻，脉滑或弦滑。

治法：温中理气，化湿祛瘀。

代表方：小半夏汤加减。

常用药：姜半夏、吴茱萸、高良姜、木香、厚朴、荷叶、茯苓、白术、干姜、甘草、陈皮、苏叶、姜竹茹等。

（2）气滞水停

症候：脘腹胀满，尿少浮肿。舌质淡红，苔白腻，脉弦滑。

治法：化气行水，温中散寒。

代表方：五皮饮合五苓散加减。

常用药：茯苓、苍术、陈皮、厚朴、白术、生姜皮、大腹皮、冬瓜皮、桂枝、干姜、肉桂、生薏仁、猪苓、泽泻、车前子、黄芪等。

（3）脾胃气虚

症候：面色无华，倦怠乏力，气短懒言，纳差腹胀，口淡不渴，大便溏薄。舌淡胖、有齿痕，苔薄白，脉沉细。

治法：健脾益气，扶正祛邪。

代表方：香砂六君子汤加减。

常用药：党参、白术、茯苓、陈皮、制半夏、木香、山药、白扁豆、砂仁、黄芪、防己、猪苓、太子参、薏仁、续断、菟丝子、甘草等。

（4）脾肾阳虚

症候：面色晦暗，畏寒肢冷，纳差食少，腰膝酸冷，小便清长，夜尿频多，大便稀溏。舌淡胖、边有齿痕，苔薄白，脉沉细。

治法：补脾益肾，温阳利水。

代表方：真武汤加减。

常用药：制附子、白芍、白术、山药、砂仁、干姜、肉桂、地黄、山萸肉、大腹皮、太子参、黄芪、怀牛膝等。

（5）肝肾阴虚

症候：腰膝酸软，头晕耳鸣，烦躁易怒，手足心热，咽干，心烦盗汗，尿少色黄，大便干结。舌体瘦小，苔少而干，脉细数。

治法：补肾填精，化气利水。

代表方：杞菊地黄丸加减。

常用药：枸杞子、熟地黄、生地黄、黄芪、太子参、玉米须、猪苓、金樱子、黄精、山茱萸、山药、牡丹皮、白芍、芡实、菊花、怀牛膝等。

（6）气阴两虚

症候：腰膝酸软，神疲乏力，心悸气短，眩晕耳鸣，烦热盗汗，咽干口渴，大便干结。舌质淡红，苔少而干，脉细数。

治法：益气养阴，化气利水。

代表方：生脉饮加减。

常用药：党参、麦冬、五味子、熟地黄、牛膝、山药、白芍、当归、太子参、黄芪、生地黄、天冬、女贞子、墨旱莲、枸杞子、制首乌等。

（7）阴阳两虚

症候：腰膝酸软，畏寒肢冷，口淡不渴，大便溏薄。舌淡，苔薄白，脉沉细。

治法：补阴益阳，填精补髓。

代表方：金匮肾气丸加减。

常用药：制附子、肉桂、地黄、山药、山茱萸、泽泻、茯苓、牡丹皮、巴戟天、菟丝子、肉苁蓉、猪苓、玉米须、干姜、黄芪、当归、怀牛膝等。

（8）血脉闭阻

症候：腰膝酸软，面色晦暗，肌肤甲错，疼痛固定，痛如针刺，肢体麻木。舌质瘀暗，脉细涩。

治法：活血化瘀，通络祛浊。

代表方：桃红四物汤加减。

常用药：桃仁、红花、当归、生地黄、太子参、黄芪、制大黄、牛膝、地龙、僵蚕、川芎、赤芍、丹参、三七等。

（9）中医药特色治疗——中药结肠透析

人的结肠有排泄和吸收功能，结肠黏膜与腹膜类似，都是生物半透膜，具有半透膜特性，可有选择地吸收和分泌。利用透析液中离子浓度造成的渗透压不同，可建立跨结肠黏膜的不同离子梯度，使血液循环中潴留的有毒代谢产物跨结肠黏膜运动而进入透析液，同时又将透析液中对人体有用的物质吸收入血。结肠透析可以在一定程度上改善患者肾功能相关指标和临床症状，为机体恢复内环境的稳定创造条件。应用中医药开展结肠透析，根据患者病情选择有针对性的方药，可以起到排除毒素、缓解病情的积极作用。临床上我们常用以大黄为主的中药煎剂进行结肠透析。大黄不仅有通腑泄浊的解毒作用，还可改善肾功能，促进肠蠕动，使肠道迅速恢复正常通畅性。临床上常用于配制结肠透析液的中药材包括大黄、牡蛎、龙骨、红花、当归、六月雪等。

八、患者健康教育

1. 一级预防

对容易发生慢性肾衰竭的人群定期筛查肾功能，特别是中老年人以及有原发性慢性肾小球肾炎、高血压和糖尿病的患者，尽早发现并积极控制原发病可以降低发生慢性肾衰竭的风险。

2. 二级预防

对于已经出现慢性肾衰竭的患者，要积极控制导致肾功能损害的因素和原发病，纠正高血压、水电解质紊乱和酸碱平衡失调。

3. 三级预防

主要针对慢性肾衰竭中晚期，即肾功能符合慢性肾脏病 4~5 期诊断标准的患者，积极处置常见问题（如高钾血症等），预防心脑血管意外、心力衰竭和脑血管病变等严重并发症的发生。

九、护理与预防康复

1. 预防感冒

家庭居室要清洁、卫生和通风。患者居住房间的温湿度适宜，光线充足、明亮，定期进行空气消毒，可用紫外线灯照射或食醋熏蒸法。感冒时尽可能使用非药物疗法或者简便的中药对症治疗，如板蓝根冲剂、桑菊感冒冲剂、正柴胡饮冲剂等。

2. 保持情绪稳定，限制剧烈运动

定期进行心理指导，减少患者焦虑和烦躁不安的情绪。注意活动量适当，保证睡眠充足，保持卧室清洁。

3. 日常监测

指导患者每天仔细记录液体出入量，监测血压和体重。

第十三节　肾脏替代治疗

　　肾脏替代治疗广义上是指人体肾脏全部或大部分功能一过性或永久丧失之后，为了保持体内机能正常、保持机体正常代谢及维持生命延续所采取的临时性或长期性的治疗方法。肾脏替代治疗包括血液透析、腹膜透析和肾移植。其中血液透析和腹膜透析可替代肾脏部分排泄功能，而成功的肾移植可大部分甚至完全地恢复肾脏的功能，上述方法各有优劣，在临床上往往需要根据病人实际情况选择合适的肾脏替代治疗方式。近年来随着慢性病如糖尿病和高血压患者的增多、透析技术的发展和透析器械的更新换代，老年长期进行透析的患者比例逐渐增加。

一、肾脏替代治疗的机制

1. 血液透析

　　维持性血液透析始于1960年前后，经过半个多世纪的发展，血液净化技术取得了巨大的进步，特别是有关高龄、糖尿病及心血管并发症等高危因素的透析技术取得了重要进展。

　　血液透析技术的基本原理是利用透析设备并通过透析器的滤过膜进行弥散和渗透，根据膜平衡原理，利用透析液和人体血液之间所含溶质浓度的梯度差使溶质从浓度高的一侧通过平衡膜向浓度低的一侧移动（弥散作用）；同时水分则从渗透浓度低的一侧移向渗透浓度高的一侧（渗透作用），从而达到动态平衡，最终达到替代部分肾脏功能对溶质和液体的清除作用。

2. 腹膜透析

　　19世纪初采用生理盐水腹腔灌注改善尿毒症患者病情的案例被首次报道。1962年其首先被应用于治疗慢性肾功能不全，1965年Tenckhoff腹透管的成功发明解决了重复应用通路问题，为慢性腹膜透析的开展铺平了道路。腹膜透析技术随着材料学、工程学的发展不断完善。

　　腹膜透析技术的原理是利用患者自身腹膜为半透膜，通过向腹腔内灌注透析液，实现血液与透析液之间溶质交换以清除血液内的代谢废物、维持电解质和酸碱平衡，同时清除过多的液体。腹膜对溶质的转运主要通过弥散作用，对水分的清除主要通过超滤作用。溶质清除效率与毛细血管和腹腔之间的浓度梯度、透析液交换量、腹膜透析液停留时间、腹膜面积、腹膜特性、溶质分子量等相关。水分清除效率主要与腹膜对水的通透性、腹膜面积、跨膜渗透压梯度等有关。腹膜是一层薄而光滑的浆膜，总面积大约与本人的皮肤表面积相当，大多数成年人约为 $1 \sim 2 \ m^2$，与透析的效能直接相关。但由于不是全部的腹膜毛细血管都充盈，故在实际透析中有效的透析面积远不足腹膜总面积的一半。腹膜的表面是一层很薄的间皮细胞层，其上有许多微绒毛。间皮细胞下为结缔组织。腹膜的毛细血管大多数为连续型，少数为有孔型，是腹膜透析溶质交换的必经之路。毛细淋巴管开口于间皮细胞间孔，是腹膜透析水分及溶质吸收的重要途径。

腹膜透析装置主要由腹膜透析管、连接系统、腹膜透析液组成。腹膜透析管是腹膜透析液进出腹腔的通路，需要手术置入，导管末端最佳位置是膀胱（子宫）直肠窝，因为此处为腹腔最低位，且大网膜较少，不易被包绕。腹膜透析管外段通过连接系统连接腹膜透析液。腹膜透析液有渗透剂、缓冲液、电解质三种组分。葡萄糖是目前临床最常用的渗透剂，浓度有 1.5%、2.5%、4.25% 三种，浓度越高则超滤作用越大，相同时间内清除水分越多，临床上需根据病人液体潴留程度选择相应浓度腹膜透析液。新型腹膜透析液利用葡聚糖、氨基酸等作为渗透剂。新型腹膜透析液为糖尿病肾病等患者开展腹膜透析带来希望。

3. 肾移植

人类对于肾移植的构想和实践有超过百年的历史，最早可以追溯到 1902 年。但是肾脏移植真正大规模开展及肾脏长期的存活始于 20 世纪 80 年代，以环孢素为标志的免疫抑制剂的不断涌现大大提高了患者的治疗效果。

肾移植是将来自供体的肾脏通过手术的方式植入受者体内，替代患者的肾脏。成功的肾移植可全面恢复肾脏功能，相较于透析，病人生活质量更佳、维持治疗费用更低、存活率更高，故其已成为终末期肾病病人首选的治疗方式。目前肾移植手术已较为成熟，但是肾脏的供体和移植后排异等问题是肾移植的关键问题。

二、常见症状

肾脏替代治疗就是慢性肾衰竭的最后阶段，肾脏失去功能无法恢复。患者的临床表现复杂，且肾功能丧失导致代谢废物不能排出体外，潴留于机体之内，从而影响机体内多个脏器的生理功能，随着病情进展而导致多器官功能紊乱。代谢紊乱与脏器损害两者互为因果，最终危及患者生命。目前认为慢性肾衰竭时患者的肾小球滤过率（GFR）低于 15 mL/（min · 1.73 m²）。

1. 消化系统

部分患者主诉首先是恶心、呕吐等消化系统症状，这是由于慢性肾衰竭患者胃肠道中尿素排出增加，尿素在胃肠道中分解产生的氨刺激消化道所引起，导致消化系统症状如恶心呕吐、食欲不振、腹泻甚至引发水电解质紊乱等。消化道出血也可出现。

2. 心血管系统

最常见的心血管并发症是高血压、心力衰竭、心肌损害、心包炎及动脉粥样硬化。这些疾病的起因不排除与 RAS 激活密切相关。而尿毒症心包炎往往是由于毒素刺激产生。

3. 呼吸系统

尿毒症时循环毒素可增加肺泡毛细血管的通透性从而引起肺水肿，导致"尿毒症肺"。代谢性酸中毒和尿毒症毒素刺激可以导致患者出现异常呼吸、胸腔积液、肺钙化和肺部感染的症状和体征。

4. 血液系统

慢性肾衰竭患者由于毒素刺激造成消化道吸收障碍，特别是铁剂和维生素的吸收障碍引起小细胞低色素贫血，从而导致血小板活性异常而出现出血倾向。肾性贫血的另一个重要因素是由于肾脏组织分泌的促红细胞生成素的明显减少。

5. 泌尿系统

患者多出现不同程度的水肿，往往伴有腰酸和夜尿多等临床症状。

6. 内分泌系统

慢性肾衰竭常表现为糖和脂肪代谢异常以及肾脏相关激素分泌水平的异常。往往导致高脂血症和钙磷代谢异常甚至肾性骨病的形成。

7. 神经精神系统

由于代谢废物如肌酐、尿素氮、多肽类物质和生长激素等的代谢异常，导致周围神经系统和中枢神经系统会出现不同程度的损伤。导致机体出现乏力、头昏、头痛、记忆力减退和睡眠障碍等症状，甚至出现谵妄、幻觉和痴呆等症状。

8. 免疫系统

患者淋巴细胞数减少，多形核白细胞功能障碍导致对各种刺激的反应下降，容易感染。

9. 皮肤症状

最常见瘙痒和皮肤色素沉着，主要与钙磷代谢和继发性甲状旁腺亢进相关。

三、诊断标准

诊断标准根据国际上公认的慢性肾脏病分期是根据美国肾脏基金会制定的 CKD1~5 期的诊断标准：慢性肾脏病及透析的临床实践指南（K/DOQI）将 CKD 分 5 期，GFR 可通过 MDRD（Modification of Diet in Renal Disease）公式和 CG（Cockcroft-Gault）公式推算 GFR<15 mL/（min·1.73 m^2）。

四、中医辨病辨证要点

肾脏替代治疗是指慢性肾衰竭失代偿期的治疗，主要是血液净化治疗，中医药的治疗应以补肾健脾、活血祛瘀和清利泄浊为基本原则，注重改善患者症状，特别是顾护中焦脾胃功能。注意不同阶段病情和标本虚实的主次关系，脾肾亏虚是病变核心，湿浊瘀毒是重要的病理产物。本病表现为以肾脏为中心的五脏气血亏虚，同时伴有湿浊和瘀毒壅盛症候的情况。病变常常表现为湿热、浊毒蕴蓄体内兼有脏腑亏虚的证候。因此，治疗上需要认真地辨证分析正虚与邪实的程度、性质以及部位等，同时注意正虚与邪实的轻重主次并进行相应的个体化治疗。

五、治疗

（一）血液透析常见并发症的治疗

1. 失衡综合征

失衡综合征多见于血液透析过程中或透析结束不久，主要表现为神经系统症状。轻症患者表现为焦躁不安、头痛、恶心呕吐、视力模糊和血压升高。重症患者则出现肌肉阵挛、震颤、失定向、嗜睡，病情加重则出现意识障碍、癫痫样大发作、昏迷甚至死亡。失衡综合征多见于急性肾功能衰竭、最初几次透析和高负压快速或过多超滤的维持性透析者以及高流量透析时，多是由于血液透析时血液内代谢产物迅速被清除，但脑实质、脑脊液中尿素及其他物质受血脑屏障限制，浓度下降较慢，形成血浆及脑脊液间渗透浓度差，使水分迅速进入脑组织，从而造成脑水肿和脑脊液压力增高。本病的防治措施包括：首次透析时间缩短至 3 h，使尿素氮下降 30% 左右为宜；适当提高透析液钠浓度（140 mmol/L）和葡萄糖浓度（2 g/L）；头 30~60 min 适当降低血流量，超滤脱水不可过多过快；对轻症者可用 50% 葡萄糖 40~60 mL 或 20% 甘露醇 100~125 mL 静脉注射，并减少负压流量，严密观察心率、心律、血压和呼吸改变，若出现癫痫样发作，可用地西泮 10 mg 静脉注射。出现严重失衡综合征时应停止透析，及时抢救。

2. 心血管并发症

常见症状包括低血压、心力衰竭、心包炎、心律失常、高血压、心绞痛、急性心肌梗死和心脏骤停。这些症状是目前血液透析患者死亡最为常见的原因。对于这些问题，总的治疗原则是动态监测患者生命体征、控制血容量、监测水电解质、选择适宜的透析液及动态调整超滤方式、超滤量和超滤速度。必要时调整血液净化方式，如改为腹膜透析等。

3. 透析器首次使用综合征

该并发症主要是首次透析发生较严重的人体对于透析膜的过敏现象，或发生胸痛、背痛等与透析器有关的非特异性症状。对于透析膜的过敏反应需要使用抗过敏药物如静脉注射异丙嗪和琥珀酰氢化泼尼松或甲基强的松龙对症治疗，必要时可用肾上腺素。预防措施包括使用前充分冲洗透析器，对既往发生过过敏反应者，应避免使用环氧乙烷消毒的透析器。对于主要表现为胸痛及背痛的患者，情况通常不严重，往往不需要特殊治疗。若胸痛发生，要注意与心肌缺血、心绞痛等鉴别。

4. 急性溶血

本病常见原因包括透析液温度过高、透析液比例错误致渗透压过低、透析膜破裂引起较多透析液进入血液以及透析用水中氯铵、硝酸盐、铜离子等污染物过多。溶血伴高溶血症者应停止透析，透析管道及透析器中的血液勿回输体内，及时处理高钾血症及预防高钾血症进一步加重。

5. 出血

出血的常见原因为肝素化过程中引起各种内出血，近年来对于有相关出血风险的患者多选用低分子肝素以及其他新型抗凝药物。

6. 空气栓塞

本病多见于血泵前方管道负压部分破损、注射装置漏气等原因。少量空气呈微小泡沫状进入体内可无明显症状。若气泡较大，漏气速度较快，可引起死亡。一旦发现空气进入体内，立即阻断静脉回路，面罩吸纯氧，左侧卧位并头胸部低位，使空气聚集在右心房。必要时进行心房穿刺抽气。

7. 发热

发热的常见原因是透析管道冲洗不净，残留甲醛或消毒不彻底，透析器装置灭菌时间不够或透析槽中细菌繁殖产生内毒素，透析中输血、输液反应等。应立即给予异丙嗪或哌替定对症治疗，必要时应中止透析。

8. 肌肉痛性痉挛

肌肉痛性痉挛多见于透析时低血压、超滤过多的患者且常伴有急性低钠血症时。发生疼痛性肌肉痉挛多见于小腿肌、足部，偶见于上肢或背部肌肉。处理上对非低血压所致者，以高渗盐水或高渗葡萄糖治疗控制症状，增加血容量并减轻患者透析后烦渴感和增加透析间期体重。提高透析液钠浓度可预防肌肉痉挛的发生。

9. 贫血

尿毒症性贫血的主要原因是缺乏红细胞生成素，患者在透析后适量补充铁剂、叶酸、基因重组促红细胞生成素等。疗效不佳时应注意血清铁蛋白、感染、透析不充分、血 PTH 增高及血铝浓度等影响因素。

10. 透析性骨病变

透析性骨病变主要是由于继发性甲状旁腺功能亢进、淀粉样变、腕管综合征和铝中毒引起骨软化症。治疗方法主要是定期改变透析方式、改变透析器、调整透析液钙浓度以及透析间期注意控制高磷饮食及合理使用磷结合剂，使用 $1,25-(OH)_2D_3$、去铁胺等。

11. 透析性脑病

长期血液透析引起的进行性脑病，多见言语迟钝和停顿，表达能力减退，每于透析后加重，继而有痴呆、肌阵挛及癫痫发作、行为失常等。发病原因可能与铝中毒相关。需要注意透析用水必须严格净化处理和适当使用去铁胺等。

12. 其他

病毒性肝炎、心理障碍、白内障、男性乳房发育、阴茎持续勃起、性欲丧失、周围神经病变、皮肤瘙痒等也有出现。结合病情对症治疗。

（二）腹膜透析常见并发症的治疗

腹膜透析相对简便，腹膜透析的常见并发症主要是腹透管相关的并发症。而与腹透管直接相关的并发症主要是：腹透管周围渗漏、引流障碍、出口处或皮下隧道感染、腹膜炎等。

1. 腹透管周围渗漏

腹透管周围腹透液渗漏好发于植管后最初几周到几个月。主要表现为皮下肿胀及水肿、体重增加、腹透液流出容量减少。多见于手术后腹透进行过早、患者腹壁皮肤问题等原因。

2. 引流障碍

引流障碍是指腹透液实际排出容量低于灌入容量。多见于腹透管移位、扭曲、阻塞或腹腔粘连、肠蠕动减弱，或由肠管及大网膜吸附、包裹腹透管等原因所致。多发生在腹透管植入早期，处理方式包括检查皮下隧道内有无腹透管扭结、对症改善肠蠕动、增加透析液中肝素用量或向腹透管中灌注尿激酶、更换腹透管、积极治疗腹膜炎等，如果效果不佳则需要考虑重新手术。

3. 感染

感染主要有出口部位感染和隧道感染。表现为出口部位发红、出现渗液或脓液；出口部位感染向腹透管皮下部分扩展时可出现隧道感染。对于出口轻度感染不合并有腹膜炎或隧道感染者，可局部应用消毒液及运用抗生素治疗。如果并发腹膜炎及隧道感染，最恰当的处理是迅速拔掉腹透管并进行全身抗生素治疗。腹膜炎发生时则对症治疗，可向腹腔内注入抗生素、肝素及尿激酶。如果2~3日后患者腹痛等症状消退，腹透液清亮则可继续经此腹透管给予抗生素治疗。

腹膜炎的症状是腹痛及透出液浑浊，也可伴有寒颤、发热、恶心、呕吐、腹泻等。腹膜炎发生后应进行腹内透析液的细胞计数、分类，病原体涂片检查及培养，更换腹透导管，并使用足量抗生素，腹腔内则给予维持量抗生素。对多种细菌感染，要考虑外科治疗。特别是对真菌性腹膜炎，需要拔除腹透管，改血透治疗，同时静脉注射抗真菌药。

4. 腹痛

腹痛多见于腹透液灌入过程中和腹透液流出时。通过注意透析液灌注的温度和速度，调整体位等方式多可缓解，注意与腹膜炎鉴别。

5. 水电解质、酸碱平衡失调

注意监测患者水电解质相关指标，对症处理。

6. 腹膜并发症

长期腹膜透析，尤其是腹膜炎的反复发作可导致腹膜透析面积减少、腹膜转运功能障碍，溶质清除率下降，称为腹膜衰竭。目前尚无特别有效的治疗，改变透析方式和透析液浓度有一定的作用。

7. 腹壁并发症

腹壁并发症包括腹透液渗漏、腹部疝及腰痛。前两者治疗方法包括手术修复和改变透析方式。后者的治疗主要是改变体位等方法。

8. 代谢并发症与营养不良

腹膜透析对糖、脂、维生素、蛋白质、钙、磷等代谢均有一定程度的影响。腹透患者的水溶性维生素不足与透析丢失有关。因而腹透患者要注意改变膳食结构，补充维生素 C、B_1、B_6、叶酸及维生素 D 制剂，使用磷结合剂等对症治疗。

9. 心血管并发症

动脉粥样硬化和慢性低血压是最常见的心血管并发症。治疗主要是对症补充血容量或使用兴奋交感神经的药物。

10. 其他

胸腔积液、腹水及心理障碍。前两者多无须治疗，严重者需要手术治疗。后者则是腹透患者的心理状态改变，悲观而意志消沉、抑郁甚至自杀，可使用抗焦虑或抗抑郁药物治疗。

11. 腹膜炎的常用预防方法

① 连接装置的改进：随着 Y 型导管的使用，腹膜炎的发生率已较前大大减少。腹透循环机的使用减少了接卸次数，因而腹膜炎的发生也有所减少。

② 细菌过滤系统及消毒装置的应用：包括新型 Y 型滤菌系统、安全锁接头系统、微波消毒及紫外光消毒装置等。

③ 植管技术的提高及专业人员植管：有助于减少管道感染并因此降低腹膜炎的发生率。

④ 腹透液的改革：努力提高腹透液的生物相容性。

⑤ 积极预防金葡菌感染：接种金葡菌疫苗以及对携带金葡菌的腹透患者使用抗生素等。

⑥ 积极改善患者的营养状态，有助于预防腹膜炎的发生。

（三）肾移植的准备及常见并发症

1. 移植前透析

移植前透析种类的不同并不影响移植的效果，大多数受者移植前均用血液透析治疗。经过透析治疗患者病情好转，水钠潴留纠正，心胸比例及血压趋于正常，患者能生活自理才有条件进行肾移植。

2. 移植前输血

移植前输血对受者移植肾的转归存在争议。有学者认为移植前输血，受者对次级抗原产生的反应减轻而有利于移植肾的存活。

3. 排斥反应是肾移植主要的并发症

排斥反应是导致移植肾失功的主要原因。根据病理、发病机制、发生时间及临床进展的不同，排斥反应分为超急性、加速型、急性和慢性四类。对活体亲属供肾的移植排斥反应，除上述四类外还有延迟超急性排斥反应。

（1）超急性排斥反应

超急性排斥反应常发生于移植肾血液循环重建后即刻至术后 24 小时内。术中移植肾在血液循环重建后变硬呈红色，之后突然变软呈紫色；肾动脉搏动良好，而肾静脉塌陷；若已有尿液生成，则立即停止泌尿。若发生于手术后，常表现为突然无尿，须与其他引起无尿的原因鉴别，如肾动脉血栓形成、尿路完全梗阻或尿外渗等。

肾脏的病理特点为中性粒细胞弥漫浸润，肾小球毛细血管袢和小动脉中纤维蛋白及血小板性血栓形成。超急性排斥反应无有效治疗方法，一旦确定诊断应切除移植肾以免危及生命。

（2）加速型排斥反应

加速型排斥反应多见于肾移植后 72~120 小时。术后移植肾有功能，甚至肾脏功能良好。如果出现发热、尿量少、高血压、移植物肿胀及局部压痛等，需要重视。病情严重且呈进行性发展，肌酐升高者，需要透析。需要与急性肾小管坏死或环孢素肾毒性鉴别。

肾脏病理特点以血管病变为主，表现为淋巴细胞穿透至血管内皮细胞并造成损害，血小板性血栓形成、纤维蛋白样坏死，肾皮质不均坏死、间质出血以及局灶性间质细胞浸润。

治疗采用甲基强的松龙冲击治疗联合免疫抑制剂，多数患者的治疗效果不佳，移植肾往往在术后 1 个月左右严重受损。

（3）急性排斥反应

急性排斥反应是临床最为常见的排斥反应。临床应用环孢素之后发生率明显下降，但仍然是影响移植物存活的主要因素。如果不用药物则急性排斥反应常发生于术后 1 周至 3 个月内，随着免疫抑制剂的应用其发生时间明显延后。

4. 肾移植后的内科并发症

内科并发症主要包括感染、胃肠道病变、肝脏病变、高血压、恶性肿瘤、肺部病变、皮肤病变和内分泌疾病等问题，一般情况下多对症治疗。治疗时要考虑患者自身体质的特殊性、抗排异药物因素和治疗是否影响移植肾功能等问题。

八、中医辅助治疗

治疗以改善患者症状、提高患者的生活质量为目的。采用的治疗原则主要是：补肾健脾、活血化瘀和泄浊祛邪等。中医药治疗应当明辨虚实、标本之主次。本病病程相对较长，病情往往错综复杂，治疗过程需要谨守病机，扶正祛邪。

（1）寒湿阻滞

症候：纳差腹胀，畏寒肢冷，舌质淡，苔白厚腻，脉滑或弦滑。

治法：温中理气，化湿祛瘀。

代表方：小半夏汤加减。

常用药：姜半夏、吴茱萸、高良姜、木香、厚朴、荷叶、茯苓、白术、干姜、甘草、陈皮、苏叶、姜竹茹等。

（2）气滞水停

症候：脘腹胀满，尿少浮肿，舌质淡红，苔白腻，脉弦滑。

治法：化气行水，温中散寒。

代表方：五皮饮合五苓散加减。

常用药：茯苓、苍术、陈皮、厚朴、白术、生姜皮、大腹皮、冬瓜皮、桂枝、干姜、肉桂、生薏仁、猪苓、泽泻、车前子、黄芪等。

（3）脾胃气虚

症候：面色无华，倦怠乏力，气短懒言，纳差腹胀，口淡不渴，大便溏薄，舌淡胖有齿痕，苔薄白，脉沉细。

治法：健脾益气，扶正祛邪。

代表方：香砂六君子汤加减。

常用药：党参、白术、茯苓、陈皮、制半夏、木香、山药、白扁豆、砂仁、黄芪、防己、猪苓、太子参、薏仁、续断、菟丝子、甘草等。

（4）脾肾阳虚

症候：面色晦暗，畏寒肢冷，纳差食少，腰膝酸冷，小便清长，夜尿频多，大便稀溏，舌淡胖边有齿痕，苔薄白，脉细。

治法：补脾益肾，温阳利水。

代表方：真武汤加减。

常用药：制附子、白芍、白术、山药、砂仁、干姜、肉桂、地黄、山萸肉、大腹皮、山药、太子参、黄芪、怀牛膝等。

（5）肝肾阴虚

症候：腰膝酸软，头晕耳鸣，烦躁易怒，手足心热，咽干，心烦盗汗，尿少色黄，大便干结，舌体瘦小，苔少而干，脉细数。

治法：补肾填精，化气利水。

代表方：杞菊地黄丸加减。

常用药：枸杞子、熟地黄、生地黄、黄芪、太子参、玉米须、猪苓、金樱子、黄精、山茱萸、山药、牡丹皮、白芍、芡实、菊花、怀牛膝等。

（6）气阴两虚

症候：腰膝酸软，神疲乏力，心悸气短，眩晕耳鸣，烦热盗汗，咽干口渴，大便干结，舌质淡红，苔少而干，脉细数。

治法：益气养阴，化气利水。

代表方：生脉饮加减。

常用药：党参、麦冬、五味子、熟地黄、牛膝、山药、白芍、当归、太子参、黄芪、生地黄、天冬、女贞子、墨旱莲、枸杞子、制首乌等。

（7）阴阳两虚

症候：腰膝酸软，畏寒肢冷，口淡不渴，大便溏薄，舌淡，苔薄白，脉沉细。

治法：补阴益阳，填精补髓。

代表方：金匮肾气丸加减。

常用药：制附子、肉桂、地黄、山药、山茱萸、泽泻、茯苓、牡丹皮、巴戟天、菟丝子、肉苁蓉、猪苓、玉米须、干姜、黄芪、当归、怀牛膝等。

（8）血脉闭阻

症候：腰膝酸软，面色晦暗，肌肤甲错，疼痛固定，痛如针刺，肢体麻木，舌质瘀暗，脉细涩。

治法：活血化瘀，通络祛浊。

代表方：桃红四物汤加减。

常用药：桃仁、红花、当归、生地黄、太子参、黄芪、制大黄、牛膝、地龙、僵蚕、川芎、赤芍、丹参、三七等。

九、患者健康教育

对于肾脏替代治疗的患者，主要是针对不同的治疗方式和可能出现的并发症进行必要的对症治疗，针对性地处理相应的临床问题。由于替代治疗的时间长，需要常年治疗，所以患者的营养和精神护理十分重要。

注意个人卫生，特别是手术部位的清洁。宜食清淡、富含营养的食物，忌辛辣刺激食物；忌食温热性食物；忌烟酒。调节情志，保持心情舒畅。

第三章

中医名家及中医流派论治肾脏病

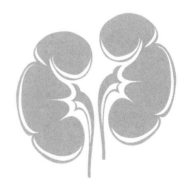

第一节 中医名家论治肾脏病

秦汉是中医药学的理论成形时期，《黄帝内经》和《难经》等成书于这一时期的经典著作记载了关于肾的脏象和病证的内容，确立了中医五脏学说中肾脏的脏象学说和辨证论治的思想。如《素问·水热穴论》："肾者，牝脏也。地气上者，属于肾，而生水液也，故曰至阴。"《素问·脉要精微论》云："腰者，肾之府也。"《素问·六节藏象论》载："肾者，主蛰封藏之本，精之处也。"上述均明确肾脏的生理特性为主封藏、主水液和藏精气，初步形成了肾脏的脏象理论。《黄帝内经》记载有肾风、肾痹、肾咳、腰痛、水肿、跗肿等病症，辨证定位于肾，并且已经有寒热辨证内容。正如《素问·至真要大论》云，"诸寒收引，皆属于肾"；《素问·刺热》云，"肾热病者，颐先赤"。

此外，对于肾脏病症的诊治特别是四诊的描述，《素问·平人气象论》提出平肾脉、病肾脉、死肾脉，分别描述为"喘喘累累如钩""如引葛，按之益坚""辟辟如弹石"等不同脉象。《灵枢·经脉》曰："肾足少阴之脉……是动则病，饥不欲食，面如漆柴，咳唾则有血，喝喝而喘，坐而欲起，目䀮䀮如无所见，心如悬若饥状，气不足则善恐，心惕惕如人将捕之，是为骨厥，是主肾所生病者，口热，舌干，咽肿，上气，嗌干及痛，烦心，心痛，黄疸，肠澼，脊、股内后廉痛，痿厥，嗜卧，足下热而痛。"关于论治方面，《素问·脏气法时论》指出"肾苦燥，急食辛以润之"及"用苦补之，咸泻之"的治疗原则。《难经·十四难》提出了"治损之法"，肾之虚损病证宜益其精。从具体的条文内容来看，不难发现其知识并非源于单一医派，而是体现了多家医学学派的观点，这些观点基本反映了秦汉时期传统医学对于肾脏的认知，更可窥见先秦以来五行学说、阴阳学说、气论学说对秦汉医学理论的影响。正是这些记载于文献中的不同医派对于肾脏的认知，构成了后世医家不断继承和发挥的源泉。本节从中医历代代表性医家论治肾脏相关病症角度出发，挖掘中医名家对肾脏论治的经验。

一、张仲景

张仲景，名机，南阳涅阳县人。东汉末年著名医学家，被后人尊称为"医圣"。其所作《伤寒杂病论》代表东汉以前医学发展的最高水平。其特点是把医学理论和临床经验有机地结合起来，融理法方药为一体，从而确立了中医临床医学辨证论治的基本体系，为中医临床医学的发展奠定了基础，指明了方向。

1. 张仲景论治肾脏病的经验

张仲景对于肾脏疾病理法方药描述的思想源于《黄帝内经》并有所发展，初步形成了中医治疗肾病的范式，供后世借鉴参考。如《金匮要略·水气病脉证并治》中对水肿病证进行了详细辨治，其将水肿分为风水、皮水、正水、石水等，且提出了至今仍用之有效的治疗原则："诸有水者，腰以下肿当利小便，腰以上肿当发汗乃愈。"其以解表结合利水来治疗风水、皮水，如越婢汤、防己黄芪汤等；其他涉及肾脏系统病症的诊治内容，如"甘姜苓术汤"治疗"肾着"，"桂枝加龙骨牡蛎汤"治疗失精，"五苓散"治疗小便不利，"肾气丸"治疗虚劳腰痛等。

2. 经典原文

《金匮要略·五脏风寒积聚病脉证并治》："肾着之病，其人身体重，腰中冷，如坐水中，形如水状，反不渴，小便自利，饮食如故，病属下焦，身劳汗出，衣里冷湿，久久得之，腰以下冷痛，腹重如带五千钱，甘姜苓术汤主之。"

《金匮要略·消渴小便不利淋病脉证并治》："淋之为病，小便如粟状，小腹弦急，痛引脐中。"

《金匮要略·五脏风寒积聚病脉证并治》："热在下焦者，则尿血，亦令淋秘不通。"

二、孙思邈

孙思邈，京兆华原人，唐代医药学家，被后人尊称为"药王"。孙思邈在《备急千金要方》中系统论述了脏腑的生理、病理、诊断及治疗，重视四诊合参，初步构建脏腑辨证和八纲辨证，在疾病证型分类和治疗方面自成系统。孙思邈主要对中医肾脏疾病证型治疗做了系统总结。

1. 孙思邈对肾脏病的认识

孙思邈将肾脏病分为"实热"和"虚寒"证，同时又结合膀胱腑辨证分出"俱实""俱虚""俱实热"和"俱虚寒"等证型。在肾脏病证治疗方面，肾实热证治以泻肾汤，肾虚寒证治以阳气顿绝方。《备急千金要方》分列肾劳、精极、骨极、骨虚实、腰痛等肾脏疾病的病证及方药。

2. 经典原文

《备急千金要方·肾脏脉论第一》："右手关后尺中阴实者，肾实也……其足少阴之别名曰大钟，当踝后绕跟别走太阳，其别者并经上走于心包，下贯腰脊，主肾生病，病实则膀胱热，热则闭癃，癃则阳病……虚则膀胱寒，寒则腰痛。"

《备急千金要方·肾脏脉论第一》："凡肾病之状，必腹大胫肿痛。喘咳身重，寝汗出。憎风虚，即胸中痛，大腹小腹痛清厥，意不乐，取其经足少阴太阳血者。"

《备急千金要方·肾脏脉论第一》："肾病其色黑，其气虚弱，吸吸少气，两耳苦聋，腰痛时时失精，饮食减少，膝以下清，其脉沉滑而迟少，为可治，宜服内补散、建中汤、肾气丸、地黄煎。春当刺涌泉，秋刺复溜，冬邪在肾，则骨痛阴痹。阴痹者，抚之而不得，腹胀腰痛，大便难，肩背颈项强痛，时眩，取之涌泉、昆仑，视有血者尽取之。"

《备急千金要方·肾虚实第二》曰："病苦舌燥咽肿，心烦咽干，胸胁时痛，喘咳汗出，小腹胀满，腰背强急，体重骨热，小便赤黄，好怒好忘，足下热疼，四肢黑，耳聋，名曰肾实热也。"

《备急千金要方·肾劳第三》曰："治肾劳实热，小腹胀满，小便黄赤，末有余沥，数而少，茎中痛，阴囊生疮。"

三、钱乙

钱乙，宋代东平人，著名的儿科医家。《四库全书总目提要》对其评价："钱乙幼科冠绝一代。"钱乙多从五脏论治儿科疾病，将肝、心、脾、肺、肾的证候特点分别归纳为"风、惊、困、喘、虚"，著有《伤寒论发微》《婴孺论》《钱氏小儿方》《小儿药证直诀》。

1. 钱乙对肾脏病的认识

钱乙对儿科肾病作出了很大的贡献。他指出小儿肾脏病变的主要临床特点为"肾病，无精光，畏明，体骨重"等；在诊断方面则认为其余四脏皆有虚实，独肾脏主虚，"肾主虚，无主也"，创制了临床治疗肾脏病的名方"地黄丸"，该方剂目前仍是治疗肾脏病常用的临床方剂。

2. 经典原文

《小儿药证直诀·脉证治法·五脏所主》："肾主虚，无实也。惟疮疹，肾实则变黑陷。"

《小儿药证直诀·脉证治法·肾虚》："儿本虚怯，由胎气不成，则神不足。目中白睛多，其颅即解，（囟开也，）面色㿠白。此皆难养，纵长不过八八之数。若恣色欲多，不及四旬而亡。或有因病而致肾虚者，非也。又肾气不足，则下窜，盖骨重惟欲坠于下而缩身也。肾水，阴也，肾虚则畏明，皆宜补肾，地黄丸主之。"

3. 医案

皇子仪国公，病瘛疭，国医未能治。长公主朝，因言钱乙起草野，有异能，立召，入进黄土汤而愈。神宗皇帝召见褒谕，且问黄土所以愈疾状。乙对曰："以土胜水，木得其平，则风自止。"（《宋史·钱乙传》）

四、刘完素

刘完素，字守真，自号通元处士，金代河间人。"金元四大家"之一，"寒凉派"的创始人。著有《黄帝素问宣明论方》《素问玄机原病式》《内经运气要旨论》《伤寒直格》《伤寒标本心法类萃》等。

刘完素以《黄帝内经》为学术基础，把《黄帝内经》中关于火热病致病原因的内容选摘出来并加以阐释，强调"火热"之邪致病的危害，提出了"六气皆从火化"的观点，认为"风、寒、暑、湿、燥、火"六气都可以化生火热病邪致病，尤其是治疗热性病的时候必须先明此理，主张多用清凉解毒的方剂，创方剂凉膈散、防风通圣散、天水散、双解散等，都是效验颇佳的著名方剂，至今仍被广泛应用。刘完素在治疗热性病方面的完整理论和对"五运六气"的独到见解，对后世中医学的发展有着深刻影响，甚至对温病学派的形成也有着至关重要的铺垫作用。

1. 刘完素对肾脏病的认识

刘完素阐述《黄帝内经》"人与天地相应"的理论，在王冰五脏本气认识的启示下指出人体的正常生理情况"水主冬，在六气为寒，在人体为肾"，描述了五脏在病理情况下则证候转变为"肺本清，虚则温；心本热，虚则寒；肝本温，虚则清；脾本湿，虚则燥；肾本寒，虚则热"。对于脏腑的寒热温清燥湿变化，刘完素则根据六气属性特点分析肾脏特点，并结合病机十九条中"诸寒收引，皆属于肾"来指导临床肾系疾病辨证施治。如治疗阴疝证时刘完素指出"足厥阴之脉，环阴器，抵小腹，小腹痛或肿"，其病因是"肾虚寒，水涸竭"，故其治则为"泻邪补脉"。

2. 经典原文

《素问玄机原病式》："诸寒收引，皆属肾水。收敛引急，寒之用也。故冬寒则拘缩矣。"

五、张元素

张元素，字洁古，金代易州人，他重视脏腑辨证及扶养胃气的思想并形成"易水学派"的理论特色。其著有《医学启源》《脏腑标本虚实寒热用药式》《药注难经》《医方》《洁古本草》《洁古家珍》以及《珍珠囊》等。

1. 张元素对肾脏病的认识

张元素完善肾脏脏腑病机理论，并系统论述了脾胃病机理论为后世从脾论治肾病奠定基础。他在《脏腑标本虚实寒热用药式》中提及肾脏的辨证，"本病：诸寒厥逆，骨痿腰痛，腰冷如冰，足胻肿寒，少腹满急，疝瘕，大便闭泄，吐利腥秽，水液澄彻，清冷不禁，消渴引饮。标病：发热不恶热，头眩头痛，咽痛舌燥，脊股内后廉痛"。张元素对肾脏的虚实标本用药为：水强泻之（泻子、泻腑），水弱补之（补母、补气、补血），本热攻之（下法），本寒温之（温里、解表），标热凉之（清热）。他同时提出代表性药物，如泻子以大戟、牵牛，泻腑以泽泻、猪苓、车前子等，补母以人参、山药，补气以知母、玄参、补骨脂等，补血以熟地黄、肉苁蓉、山茱萸、阿胶等，温里以附子、干姜、官桂等，解表以麻黄、细辛、桂枝等，清热以玄参、连翘、甘草等。

2. 经典原文

《脏腑标本虚实寒热用药式》："本病：诸寒厥逆，骨痿腰痛，腰冷如冰，足胻肿寒，少腹满急，疝瘕，大便闭泄，吐利腥秽，水液澄彻，清冷不禁，消渴引饮。标病：发热不恶热，头眩头痛，咽痛舌燥，脊股内后廉痛。"

六、朱丹溪

朱丹溪，本名震亨，字彦修，元代著名医学家，婺州义乌人，号"丹溪先生"。

朱丹溪先习儒学，后改医道，受业于刘完素的再传弟子罗知悌。朱丹溪力倡"阳常有余，阴常不足"之说，创阴虚相火病机学说，申明人体阴气、元精之重要，被后世称为"滋阴派"的创始人。著有《格致余论》《局方发挥》《丹溪心法》和《金匮钩玄》等。

1. 朱丹溪对于肾脏病的认识

《丹溪心法·淋》强调淋证主要由热邪所致："淋有五，皆属乎热。"朱丹溪从"阳常有余，阴常不足"提出相火论，对肾热之证的认识有进一步提高。对于相火妄动的肾热病变，以甘寒辅苦寒，清泻为主，滋阴为辅，补泻兼施，并创制了大补阴丸，至今仍应用于临床。

2. 经典原文

《丹溪心法·淋》："淋有五，皆属乎热。"

七、赵献可

赵献可，字养葵，自号医巫闾子，明代鄞县人。赵献可善易而精医，医德高尚。著有《医贯》《内经钞》和《素问钞》等医学著作。

赵献可的学术思想受《易经》影响较大，在医学上又遵从李东垣、薛己，属于"温补学派"。赵献可提出命门为人一身之主，而不是心，命门的水火即人的阴阳。其一生治学，独重视肾水命火，对命门学说的贡献巨大，继承易水学派的学术思想并由研究后天脾胃转向先天肾命。

1. 赵献可对肾脏病的认识

赵献可提出命门学说，重视肾中阴阳的作用，阐释肾命水火的关系。他认为命门位于两肾之中，内含真水、真火。命门相火位于两肾间，相互影响，火之余是由于水亏，阴不制阳；而水之余，又因火亏，阳虚而阴盛。考虑到命门水火为生命活动的原动力，故只能虑其不足，以补为主。其中，又更强调火的作用，认为相火在人体发挥决定性作用，应时刻保护，肾气丸和六味地黄丸分别为补肾中真火、真水的主方，被现代临床借鉴。

2. 经典原文

《医贯·阴阳论》："火为阳气之根，水为阴血之根。"

《医贯·内经十二官论》："命门君主之火，乃水中之火，相依而永不相离也，火之有余，缘真水之不足也，毫不敢去火，只补水以配火，壮水之主，以镇阳光；火之不足，因见水之有余也，亦不必泻水，就于水中补火，益火之原，以消阴翳。"

八、张景岳

张景岳，本名介宾，字会卿，号景岳。明代绍兴府山阴人。医学家，温补学派的代表人物。著有《类经》《类经图翼》《类经附翼》和《景岳全书》等经典著作。

在医学理论方面，张景岳根据《黄帝内经》"阴平阳秘，精神乃治"，提出"阳非有余""真阴不足"及"人体虚多实少"等理论，主张补益真阴元阳，慎用寒凉和攻伐方药，在临证上常用温补方剂，创制了许多著名的补肾方剂，如左归丸、右归丸。张氏学说的产生，出于时代纠偏补弊的需要，他的阴阳学说、命门学说对丰富和发展中医基础理论有着积极的作用和影响。

1. 张景岳对肾脏病的认识

张景岳在前人命门学说的基础上提出了"真阴之脏"学说，重视肾阳的补充，并提出脾与肾的关系，确定了治脾以治肾的法则。其在《类经附翼·求正录·真阴论》曰："五液皆归乎精，而五精皆统乎肾，肾有精室，是曰命门，为天一所居，即真阴之腑。精藏于此，精即阴中之水也；气化于此，气即阴中之火也。"张景岳将命门称为"真阴之脏"并指出其重要性，"所谓真阴之用者，凡水火之功……命门之火，谓之元气；命门之水，谓之元精"。他充分肯定了命门对于人的后天极其重要的意义，其治疗以"阳非有余，真阴不足"为中心并认为"人体虚多实少"，治疗则主张补真阴元阳，创立左归、右归之法，常重用熟地黄，对后世温补学派有重大影响。

张景岳提出脾胃与肾的先后天关系，先天之精先于人体而生，人出生以后的后天之精存在于形体、脏腑、器官，其余则溢渗于命门、肾中。先天之精在日常的生命活动中会逐渐消耗，如果先天之精消耗太过，人体就会虚弱，如生长发育不良，或者早衰等；如果消耗完毕人体就会死亡，所以先天之精需要后天之精的填补充养。而后天之精的化生有赖于脾胃运化水谷，脾胃正常生理功能的表达，又离不开融入脾胃脏腑之精中的先天之精的支持。所以先天之精与后天之精在人体出生以后相互资助，密切关联。

2. 经典原文

《景岳全书·杂证谟》："人之始生本乎精血之源，人之既生，由乎水谷之养，非精血无以立形体之基，非水谷无以成形体之壮。精血之司在命门，水谷之司在脾胃。故命门得先天之气，脾胃得后天之气也。是以水谷之海本赖先天为主，而精血之海又必赖后天为之资。"

《类经》："精藏于肾，肾通于脑，脑者阴也；髓者，骨之充也，诸髓皆属于脑，故精成而后脑髓生。"

《景岳全书·齿牙》："肾虚而牙病者，其病不在经而在脏。盖齿为骨之所终，而骨则主于肾也，故曰：肾衰则齿豁，精固则齿坚。至其为病，则凡齿脆不坚，或易于摇动，或疏豁，或突而不实。凡不由虫、不由火而齿为病者，必肾气之不足。此则或由先天之禀亏，或由后天之斫丧，皆能致之，是当以专补肾气为主。"

《景岳全书·泄泻》："肾为胃之关，开窍于二阴，所以二便之开闭，皆肾脏之所主，今肾中阳气不足，则命门火衰，而阴寒独盛，故于子丑五更之后，当阳气未复，阴气盛极之时，则令人洞泄不止也。"

九、叶天士

叶天士，名桂，号香岩，别号南阳先生，江苏吴县人。清代著名医学家，"温病四大家"之一。

叶天士首次阐明温病的病因、感受途径和传变规律，从根本上划清了温病与伤寒的界限，创立卫气营血辨证，认为温病的病理变化主要是卫气营血的病机变化；提出"卫之后方言气，营之后方言血"的从浅至深的认识原则，拟定了"在卫汗之可也，到气才可清气，入营犹可透热转气……入血就恐耗血动血，直须凉血散血"的治疗大法。其主要著作有《温热论》《临证指南医案》《未刻本叶氏医案》等。

1. 叶天士对肾脏病的认识

叶天士详细阐述了热病后期肾损伤的情况，并指出通过舌苔判断肾中元阳状况。他指出温病后期热邪必深入血分，如其云"入血就恐耗血动血""热邪不燥胃津，必耗肾液"。他在辨舌苔中指出，苔黑而滑者，是水来克火也，若见短缩，乃肾气竭也。若黑燥而中心厚，属土燥水竭之象，急以咸苦下之。舌质若绛而色不鲜、干枯而痿者，肾阴涸也，急以阿胶、鸡子黄、地黄、天冬等急救之。

2. 经典原文

《临证指南医案》："更有痰哮、咸哮、醋哮，过食生冷及幼稚天哮诸证……大概以温通肺脏，下摄肾真为主。"

《叶天士医案精华》："喘病之因，在肺为实，在肾为虚。此病细诊色脉，是上实下虚，以致耳聋鸣响。治下之法，壮水源以熄内风为主。"

《临证指南医案》："盖因阳气既伤，真阴必损，若纯乎刚热燥涩之补，必有偏胜之害，每兼血肉温润之品缓调之。"

十、唐容川

唐容川，清代医学家，中西医汇通早期代表人物之一。四川彭县人。他认为西医长于"形迹"，中医长于"气化"，在内科的治疗方面，中医的优越性确为西医所不能及，主张"损益乎古今""参酌乎中外"，并试图用西医解剖、生理等知识来印证中医理论，对此后中西医汇通论者影响较大。他重视气血说，对血症的论治有独到之处，提倡止血、消瘀、宁血、补虚四大治血证原则。著有《血证论》《中西汇通医经精义》。

1. 唐容川对肾脏病的认识

唐容川对中医肾脏病的贡献主要包括两个方面。第一，结合西医解剖，提出肾与三焦相通，他指出，三焦之源即发于肾系，故肾与三焦通，三焦为肾行水化气，提出治疗肾病宜调和三焦，譬如肾气丸，用苓泽以利三焦之水。第二，从血证论治肾病。根据"血积既久，其水乃成""水虚则血竭"的病理基础，强调"血病不离乎水""水病不离乎血"，说明血和水在病理上具有"瘀阻则水停，水蓄则血凝"的关系；"瘀血化水，亦发水肿", 创新地提出活血化瘀法治疗水肿。

2. 经典原文

《中西汇通医经精义》: "肾中有油膜一条, 贯于脊骨, 是为肾系, 此系下连网膜; 两肾属水, 中间肾系属火, 即命门也。"

《血证论》: "瘀血化水, 亦发水肿, 是血病兼水也。"

《血证论》: "病血者未尝不病水, 病水者未尝不病血。"

《血证论》: "瘀血发渴者, 以津液之生, 其根出于肾水, 水与血交会转运, 皆在胞中, 胞中有瘀血, 则气为血阻, 不得上升, 水津因不能随气上布。但去下焦之瘀, 则水津上布而渴自止。"

十一、时振声

时振声, 江苏省镇江市人, 1949 年随其父时逸人先生侍诊, 并就读于前中央国医馆附设中国医学专修科, 1953 年又赴山东大学医学院医疗系学习西医 5 年, 1959 年由中央卫生部调至中医研究院从事中医的临床医疗、科研、教学工作。他先后在西苑医院传染病组、消化组、肾病组从事临床科研工作, 擅长中医内科、妇科、儿科等, 尤其对热病、脾胃病及肾病更见专长。由他领导组建的中国中医研究院研究生部临床研究室以西苑医院肾内科为临床科研基地, 是国内最早开展中西医结合治疗肾脏病研究的单位之一。他始终坚持中医特色, 结合最新科研成果, 走中西医结合的道路, 形成了一整套辨证论治体系, 对中医肾脏病研究事业的发展壮大起到了积极的推动作用, 主审了《中医肾脏病学》等专著。

他提出的肾脏病气阴两虚证, 丰富和发展了肾病理论, 气阴两虚进一步发展成阴阳两虚, 寒热错杂, 虚实并见更为突出, 气阴两虚及阴阳两虚基本代表了慢性肾衰的正虚病机。虚证常兼有瘀血、湿热、湿浊、水停、气滞、风热等, 因此肾脏病临症时, 在辨证论治的基础上常加活血化瘀、清利湿热、化气行水、芳香化浊、疏散风热之品, 使病情得以稳定。

第二节　中医流派论治肾脏病

中医学数千年的历史发展过程中涌现出了扁鹊、张仲景、孙思邈等一大批著名医家。他们在学术上各领风骚、独树一帜，形成了不同的中医学派。而相互之间的争鸣与渗透，又促进了中医学术的发展，使中医理论不断完善，临床疗效不断提高，最终形成了中医学"一源多流"的学术及文化特色。

学说与学派的关系十分密切，学说是形成学派的基础。《辞海》载言："一门学问中由于学说师承不同而形成的派别。"所谓学说，是指学术上自成系统的主张、见解、理论。一个学派必有其鲜明突出的学术观点，并且这些观点往往还引发不同派别的争鸣。一般认为，中医学派的真正形成是在金元时期以刘完素、张从正、李东垣与朱丹溪为代表的四大家，其依据是清代纪昀在《四库全书总目提要》中提出的"儒之门户分于宋，医之门户分于金元"。但也有学者认为，早在春秋战国，由于受当时百家争鸣学术氛围的影响，医家在临床中就有偏重针灸、主用方药和强调切脉的三个流派。任应秋先生认为，汉代已有"医经"和"经方"学派。《汉书·艺文志》载："医经者，原人血脉、经络、骨髓、阴阳、表里，以起百病之本、死生之分，而用度箴石汤火所施，调百药齐和之所宜。""经方者，本草石之寒温，量疾病之浅深，假药味之滋，因气感之宜，辨五苦六辛，致水火之齐，以通闭解结，反之于平。"

至于中国古代究竟有多少中医学派，说法纷纭。谢利恒先生在《中国医学源流论》提出有刘河间学派、李东垣学派、张景岳学派、薛立斋学派、赵献可学派、李士材学派等；范行准先生在《中国医学史略》提出有河间学派、易水学派、东垣学派、丹溪学派、折衷学派、服古学派、叛经学派等；《中医各家学说》二版教材提出有河间、易水、伤寒、温病四大学派，四版教材提出医经、经方、河间、易水、伤寒、温热、汇通七大医学流派；而《中医各家学说》五、六版教材则提出了伤寒、河间、易水、丹溪、攻邪、温补、温病七个医学流派。

学者对于学派的区分难度在于学派之间存在继承关系，如丹溪学派其实是继承发扬河间学派的学术思想；易水为脾胃温补学派的建立奠定了基础。正如任应秋先生所说："传刘完素之学的，有两大医家。一为张从正，一为朱震亨……河间之学到了朱震亨又为之一变，而为河间学派之滋阴论者。"

综合各家之言，可概括为以下十一大中医学派（图3-2-1）。

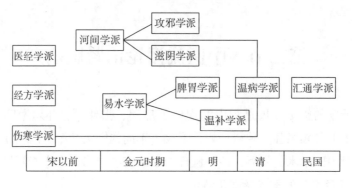

图 3-2-1　十一大中医学派

一、经典学派

1. 医经学派

医经学派，研究《黄帝内经》的一个学派。医经学派的研究目标是整理和总结历史上众多医家围绕《黄帝内经》的主张和成就。《黄帝内经》所反映出的朴素的唯物辩证法思想以及它所反映的比较完整的中医学理论体系，对于中医临床实践具有强大的指导意义，被历代医家所重视。

2. 经方学派

重视运用经验方的一派。中医学从用单味药物发展为多味药组合成复方治病，在先秦时代就已经很普遍了，1972 年湖南长沙马王堆汉墓出土的医书《五十二病方》，即是先秦时代的经方著作。西汉时代，经方学派已成一大派别。经方学派在六朝和唐代成为主导学派，当时著名医学家都有经验方的著作。宋元明清经验方的传人仍不绝如缕。

3. 伤寒学派

围绕东汉名医张仲景所著《伤寒论》，探讨张仲景论治伤寒（古代外感发热性疾病的总称）的学说和辨证论治规律，以及研究张仲景本人与《伤寒论》版本流传的一批医学家。

4. 河间学派

河间学派，亦称寒凉派。金代的刘完素是金元四大家之一，寒凉派的创始人。他发挥《黄帝内经》理论，提倡火热论并重视针灸治法，以火热论思想指导针灸临床，形成了以清热泻火为基础的针灸学术思想并对金元以后的医家影响很大。他提倡火热病机理论，主寒凉攻邪，善用防风通圣散、双解散等方治疗。河间学派在发展的过程中又衍生出攻邪学派和滋阴学派。这些治疗热性病的方法也影响到后来的温病学派。

5. 攻邪学派

攻邪学派，亦称攻下派，以金元四大家的张从正为代表，强调"病由邪生，攻邪已病"的学术思想，在继承了河间学派善用寒凉的特点之外又发展出了用汗、吐、下来驱邪的方法。

6. 滋阴学派

滋阴学派，亦称养阴派、丹溪学派，以元代朱丹溪为代表。朱丹溪是河间学派刘完素的第三代弟子，继承河间学派的同时，在病因理论上把外感火热引向内伤火热，主在阐发滋阴降火之治。朱丹溪之后，丹溪学派中最有成就的人物为戴思恭、王履、王纶和徐彦纯。

7. 易水学派

易水学派，创始人为金代易州人张元素，以研究脏腑病机为中心，在诊断和治疗脏腑病症方面建立了较为系统的理论和方法，也为温补学派的建立奠定了基础。张元素的弟子李杲（李东垣）继之成为易水学派的中坚人物。

8. 脾胃学派

脾胃学派，也叫补土派。该派由李东垣创立。该派学说认为脾胃是水谷气血之海、后天之本，虚则百病丛生，主张疾病由补脾胃着手论治。

9. 温补学派

温补学派，形成于明代，薛己是此派的先导，主要人物有孙一奎、赵献可、张介宾（张景岳）、李中梓等。这一学派以研究脾肾及命门水火的生理特性及其病理变化为中心内容，进一步发展了易水学派的脏腑病机学说。

10. 温病学派

温病学派，又称为瘟疫学派。该派由伤寒学派与河间学派所派生，以研究和治疗温热病而著称。清代中晚期，叶天士、吴鞠通、薛生白、王孟英等温热学派的代表人物创建了卫气营血辨证和三焦辨证的理论，为中医学理论的丰富做出了重要贡献。

11. 汇通学派

汇通学派是清末民初主张将中西医学汇聚贯通的一支医学学派。这种思潮在中国近代医学发展史上占主导地位，代表人物有朱沛文、恽铁樵、杨则民和张锡纯等，他们都不同程度地深入学习了西医的知识。

二、地方医学流派

为进一步继承和弘扬中医学独特学术思想及独到临床诊疗技艺，提高学术派别的公认度与社会影响，国家中医药管理局于 2013 年在全国遴选了一批疗效显著、特色鲜明、优势突出的中医学术流派传承工作室，组织实施中医学术流派传承工作室建设项目，共批准了全国 64 家流派传承工作室（表 3-2-1）。

表 3-2-1 首批中医学术流派传承工作室建设单位

省份	流派
北京	燕京刘氏伤寒流派、燕京韦氏眼科流派、燕京赵氏皮科流派
天津	天津哈氏族妇科流派
河北	河北庞氏眼科流派
山西	山西门氏杂病流派、晋中市王氏妇科流派
内蒙古	蒙医五疗温针流派
辽宁	辽宁彭氏眼针学术流派、辽宁华山正骨流派
吉林	长白山通经调脏手法流派、天池伤科流派
黑龙江	龙江韩氏妇科流派、龙江医学流派
上海	上海朱氏妇科流派、上海市顾氏外科流派、上海蔡氏妇科流派、石氏伤科流派
江苏	孟河医派、龙砂医学流派、无锡黄氏喉科疗法流派、吴门医派杂病流派、澄江针灸学派
浙江	浙江何氏妇科流派、杭州宣氏儿科流派、浙江陈木扇女科流派、绍派伤寒流派
安徽	安徽新安王氏内科流派、安徽新安医学郑氏喉科流派
福建	南少林骨伤流派、福建黄氏蛇伤学术流派
江西	盱江医学流派
山东	齐鲁内科时病流派、齐鲁伤寒流派
河南	平乐郭氏正骨流派、河南邵氏针灸流派
湖北	何氏正骨流派、内伤伏气致病学术流派、湖北省陈氏瘿病学术流派
湖南	岳阳张氏正骨流派、湖湘五经配伍针推流派、湖湘欧阳氏杂病流派、湖南孙氏正骨流派
广东	岭南罗氏妇科流派、岭南皮肤病流派、靳三针疗法流派
广西	中医扶阳流派、广西黄氏壮医针灸流派
重庆	燕青门正骨疗法流派
四川	四川文氏外科流派、四川李氏杵针流派、四川何氏骨科流派
贵州	黔贵丁氏妇科流派
云南	管氏特殊针法学术流派、云南昆明姚氏妇科流派、云南吴佩衡扶阳学术流派
西藏	康派藏医流派
陕西	西岐王氏济生堂儿科学术流派、长安米氏内科流派
甘肃	甘肃郑氏针法学术流派、甘肃陇中正骨学术流派
宁夏	宁夏张氏回医正骨疗法流派
中国中医科学院	北京清宫正骨流派、沈氏女科流派

"流派"的概念比"学派"的概念涉及的范围要广。《辞海》对"流派"本义的解释是"河水的支流"。大的河流有主干，有支流，各自形成一个水系，由此可将"流派"抽象化引申为政治上或学术上的一个系统。流派是可以人为地整理归类划分的，而其划分的依据可以是多方面、多层次的。诸如：地域、民族、学术特色、内容风格等方面。在我国医学史上，按照民族区域划分，就有中医、藏医、蒙医等不同的民族医学；按照地区划分，有孟河医派、新安医派、岭南医派等不同的地区医学。

流派的形成与发展具有特定的历史环境与条件，师承教育、临床名家、文化学术环境、行业聚集发展等都是不可缺少的"土壤"。许多中医流派的传承，至今已有百年以上的历史。下面主要介绍擅长治疗肾病的流派及其治疗经验。

（一）孟河医派

明末清初以来，得益于交通的便利、经济的繁荣与文教的昌盛，常州孟河地区医馆林立，世家众多。其中，费、马、巢、丁四家医术精湛，誉满杏林，以致"求医者络绎不绝，摇橹之声连绵数十里"，一时成为吴中翘首，有"吴中医学之盛甲于天下，孟河名医之众冠于吴中"之誉。

孟河医派源流甚早，据目前所掌握之文献，可将其诞生背景上溯至魏晋南北朝时期。明末清初，伴随着经济的南移与漕运的兴盛，以孟河为代表的常州地区民生富庶，崇文重教，医药名家多会于此，各种学术思想相互砥砺，治学方法多有借鉴，其中尤以胡慎柔、顾元交、法征麟、法公麟、费尚有、马院判、钱祥甫、钱维岳等人医名卓著，声闻四省。此时的孟河医派方兴日盛，名家辈出，他们或精于内外诸科，或擅长针刀之术，共同形成了孟河医派欣欣向荣的发展局面。孟河在长期浓郁的中医药氛围中，于清末民初孕育产生了以费、马、丁、巢四大家为代表的孟河医派。孟河医派之名正是出于丁家丁甘仁先生次子丁仲英1927年所作《喉痧症治概要》。其跋说："吾乡多医家，利济之功，亘大江南北，世称孟河医派。"民国时期，孟河医派医家、弟子又陆续向外发展，逐渐遍布江苏镇江、丹阳、常熟、无锡、苏州以及上海等地医界，其影响波及全国，其中一部分成为后来的中医名家及中医教育家，为新中国中医事业继承和发展做出重大贡献。

1. 代表人物介绍

（1）费伯雄

费伯雄，字晋卿，号砚云子，为孟河医派的主要开创者和重要奠基人之一。费伯雄是费氏世家医业的第七代传人，祖父费国柞，精于医，载于方志，父费文纪亦为当地名医。

费伯雄幼时聪颖过人，4岁能诵古唐诗，6岁入塾，7岁即能属对，有神童之称。费伯雄自幼秉承家学，随祖、父习医，24岁时曾受教于镇江名医王九峰。33岁中秀才后，弃举子业，专志岐黄。"究心于《灵》《素》诸书，自张长沙下迄时彦，所有着述，并皆参观"。悬壶之后,医名渐盛,每日求诊者甚众,所居之处遂成繁盛之区。

清道光十二年(1832年),费伯雄受知于江苏巡抚林则徐,并为林则徐治病。后经林则徐推荐,道光年间其曾两度应召入宫治病。咸丰六年(1856年),江南提督张国梁亲赴孟河,延请费伯雄去丹阳,为清军江南督帅向荣治咯血,费伯雄手到病除,向荣赠费伯雄"功同良相"匾额一块。自此,费伯雄名噪大江南北,远近求医、问学者络绎不绝。《清史稿》称:"清末江南诸医,以伯雄为最著。"费伯雄著有《医醇賸义》《医方论》《怪疾奇方》《食鉴本草》《费批医学心悟》,后人及弟子尚辑有《费伯雄医案》。费氏擅长治疗慢性疾病,尤以善治虚劳、杂病而享誉医坛。

(2)邹云翔

邹云翔,江苏无锡人。1916年江苏省立第三师范学校毕业后从教。1925年,因其母染病失治逝世,遂发愤改教从医。1929年暑疫流行,他义诊造福乡里,群众赠匾"仲景功臣"。1935年主编《光华医药杂志》。抗日战争爆发后,他担任中医救伤医院内科主任,1942年任中苏文化协会医药顾问,义务承担中国共产党和进步人士的医疗保健工作。

建国后,邹云翔曾任中央保健委员会医师。1954年参加省中医院筹建工作,1956年加入中国共产党。历任南京中医学院副院长、学术委员会主席,江苏省中医院院长、教授(一级),卫生部医学科学委员会委员,原国家科委中医组成员,中华全国中医学会副理事长,江苏省中医学会名誉理事长。他医理宏富,医术造诣很深,1982年被国务院学位委员会确定为首批中医内科学博士研究生导师。著有中国第一本《中医肾病疗法》专著,《中医验方交流集》和《邹云翔医案选》等。

2. 肾脏病的认识

肾为先天之本,生命之根,至阴之脏,属水,通于冬气;为水火之宅,内藏元阴元阳。肾脏的主要生理功能包括以下几个方面:藏五脏六腑之精气与有生殖功能的精液;主骨生髓,养脑益智;主水,司开阖而蒸化水液;为气之根而主纳气;肾气通于耳,主闻音辨声;是胃之关;与膀胱相合;其充在骨,其华在发;开窍于二阴。从生理功能看,肾脏涉及的范围甚广,包括现代医学的泌尿生殖系统的功能及内分泌系统、运动系统、血液循环系统、中枢神经系统的部分功能。肾脏对人体的作用至关重要,它是全身脏腑功能的化源,对人的生长发育、疾病预防、健康延年等方面非常重要。肾藏之元阴元阳是人体最宝贵的物质与最重要的功能,保护好肾的功能,能促进生长发育,减少疾病与提高疗效,祛病延年。

对于慢性肾脏病发病的原因,邹云翔认为病变有先天不足、后天失养、六淫侵袭、药毒损害、七情所伤、劳倦过度、房室不节以及素体肾虚或年老肾气自衰等方面,但总不越乎内、外因两方面。内因主要是指人的肾气,外因是外感六淫、疮毒之邪以及肾毒药物。肾气充足的人,即使在外感六淫或疮毒之邪入侵、肾毒药物常规剂量使用时,也不会发生肾病。这种认识也符合《素问·刺法论》中所述"正气存内,邪不可干"以及《灵枢·百病始生篇》"风雨寒热，不得虚，邪不能独伤人"等论述。而肾气不足的患者则在外感六淫与疮毒等侵袭下，病邪可乘虚而入导致慢性肾脏病的发生。这也符合《素问·热病论》所说"邪之所凑，其气必虚"之理。邹云翔认为"肾气"是指人的体质，泛指肾的气化功能，人体的正气，也包括调节免疫、抵抗肾脏病发生的能力等。

3. 肾脏病的治疗经验

（1）慢性肾脏病的治疗

对脾肾阳虚、水湿泛滥所致的水肿，治疗重在温补肾阳，方用附子理苓汤和济生肾气丸加减。其中附、桂不可少，可重用附子。附子剂量可用至30~60 g，但需久煎2.5小时以上，去其毒性而存其温阳之效。

治疗上主要是需要抓住脾肾功能的调理，同时也要注意脏腑气血阴阳的整体调治。对于应用糖皮质激素无效的患者，如果因副作用明显而停药，则此患者的人体升降出入之机能紊乱。初伤气分致气机怫郁阻滞；久延血分而致气滞血瘀，变气血精微为湿浊痰瘀，阻于脏腑络脉肌腠而成病。运用疏滞泄浊法，疏其气血，泄其湿浊痰瘀，使失常之升降出入生理功能得以恢复，用越鞠丸加减。药用制苍术、生苡仁、制香附、神曲、郁金、合欢皮、法半夏、广陈皮、当归、红花、川芎、桃仁、茯苓、芦根等。其中苍术控制湿邪效果甚为显著，可用至30 g。

表现为慢性肾小球肾炎的患者合并高血压颇为常见。血压高而持续不降者辨证往往属于肾阴虚亏，水不涵木，木失滋荣而致虚阳上亢。同时，患者往往有血气郁滞、阴虚血瘀的病理存在，故应重视益肾和络法的应用。治疗上往往采用较大剂量的杜仲、怀牛膝、茺蔚子、益母草、桃仁、红花等药物。

（2）慢性肾衰竭的治疗

邹云翔根据自己的临床经验，自拟了方剂保肾甲丸和保肾乙丸来治疗慢性肾衰竭。上述两个方剂均是以补益肾元为基础，再配伍活血、益气、解毒、祛湿等药物，其补益肾元药以补肾精为主。保肾甲丸主要由党参、黄芪、巴戟天、鹿角片、杜仲、地黄、枸杞子、当归、桃仁、红花、丹参、六月雪等药组成。保肾乙丸主要由黄芪、党参、太子参、山药、地黄、山萸肉、制首乌、枸杞子、桑寄生、杜仲、怀牛膝、桃仁、红花、泽泻等药组成。两种保肾丸用量均为每次5 g，每日3次。

慢性肾衰竭常见正虚瘀阻的症状，邹云翔常在辨证方中加入活血化瘀药，配合桃红四物汤加减。常用药有桃仁、红花、当归、赤芍、川芎、丹参、参三七、干鲍鱼、茺蔚子、益母草、马鞭草和泽兰等。邹云翔很少单用活血化瘀药，常采用补气活血、补精活血、养阴活血等法，尤喜用桃、红两味。

慢性肾衰竭病人的脾胃功能紊乱往往较为突出。对于临床表现为湿浊中阻者，邹云翔常喜用苏叶黄连汤合藿香正气丸加减，不但中焦湿浊可化，而且肾功能亦有改善，可使血中尿素氮下降。如遇有血中尿酸增高者，每每加入玉米须、丝瓜络等药，亦很有效验。

（3）治肾用药原则

"维护肾气，治病求本"是主要的认识，只有重视补肾，加强肾脏的气化、封藏之功，才能从根本上扭转肾病的发展。根据肾脏受损的不同类型，治疗时分别采用平补、缓补、峻补、食补等方法。用药上以性味平和、血肉有情之品为首选，如紫河车、枸杞子、桑寄生、续断、鹿角片和巴戟天等。慢性肾病以阴阳俱损、气血俱亏为多见，故在治疗上往往阴阳并补、气血共调。有时根据患者具体情况也有所侧重。即使患者没有肾虚症状，也须采取一些维护肾气的措施，主要是在用药上常佐以益肾之品，如续断、桑寄生、杜仲、枸杞子、地黄等。

"注意和络，运行血气"是治疗特色，肾病发生血气运行不畅而郁滞的机理主要有：气虚不能推动血液运行而致瘀；肾阳虚衰，寒自内生，阳不运血，血遇寒则为瘀；血虚脉道不充，血行迟缓，易于停滞成瘀，精不化气而化水，水停则气阻，气滞则血瘀，患病日久，缠绵不愈，深而入络，而致脉络瘀阻；因虚而易感外邪，外邪入侵客于经络，使脉络不和，血涩不通，瘀结成肿；阴虚生火，灼伤血络，或气不摄血，血溢脉外，均可停于脏腑之间而成瘀。因而肾病更需要注意活络，运行血气。常用的方法有温阳活血、养阴活血、补气活血、补精活血、补血活络、活血利湿、活血通腑等。

"勿用攻伐，平药为上"是用药经验，肾病的治疗以平药为上，勿用攻伐。忌用伤害肾气的药物，也要避免过用苦寒、辛凉之味。必要用时，用期宜短，剂量要小，同时要注意适当配伍，如黄柏与苍术同用，知、柏常配肉桂，黄连伍以吴茱萸等。

4. 典型医案

患者周某，男，21 岁。1955 年 10 月 14 日初诊。患者有严重肾病综合征，下肢浮肿颇剧，腿部压之凹陷，腹部膨胀，腹腔有很多积液，胸部浊音在第四前肋，胸腔积液多，喉部有窒塞感觉，食欲差，小便量少而浑。尿蛋白（+++），颗粒管型（++），红细胞 0~（++），血中白蛋白 12 g/L，球蛋白 46.6 g/L。中医诊断：风水（阴水）兼胁饮。肺脾肾三脏交虚，必须标本同治。治标取开肺降气，消滞疏中，佐以达下利水，治本佐以运脾温肾助阳，崇土制水。

处方：

① 开肺降气、消滞疏中、达下利水方：炙桂枝 2.5 g，旋覆花（包）9 g，防风 2.5 g，防己（包）3 g，苏子 12 g，白芥子 9 g，莱菔子 9 g，姜川朴 3 g，姜半夏 9 g，炒陈皮 9 g，焦神曲 9 g，焦麦芽 12 g，生、炒薏米（各）3 g，饭赤豆 3 g，炒川椒目 4 g，焦山楂 6 g，车前子 9 g，小茴香 1 g，黑丑子 2 g，云苓 9 g，光杏仁 9 g，炒泽泻 3 g。常法煎服。

② 运脾温肾助阳方：黄芪 9 g，白术 9 g，制附子 9 g，生姜 1 g，大枣 7 个，炒潞党参 12 g，炙甘草 2.5 g，砂仁 2.5 g，蔻仁 2.5 g（血茸每日服 0.5 g，共服 7 天）。常法煎服。以上共用药物 31 味，不是每个处方都全用，根据随症治疗的方法而应用，汤剂

共服 107 剂。

佐用药物：该患者除用汤剂治疗外，兼用丸剂作为辅助治疗。

丸方一：炙桂枝 24 g，苏子 24 g，白芥子 18 g，莱菔子 24 g，白术 42 g，云苓 42 g，制附子 60 g，姜半夏 24 g，黄芪 90 g，白沙参 42 g，防风、防己各 9 g，炒陈皮 30 g，党参 60 g，砂仁 15 g，血茸 3 g，金匮肾气丸 60 g。以上药共研细末，另生姜 30 g、鹿角片 90 g、葱白 15 g，煎浓汤水泛为丸，每日空腹服 15 g，2 次分吞。以上丸剂一料，共服 30 天，服二料。

丸方二：金匮肾气丸 9 g，枸杞子 30 g，川杜仲 42 g，巴戟天 30 g，紫河车 60 g，广狗肾 42 g，人参条 15 g，血茸 3 g。以上药共研细末，另鹿角胶 15 g、阿胶 30 g、怀牛膝 15 g，煎浓汤水泛为丸，每日 12 g，空腹分 2 次吞。以上丸剂服一料，共服 30 天。

最近症状：6 月 29 日门诊，该患者自称气力已完全恢复，拟恢复工作，面色红润，胃纳甚佳，足踝微肿早已消失；足胫紫斑亦隐没不见。5 月 25 日小便化验结果：比重 1.010，颜色黄，红细胞少许，白细胞（＋），管型（－），蛋白（＋）。饮食管制：该患者自患病至本年 6 月底忌盐饮食，自 7 月起开始低盐，每日不超 2 g。

（二）吴门医派

宋室南迁，国家政治、经济、文化中心也随之南移，带来了新的医学知识，促进了吴中医学的发展。南宋时期，苏州先后出现了医院和药局，有了内科、外科、针灸科、儿科等专科医家，形成了葛氏、韩氏、钱氏等享有盛誉的世医之家，也有了"言医者莫盛于吴中"之说。元末明初，金元四大家的朱丹溪之门人戴思恭来吴行医，博采众长、师古不泥，是吴医形成的引导者。后王宾、盛寅继承传播朱丹溪的学说，葛应雷继承传播北方以刘完素、张从正为代表的中原医学，吴门医派由此而发端。明清时期是吴中医学的鼎盛时期，不仅医家众多，著述宏富，更为关键的是吴门医派形成了其中心学术思想——温病学说。元末明初的王履、明末清初的吴有性、清中期的叶天士代表了温病学派的萌芽、形成、鼎盛时期，温病学派从根本上划清了温病与伤寒的界限，从此成为中医学流派重要的组成部分。至此，独具特色、地域性极强、传承不衰的医学流派"吴门医派"逐步形成，后世有"吴中医学甲天下"的美誉。

吴门医派形成后的数百年间，特别是明清两代，名医辈出，著述洋洋，是吴中医学的鼎盛时期。著名医家如王履、薛己、缪希雍、吴又可、张路玉、叶天士、薛生白、周扬俊、徐灵胎、尤在泾、王洪绪、陆九芝、曹沧洲等。清末民初，苏州出现了一批名医，如吕仁甫、王霖、鲍竺生、陆方石、陈憩亭、艾步蟾、顾伯平、陈星华、陆晋笙、汪逢春、马筱岩等。民国时期的苏州中医主要有以顾允石为代表的杂病派，有以经绥章、李畴人为代表的温病派，有以顾福如为代表的中西汇通派。解放后，苏州先后出现了黄一峰、奚凤霖、陈明善、钱伯煊、承淡安、叶橘泉等一大批名医。

1. 代表人物介绍

（1）张璐

张璐，字路玉，号石顽老人，出生于江苏苏州，祖籍昆山，清初三大家之一，主要著作有《张氏医通》《诊宗三昧》《本经逢原》《千金方衍义》《伤寒绪论》。

其毕生致力于中医理论和临床实践，学验俱丰，在外感伤寒及温热病方面精论甚多，内、外、妇、儿、眼科俱见擅长，其中尤以内科为专擅。他在辨证论治中重视不同体质对临床的影响，提出以白芥子敷贴冬病夏治的方法治疗哮喘，其使用金针拨障术治疗白内障等医疗技术具有国内领先水平，在妇科理论方面提出"产后三冲、三急、三审"。

（2）奚凤霖

奚凤霖，江苏苏州人，江苏省著名老中医，主任医师，苏州市中医研究所所长。其早年师从吴门著名温病专家侯子然、经绶章。侯子然长于辛凉清热、导滞攻下之法，取"透热转气"之意；经绶章则善用轻扬宣化、透卫清热之药。奚凤霖于温病多采自叶、薛、吴、王，杂病则推崇三张（张仲景、张景岳、张锡纯），并且不墨守成规而是结合临床，辨证施治乃至融会贯通。

2. 肾脏病的认识

基于"吴门医派络病理论"的认识，肾络为肾之细微处，由于肾络细小至微的解剖学特征，故极易阻滞。慢性肾脏病的病因、病机以本虚标实为多，主要表现为三种形式：第一，脾肾亏虚。慢性肾脏病病位主要在肾，与脾关系密切，肾虚是发病的本因，久病正虚络脉失养。肾是先天之本，为人体生长发育之根，脏腑机能活动之本，有滋养脏腑组织的功能；脾是后天之本，主运化水湿，运化水谷精微，为全身各脏腑组织输布水谷精微。脾和肾在生理上相互滋生，相互促进；病理上则相互影响。肾气亏虚致肾脏的气化功能障碍，清阳不升，浊阴不降，不能及时疏导、转输、运化水液，脾虚运化无力，不能化生水谷精微，不能运化水湿，水湿易郁而化热，亦可致痰饮停滞于肾络。第二，津血同源，津液代谢异常可凝结为痰湿，血液运行迟缓或遇寒凝可涩滞为瘀，痰湿、瘀血常胶结一起阻滞络脉。病久入络的提出阐明了内伤杂病由气到血的病机演变过程。跌扑金刃可直接伤及阳络，导致络脉损伤，离经之血或溢出体表，或留于体内，再次阻碍经络气血运行，加重络病；且先瘀其络、后瘀其经，终致癥瘕积聚。第三，湿、痰、瘀、毒留滞肾络，其虽源于正虚，反过来又阻碍气血的生成，因实致虚，形成恶性循环。故基于吴门医派络病理论指导，慢性肾脏病病位主要在肾，与脾关系密切，肾络为慢性肾脏病之病所，其基本病机为肾虚湿瘀证。

3. 肾脏病的治疗经验

（1）慢性肾脏病内治大法

依据吴门医派络病理论，慢性肾脏病的病机特点为本虚标实、肾脏的络脉瘀滞，以脾肾气虚为多见，且水湿、湿热、瘀血、痰饮和浊毒贯穿其始终，确立了益肾活络的治法。常用参芪地黄汤加减，注重扶正，重视脾肾，采用生黄芪、潞党参为君健脾益气，大补脾胃之元气，使气旺以促血行，祛邪而不伤正；云茯苓、熟地黄、怀山药和山萸肉为臣健脾益气、滋补肾元；君臣共奏补虚通络之效，健脾益肾促进气血生成，使脾肾通调水道，蒸腾气化，升清降浊以促进湿浊毒邪排泄。本着标本兼治的原则，运用牡丹皮、川芎、紫丹参活血通络；熟大黄、六月雪泄浊通络，制地龙虫蚁搜络，共奏益肾活络之效，促进湿、痰、瘀、毒排出体外。

（2）外治法治肾病腰痛

根据吴门医派络病理论创制的祛风止痛膏，选用生川乌、土茯苓、威灵仙、细辛、水蛭、红花制成膏，敷于肾俞穴、阿是穴，能够祛邪活络，治疗慢性肾脏病慢性非特异性腰痛，疗效甚佳。肾络为慢性腰痛之病所，久病络脉郁滞，正如"病在络脉，例用辛香"所说，辛行邪可散，温化寒可消，辛香类药物可引领诸药入络，用于肾络失和之腰痛的治疗，效如桴鼓。故膏药选用生川乌、细辛祛风除湿、散寒止痛，土茯苓、威灵仙祛风湿、通经络。清代叶天士指出"经主气，络主血"，膏药选用红花、水蛭活血化瘀止痛。"久病入络""久痛入络"，对于久病腰痛，病邪深伏，瘀血蕴结肾络中隐曲之处，需使用虫蚁"灵动迅速，追拔深混气血之邪"，选用水蛭破血逐瘀通经，能达到事半功倍的效果。

4. 典型医案

（1）张璐医案

石顽治王庸若呕逆水肿，溲便涓滴不通，或用五苓、八正不应，六脉沉细如丝。因与金液丹十五丸，溺如泉涌而势顿平，后以济生肾气培养而安。

（2）奚凤霖医案

任某，男，31岁，江苏苏州吴江县同里乡人。1975年10月9日初诊。患者因感冒而致全身浮肿，下肢尤甚，按之凹陷不起，肌肤瘙痒，面白无华，时作眩晕，动辄气急，脘腹胀满，小溲不利，舌淡苔白腻，脉濡数。尿蛋白（+++），颗粒管型（++）。

诊断：慢性肾小球肾炎、肾病综合征。

方剂：防己10 g，茯苓30 g，黄芪30 g，冬瓜皮30 g，车前子（包）30 g，牛膝10 g，桑皮10 g，老姜衣3 g，白术15 g，官桂5 g。

10月20日二诊：迭进上方，尿量逐日增至900 mL，然肿消不快。改消水圣愈汤加味：生麻黄5 g，熟附子10 g，细辛8 g，桂枝15 g，姜皮6 g，大红枣5枚，炙知母10 g，党参30 g，黄芪30 g，茯苓皮30 g。

10月27日三诊：服药2剂，尿量递增至每天2 000 mL左右，全身水肿渐消，气逆亦平。然肿势未得尽消，动则气短尚存，大便干结，苔脉如前。转以己椒苈黄汤加减，泻肺利水、健脾温肾并进：木防己10 g，川椒目6 g，甜葶苈10 g，生军10 g，制附子10 g，仙灵脾10 g，仙茅10 g，生白术30 g，红参末3 g（吞服）。服药2剂后，大便水泻3次，小溲增多，身肿尽消，然面白无华，动则气喘，此肺肾脾俱损之象。前法既效，无须更张，原方加绵黄芪30g，继服1周，症情稳定，遂于1975年11月8日出院。

（三）龙江医学流派

黑龙江地区古代主要是以少数民族医学为主，至唐代开元年间，中原地区相关医学和药物开始传入。金人攻陷北宋后，从中原掠来10万人，其中有汉医官，使得大量中医药医籍传入。自清至20世纪30年代的黑龙江地区中医学分为六大系：一是龙沙系，二是松滨系，三是呼兰系，四是汇通系，五是三大山系，六是宁古塔系。

20世纪30年代初，上海中国医学院首届毕业生高仲山前往哈尔滨创业。他遍访名宿，结识了左云亭、刘巧合、安子明、安世泽、高香岩、王子良等医术高明的中医，于1937年成立了中医学术团体"哈尔滨汉医学研究会"，并被众人推选为会长。1941年，高仲山又成立滨江省汉医研究会，并在包括延寿、宾县、苇河、双城、青冈、木兰、呼兰、巴彦、安达、肇东、兰西等各县、旗设立滨江省汉医研究会分会，由各地有名望的中医担任分会会长，为全国输送了大批优秀中医人才。在高仲山的开创之下，黑龙江的中医界紧密团结，龙江中医在其特有的地域环境和文化背景下，在动荡不安、不断更迭的历史条件下，互相撷取交融，形成了气质独特的龙江医派。其杰出代表均名扬海内外，如黑龙江省四大名医高仲山、马骥、韩百灵、张琪，及众多名医大家，如张金衡、金文华、华廷芳、赵正元、高式国、李西园等。

龙江医派根植于黑龙江独特的历史、人文、地理、气候、民俗土壤之中，其学术特色的形成有深刻的寒地和黑土文化烙印。龙江名家多数经历"伪满"时期，当时大量传入的日本汉方医学著作对诸家学术特色有重要影响，诸医表中参西，重视方证、药证，为学、为医多善于将师承与现代教育相结合，吸纳本地区少数民族方药经验，善用地产药材如刺五加、五味子、人参、关防风等的特殊性能，临证遣方独具特色。因寒地居民体质强壮、腠理致密，龙江医家常用药物剂量大，且善用峻猛力强之品，多能于病情危重之时力挽狂澜，或于治疗沉疴痼疾之时收意外之效。这些都成为龙江医派突出的特点。

1. 代表人物介绍

（1）高仲山

高仲山，名仑，1910年生，吉林省人，祖辈均为吉林省名中医。高仲山童年读私塾，1924年毕业于传播新知识、新思想的新型学校"毓文中学"，毕业后即随父学医。1926年他远赴沪上，求学于上海中国医学院，有幸接触了一批沪上名医，如秦伯未、陆渊雷等，传承了孟河医派的学术思想。他幼承庭训，家学渊源，进而又成为首批接受过正规高等教育、获得学士学位的中医。特定时代的特定成长经历，使高仲山成长为一位有别于老一辈中医的新型中医，并在中医药事业发展的过程中承担起了重要而特殊的作用。有感于家乡医疗条件落后，中医教育滞后、中医人才匮乏；1931年高仲山毅然回到哈尔滨，悬壶开业，兴办汉医讲习会，开龙江中医教育之先河；1937年创办哈尔滨汉医研究会，同年创办《哈尔滨汉医学研究会月刊》；1941 年创办哈尔滨汉医讲习会；1951 年创办哈尔滨中医进修学校；1952 年创办黑龙江省中医进修学校；1956 年创建黑龙江祖国医药研究所；1958 年创办黑龙江省中医学校；1959 年创办黑龙江省卫生干部进修学院，同年创建黑龙江中医学院；1962 年创办黑龙江省中医学会；1965 年创办《黑龙江中医药》杂志。高仲山是我国著名中医学家，杰出中医教育家，在中医学术上堪称"泰山北斗"，是黑龙江省现代中医药事业的开拓者和奠基人。他开创了龙江医派，是龙江医学的开拓者。其著述收录于《龙江医派丛书·龙江医派创始人高仲山学术经验集》。

（2）张琪

张琪，1922 年生，河北乐亭县人。1938 年由长春市辗转至哈尔滨市天育堂学医，为高仲山创办的哈尔滨汉医讲习会首批学员，之后开始正式行医。1951 年其在哈尔滨中医进修学校学习，随后创办哈尔滨第四联合诊所；1955 年调黑龙江省中医进修学校任教；1957 年参与筹建黑龙江祖国医药研究所；1978 年任黑龙江祖国医药研究所副所长；1986 年被聘为黑龙江中医学院内科博士研究生导师，兼任中国中医学会顾问，黑龙江省中医学会名誉会长，《黑龙江中医药》杂志主编，第五、第六届全国人大代表，黑龙江省政协常委等。张琪为黑龙江省四大名医之一，黑龙江省中医肾病学科带头人；荣获中华中医药学会首届中医药传承特别贡献奖；2009 年被评为国医大师，为当代著名中医学家。其著有《张琪脉学刍议》《临床经验集》《张琪临证经验荟要》《张琪临床经验辑要》《中医临床家张琪》等著作；临床善治内科疑难重病，尤善治肾病。

2. 肾脏病的认识

（1）肺脾肾膀胱三焦与现代医学水液代谢的关系

水液代谢是指水液的生成、输布以及水液被人体利用后的剩余部分和代谢废物的排泄过程。人体水液代谢是由多个脏腑共同参与的、非常复杂的生理过程，是以肺脾肾为中心的。正如《灵枢·经脉别论》说："饮入于胃，游溢精气，上输于脾，脾气散精，上归于肺，通调水道，下输膀胱，水精四布，五经并行。"这是对津液的生成、输布和排泄的阐释。津液的生成与输布，主要由肺的通调水道、脾的运化输布、肾的气化蒸腾和三焦的疏泄决渎完成。

肺主通调水道，为水之上源；脾主运化水液，为水液代谢之枢纽；肾司开阖，为主水之脏。《景岳全书》认为"盖水为至阴，故其本在肾；水化于气，故其表在肺；水惟畏土，故其制在脾""膀胱者，州都之官，津液藏焉，气化则能出矣"。《素问·灵兰秘典论》说："三焦者，决渎之官，水道出焉。"肾的气化作用和脾的运化功能贯穿水液代谢的始终，相互协调共同完成水液的新陈代谢和吐故纳新的作用。如脾虚运化失调则精微不能输布，水湿不得运行而停蓄；肾司开阖，其开阖之功能端赖肾中阴阳之互济保持相对之平衡，若肾阳虚开阖失司则小便不利。水液代谢障碍，势必耗伤肾气，精微遗泄日久，更耗肾之阴阳。肾虚温煦滋养失职，脾气匮乏，脾虚化生不足，无力充养先天，二者相互为患，导致水肿发生。

总之，水液代谢虽然涉及多个脏腑，但是主要在于脾肾两脏。而经大量病历观察，慢性肾脏病90%以上患者皆呈现脾肾虚症候，故从脾肾入手是研讨此病之关键。

（2）慢性肾脏病的发生关键在于脾肾功能失调

肾脏病的水肿、蛋白尿、血尿与脾肾等脏腑的功能活动密切相关，病机的关键是脾、肾功能失调与三焦气化失司，尤其对于慢性肾脏病而言，脾肾阴阳失调往往贯穿该病的始终。

尿液中漏出的蛋白是人体精微物质，而人体的精微物质均是由脾运化的水谷精微与肾封藏的精气所化生。蛋白尿的出现与脾肾两脏虚损等病变密切相关。脾气亏虚不能运化则谷气下流，脾失统摄则不能升清，精微下注，所谓"中气不足，溲便为之变"。肾主封藏，受五脏六腑之精而藏之，若肾气亏虚则肾失封藏，肾气不固则精微下泄亦可发生蛋白尿。

血液化生于脾，化精于肾，脉为血府。血液全赖五脏共同作用才能循行于脉中，布散于全身。任何诱因导致脏腑功能失调，血不循常道，均可致尿血。正如李用粹云："脾经湿热之邪，乘所胜而下传水府……或肾虚火动……或劳力伤脾……俱使乘热下焦，血随火溢。"慢性肾脏病由于阴阳失调日久，水液不能吐故纳新分清泌浊，从而酿成湿浊血瘀，发展为慢性肾衰竭。慢性肾衰竭多数情况下是由多种慢性肾脏疾病病变日久发展而来，其病机特点是以虚为主且虚实夹杂；病机的核心是脾肾两虚为本，湿浊瘀血内停为标；脾肾两虚往往贯穿其始终。诸如慢性肾衰竭病人临床上所出现的腰痛膝软、乏力贫血等症候均由脾肾虚弱日久所致，此为慢性肾衰竭之本。脾虚运化失司，水湿内停；肾虚气化不利，浊不得泄。脾肾升清降浊之功能紊乱，湿浊内蕴日久往往化生为浊毒，湿浊毒邪内蕴日久影响机体气机运行，必致血络瘀阻为患。因此，慢性肾衰竭患者的临床症候表现为脘闷纳呆、食少呕恶、少寐烦热、舌苔垢腻或舌紫瘀斑等，此为本病之标。

3. 肾脏病的治疗经验

（1）升阳益胃汤治疗蛋白尿

脾肾虚损是慢性肾脏病导致蛋白尿的病机关键。肾为先天之本，寓真阳而涵真阴，脾为后天之本，脾虚运化无能，分清泌浊功能下降的同时摄精不力，精微不摄即出现蛋白尿。土能生金，脾虚则土不生金而致肺气亏虚，精气不得归于肺，肺不能输精于全身，若复外感风邪而致肺气郁闭，宣降不利则精微物质直走膀胱从而形成尿浊。脾肾两脏先后天之间互相促进，故肾虚封藏失职导致肾不藏精，精气下泄则致慢性肾脏病相关的蛋白尿和血尿日久不消，同时临床表现为腰痛腰酸，倦怠乏力，头晕耳鸣，夜尿频多，舌质淡红，舌体胖，脉沉或无力。肾（气）阳虚，火不生土致脾气（阳）亏损，故蛋白尿的各证型相关临证中均多少伴有脾肾亏虚的表现，乃由后天之本渐渐消耗而久累及肾精，肾虚温煦脾土失职又促使脾气更虚。

张琪教授善用升阳益胃汤治疗慢性肾小球肾炎所导致的慢性肾脏病。升阳益胃汤虽名益胃，实则升阳益脾，故方中君药用柴胡、防风、羌活、独活升举阳气，气升湿化；臣药茯苓、白术、半夏、陈皮健脾益胃，佐以人参和黄芪甘温补肺益气，炙甘草调和诸药且有补益作用。患者的蛋白尿发作日久，往往脾胃日渐虚弱，湿邪留恋，精微不足等是邪不祛而本愈虚之证，故当培补后天正气以期正胜邪退，虽肺之表证不明显，但因土虚不能生金，故振奋脾胃阳气，升阳化湿，补中有散，散中有收，使正气足而阳气升，正气旺而邪难留。现代中药药理研究表明，祛风药对于肾小球肾炎所导致的蛋白尿有治疗作用，张琪教授临证认为祛风药必须与补益脾胃药物合用，取其风能胜湿、湿祛清阳升发之功，脾脏运化健则湿邪除，邪祛正安故精微固，最终尿蛋白能由减而消。升阳益胃汤主治的蛋白尿证型多以浮肿为主要临床表现，脾肾阳气不足则畏寒肢冷，面色苍白，土不制水，温阳化气失职，清阳不升，湿邪留恋。症状可见体重倦怠，面色萎黄，饮食无味，口苦而干，肠鸣便溏，尿少，大量蛋白尿，血浆蛋白低，舌质淡，苔薄黄，脉弱。

（2）慢性肾衰竭用药需权衡药物的配伍

慢性肾衰竭为慢性肾脏病病变发展的终末期，慢性肾脏病发病过程表现为肾脏功能进行性受损，发病机制复杂，兼并症状多而缠绵难愈。慢性肾衰竭的患者自身的肺脾肾受损并以脾肾虚损为本，湿浊、痰湿、瘀血潴留为标，两者互相影响。治疗过程中如专攻邪则伤正，单扶正又留邪，因此要扶正与祛邪组方合用，使扶正不留邪，祛邪不伤正，此为本病的有效治法。补肾药物的应用需要注意调剂肾脏的阴阳平衡，补脾需要健脾醒脾祛湿，活血化瘀、清热泄浊而不可过猛，过则伤及人体正气。慢性肾衰竭的病位主要在脾肾，脾与肾关系密切，是先天与后天相互资生、相互促进的关系，脾肾必须保持协调，"肾如薪火，脾如鼎釜"。而前人"补肾不如补脾""补脾不如补肾"的观点各有偏执，慢性肾衰竭需要两者结合。

因此，张琪教授创制加味参芪地黄汤。该方剂脾肾双补并在延缓肾脏功能受损的治疗中取得较好疗效。慢性肾衰竭的肾脏虚损，往往阴阳俱虚，补肾阳与滋肾阴，根据临床表现孰轻孰重，适当调整比例以平为期。药物配伍的轻重当根据辨证确定的正邪轻重的程度而定，不能重伤正气。针对病机错杂的慢性肾衰竭，张琪教授善用作用相反或性质对立的药物以应对其复杂的发病机制，散与敛、寒与温并用，消与补、气与血、阴与阳兼施互补。

尿毒症期湿热痰浊中阻者，可用化浊饮治疗。方中大黄、黄连、黄芩等苦寒泻热药与砂仁、藿香、草果仁、苍术等辛香开散祛湿药共用，两类药相互调剂，既不致苦寒伤胃，又无辛燥耗阴之弊，使湿浊毒热之邪得以蠲除。对胃热阴亏脾湿、湿热中阻、脾失健运、升降失调者，用甘露饮滋阴清热。二地、麦冬、石斛滋养脾胃之阴，黄芩、茵陈清热存阴，加麦芽、佛手、紫苏、砂仁、草果仁等香燥化湿醒脾，与苦寒药合用，既可防其滋腻有碍脾之运化，又调和脾胃功能升清降浊，增强健运功能。

慢性肾衰竭之脾胃虚弱、乏力贫血者，治疗时使用归芍六君子汤，当归、白芍二药调剂六君子偏温燥之性，是药性平和、补气补血并重等诸多权衡药物合理配伍的实例。张琪教授对慢性肾衰竭的用药是在古方的基础上升华、发展、创新的，君臣佐使配伍精当，十分注重药物配伍的合理性与科学性，药性平和不伤及脾胃，无伤阴、伤阳、助热等偏弊，临床应用确有良好疗效。

（3）治疗慢性肾衰竭的要药——大黄

大黄，味苦寒，主下瘀血血闭，可治症瘕积聚，留饮宿食，荡涤肠胃，推陈致新，通利水谷，调中化食，安和五脏。大黄虽为治疗慢性肾衰竭的有效药物，但临床运用必须结合辨证，属湿热毒邪蕴结成痰热瘀血者方为适宜，使大便保持每日 1~2 次，不可使之过度，以期既能排出肠内毒素、清洁肠道，又可清解血分热毒，并常与活血祛瘀、芳化湿浊之品共用，使毒邪瘀浊从大便排泄而出，而且通过泻下能减轻肾病水肿，为"去菀陈莝"之法。脾气虚肾阳衰微者，大便溏，即使有湿浊内阻，亦不可用大黄，用之加重脾肾阳气虚衰，化源匮乏，促使病情恶化。

（4）量大剂重治疗疑难重症

由于古代医家所面对的患者多为常见病，只要熟练掌握辨证论治方法，大多就能收到预期的疗效，因而历史上许多著名医家都曾反对处方中药味过多、剂量过重，而是提倡用药轻灵、小方治病。因此，量大剂重的处方仅用于急、慢性危重患者的抢救和治疗，以及丸药和散剂的制作，而用于汤剂的并不多。

但在疑难病的治疗和研究过程中发现，在常法不效的情况下应用量大剂重的方剂治疗疑难重症往往效如桴鼓。张琪教授根据多年治疗疑难杂症、重症及慢性肾衰竭等慢性肾脏病的经验，认为上述疾病具有多重复杂病机的特点，非量大剂重不能奏效，故处方时常多种治法合用，药味数目超过常规，剂量也应相对加重。药味多在 15 味以上，常达 20~30 味。虽药物繁多，但却是具有针对性的组方用药，并非简单堆砌。例如，对于慢性肾衰竭而言，其病机虚实夹杂，脾肾两虚的同时夹有血瘀、湿浊、热毒，因而在处方中分层次用药，常补脾益肾、活血化瘀、祛湿泄浊、清热解毒的诸多药物合用。又如慢性肾衰竭失代偿期及肾衰期，临床以脾肾两虚、湿浊瘀阻者居多，治以补益脾肾、活血泄浊，方中既用党参、白术、茯苓、甘草取四君子汤益气健脾，又加菟丝子、熟地黄等补肾益精之品，同时又用连翘、大黄、黄连、草果仁、制半夏以清热解毒化浊，桃仁、红花、丹参、赤芍活血化瘀，药味达 20 多种，但却多而不乱，有法可循，疗效甚佳。张琪教授在治疗慢性肾衰竭时大黄常用 7~10 g，浊毒内蕴明显，尤其见大便秘结时可用至 15 g，甚至达 20 g，以增强泄浊祛毒之功，但要注意大黄应与其他药物共同煎煮，不可后下。

（5）肾病专方

张琪教授在肾病专科方面堪称龙江中医的代表，创制了用于慢性肾衰竭的"肾衰保肾胶囊"和"肾衰泄浊丸"。前者治疗慢性肾衰竭的虚证，后者治疗慢性肾衰竭的实证，两个方剂不但可以缓解临床症状，还能降低实验室相关检测数据。此外，张琪教授自拟"泌炎康"广泛用于治疗慢性泌尿系统感染，中医辨病属劳淋范畴，认为本病病因病机为"肾虚膀胱热"，肾虚为发病之本，外感、劳累等为发病之诱因，故本病有感劳即发的特点。泌炎康祛邪扶正，标本同治。

4. 典型医案

（1）高仲山医案

肾病患者，男性，54岁，来诊时四肢严重浮肿，因服用激素而致满月脸，自觉心悸、心慌，头晕身重，腰酸乏力，小便不利，大便溏薄，腹胀时痛，口渴，舌淡苔白，脉沉无力。

辨证为心脾肾阳气俱虚，伴水气泛滥。用桂枝甘草汤、五苓散、真武汤三方合方，服用1周，水肿大减，腹痛下痢已除，唯乏力头晕明显，后在三方基础上加黄芪50 g，经调治月余，患者基本痊愈。

（2）张琪医案

魏某，男，39岁。2002年5月18日初诊。患者自述从2001年3月患慢性肾炎，尿蛋白（+++），红细胞充满，历经中西药治疗效果不明显，后经肾脏穿刺病理检查为IgA肾病（中度系膜增生型），曾用强的松、雷公藤多甙治疗，尿蛋白（+），血尿无好转，镜下红细胞>50/HP，有时减少至20~30/HP，不久又增多，1年余反复出现。

症状：腰痛乏力，两下肢酸软，舌淡红，苔薄白，脉沉弱。

西医诊断：IgA肾病（中度系膜增生型）；中医诊断：尿血（气虚不摄，肾虚失于封藏）。

治法：益气补肾，收敛固涩。

代表方：益气补肾固摄合剂。

黄芪30 g，党参20 g，熟地黄25 g，龟甲20 g，女贞子20 g，金樱子15 g，乌梅炭15 g，龙骨20 g，牡蛎20 g，儿茶15 g，赤石脂15 g，五倍子10 g，茜草20 g，甘草15 g，石莲子15 g。水煎分2次服。

二诊：6月5日。服药14剂，血尿明显好转，红细胞10~20/HP，继用原方。

三诊：红细胞20~30/HP，但较近一年来减少，嘱继服原方。

经3个月治疗服药80余剂，镜下3次检查红细胞2~3/HP或3~5/HP，尿蛋白阴性，腰痛腿软、全身乏力诸症皆除，嘱停药观察。2003年复诊尿常规转阴，未做病理复查。

（3）姜德友医案

霍某，男，9岁。2007年2月25日初诊。主诉：1个月前咽痛、目肿。尿常规示：蛋白（++），隐血（+++），颗粒管型0~1。症见面黄，咽略赤，手足心热，舌红，苔略黄，脉滑数。

西医诊断：急性肾小球肾炎。中医诊断：热淋（阴虚内热型）。

生、熟地黄各 20 g，牡丹皮 15 g，山药、山茱萸各 20 g，泽泻 15 g，茯苓 20 g，莲子 20 g，金银花 20 g，白茅根 20 g，连翘 15 g，蒲公英 20 g，败酱草 30 g，赤小豆 20 g，生、炒薏苡仁各 20 g，知母 10 g，黄柏 10 g。水煎分 2 次服。

二诊：上方服 14 剂后复查，尿蛋白（－），隐血（＋＋＋），余症减轻。处方：上方再加女贞子、墨旱莲各 20 g。

三诊：服用 14 剂后症见隐血（＋＋），寐少，手足热，脉滑略数。

处方：知母、黄柏、生地黄各 15 g，砂仁 10 g，女贞子 20 g，墨旱莲 30 g，地骨皮、莲子各 20 g，泽泻 15 g，茯苓 20 g，牡丹皮 15 g，山茱萸、山药、白茅根各 20 g。继续用药 7 剂后化验指标正常，余症均减轻。

随访：自述服 35 剂汤药后，自身状态良好，无明显不适症状。

（四）安徽新安王氏内科流派

皖南徽州，古称新安郡。"新安医学"始于宋，鼎盛于明清，曾引领全国中医的发展。"新安医学"名医众多、论著宏富、学派纷呈，多临证、多读书；勤实践、广涉猎，注重传承家学心法是"新安医学"的特点。该流派治学严谨，取径较宽，无门户之见，伤寒与温病兼收并蓄，扶阳与养阴调燮并举，博取折中，自成一家。其处方用药以轻巧灵动为风格，经方、时方及单方择效而从、并举并用，学派流传方面尤重医案整理，传承了各大学派的精髓。发源于歙北的"新安王氏医学"流派是该流派的杰出代表。"新安王氏医学"，又称"新安王氏内科""富堨王氏内科"等，源于清代嘉道年间。歙县王家宅人王履中（字学健），受业于冯塘名医程敏之，他擅长杂病及虚劳病诊治。王履中之子王心如、孙王养涵秉承家学，悬壶一方。王养涵将医术传子王仲奇。自清代嘉道年间迄至今日，王门薪火相传七世，绵延近两百年，代有名医，影响深远。"新安王氏医学"源远流长，学术特点鲜明、理论内涵丰富。

1. 代表人物介绍

（1）王仲奇

王仲奇，名金杰，晚号懒翁。秉承家学、熟读经典，博采众长，淹贯百家。远宗仲景学说，近效程杏轩之论，勤耕深研徐灵胎、叶天士等众医家的学术思想，法古有训，自出新意。诊病通变，善用经方，善治内伤杂病，名扬海外。王仲奇临证重视望诊，认为"医生治病之道，望闻问切，诊断以望字为首要"。其临证重视"三因制宜"学说，认为同样一个病，因气候、环境和每个人体质、年龄等不同，必须因人因地因时制宜，用药取舍，有时差别很大，有时仅在分厘之间，所谓神而明之存乎其人。其医案及学术思想由王氏后人整理成《王仲奇医案》。

（2）王任之

王任之，随伯父王仲奇习医，王任之临证"以辨病为经、辨证为纬、气血为纲"。其诊治痿病，据病因病机分为气滞血瘀、脾肾不足、湿热浸淫、营卫不调四型，分别施以通、补、消、和四大疗法，极大丰富了中医痿病的诊治思路。处方用药主张轻以取效，否则易使药过病所，每方药味最多 13 味。临床慎用猛烈之药，不求速功，缓缓图之。

（3）曹恩泽

曹恩泽出生在"歙县蜀口曹氏外科"医学世家。在临床工作中，他发现中医药对于肾脏病的独特疗效，故专注于对肾病诊疗经验的总结研究。其为安徽中医学院第一附属医院肾内科首任科主任和学术带头人，首届安徽省名中医，安徽省国医名师。

2. 肾脏病的认识

慢性肾脏病的病程较长，病变特别是水肿等症状多属于中医"阴水"范围。病变的早期常因脾虚不能制水，水气泛溢肌肤而成水肿。由于肾为先天之本，脾为后天之本，先天之本要不断得到后天之本的补充，因此脾虚日久必然导致肾虚。脾虚不摄，肾虚不固，则精微物质如蛋白等随着小便而出，随着病情的发展，逐渐进展至脾肾两虚。慢性肾小球肾炎病程往往缠绵，最易并发湿热。湿性黏滞，痹着不仁，郁久化热而形成湿热夹杂的病理变化。对于湿热，大多数医者往往施以苦寒之重剂如黄连、山栀等药物；苦寒太过，易伐胃气，耗伤阴液，不但不能利湿清热，反而导致阴伤更甚，病人往往不能耐受，使治疗难以维持。若慢性肾小球肾炎患者出现上述湿热内郁的病症，则更要注意顾护脾胃，防止药物伐伤阴阳，用药应轻灵透达，中病即止。慢性肾小球肾炎患者往往病程较长，缠绵难愈；"久病入络""久病必瘀"，同时"血不利则为水"。现代医学研究证实，此类患者普遍存在血液的高黏高凝状态，故治疗上需要以"活血化瘀"之法贯穿始终。此外，慢性肾小球肾炎的发生、发展和加重均与外感之邪密切相关。临床上，外感病邪及下焦的淋证为其常见的诱发因素。这是因为"肺为娇脏"，又处上焦，"风邪上受，首先犯肺"；且原发病变的病位在肾，肾居下焦，湿邪重着而趋下，郁久易化热。治疗上，外感病症多表现为风热犯肺之证，治拟疏风清热、利咽宣肺法，常选用金银花、连翘、荆芥、紫苏、黄芩等品；淋证则多表现为湿热下注，治拟清热解毒、利湿通淋法，常选用白花蛇舌草、金钱草、海金沙、紫花地丁、石韦、车前草等。慢性肾脏病患者多伴有抵抗力低下，平素易感冒、易疲劳，故在疾病的缓解期适当加用具有增强免疫功能作用之剂，如虫草制剂、玉屏风散，以减少或避免病情的反复。病程较长则病机往往复杂，临床上常见本虚标实、虚实互见、寒热错杂之证。其本虚为肺脾肾三脏功能失调，尤以脾肾亏虚为主，标实以水湿、湿热、瘀血多见且以瘀血内阻及水湿潴留影响最大。一般而言，脾虚湿停和血瘀的病机在临床中十分常见。对此，临床中补脾行水化瘀法的应用最多。

3. 慢性肾脏病的治疗经验

（1）脾虚邪恋是证治关键

慢性肾小球肾炎患者急性发作多属本虚标实之证，而慢性肾小球肾炎迁延不愈亦不唯于虚，蛋白尿为精微下渗，若单用补剂不祛邪则效果很难理想，脾困气虚与热毒湿浊并治为本病治疗的主要依据。对于脾困气虚的治疗用药多选用党参、山药、黄精、黄芪和楮实子等，热毒湿浊则往往选用鱼腥草、石韦与土茯苓等，是临床治疗最为基本的药物配伍选择。

（2）通阳以退水肿是治疗核心

水肿是慢性肾小球肾炎最为常见的主症之一，水肿的常见机制是湿气盛且阳气微，因此临床施治必须重视机体的气化功能，化浊消肿，勿忘通阳。临床应用方面多选用桂枝、白术、茯苓等。

（3）凉血安络平复血尿是治疗特点

血尿是慢性肾小球肾炎常见的并发症，肉眼血尿最引人注目，镜下血尿则持续时间较长，反复出现。血尿在治疗原则上要注重凉血安络，临床用药则多选用地榆、仙鹤草、侧柏叶、卷柏、大小蓟等来凉血安络以止血，且无留瘀之弊。

（4）平肝潜阳需要重视

高血压是慢性肾小球肾炎患者常见的临床问题，中医辨证多数情况下考虑肝阳浮越的问题。而急性肾小球肾炎的高血压往往属肝胆湿热，需要重视临床疾病和证候的鉴别。研究发现，高血压与慢性肾小球肾炎疾病的预后直接相关，因此降压勿忘平肝，不唯利水是治疗根本，以达到水肿消退且血压平复的效果。用药常选用牡蛎、珍珠母、钩藤、牛膝、夏枯草等药物。

（5）解毒降浊用于晚期治疗

慢性肾小球肾炎的晚期主要表现为肾功能减退而浊毒滞留，出现恶心、呕吐、尿液闭阻等尿毒症症状。中医学认为其病变的主要原因是脾肾阴阳失调，浊阴内滞而上逆清窍。治疗上多应用淡附片、生大黄与煅牡蛎等以降浊除氮。

4. 典型医案

（1）王任之医案

裴某，女，24岁，1975年12月26日初诊，患慢性肾小球肾炎年余，历治未愈。晨起咽干痛，四肢重坠，腰俞酸楚，两足浮肿，尿常规提示蛋白尿，脉濡滑。

方药：党参、制黄精、益母草、楮实子各10 g，鱼腥草、山药、赤小豆、石韦各12 g，土茯苓、白茅根各15 g，苏叶、蝉蜕各5 g。

此方随症加减。经服中药剂，患者尿常规已正常，仍腰酸，去苏叶之类，酌加杜仲、续断等兼补肾，巩固疗效。

（2）曹恩泽医案

李某，女，31岁，2012年6月7日初诊，体检发现尿中红细胞增多3个月。患者3月前体检尿常规显示：尿蛋白（-），红细胞（+++），红细胞156/μL。此后复查2次，尿中红细胞均超出正常。肾活检为轻度系膜增生型IgA肾病。刻下：易感疲劳，口干喜饮，舌质红，苔薄，脉细弱，未见肉眼血尿。

西医诊断：IgA肾病；中医诊断：尿血（气阴两虚证）。

治法：益气养阴，化瘀止血。

方药：生黄芪 30 g，白术 10 g，生地黄 10 g，女贞子 10 g，墨旱莲 10 g，牡丹皮 10 g，茜草 15 g，赤、白芍各 10 g，丹参 15 g，泽兰 10 g，地榆 15 g，三七粉（吞服）4 g。每日 1 剂，水煎分 2 次服。

二诊 2012 年 6 月 30 日：口干喜饮症状缓解，尿常规示尿蛋白（-），红细胞（++），红细胞 58/μL。舌尖偏红，苔薄，脉细。上方去牡丹皮、白芍，加藕节炭 30 g。

三诊 2012 年 8 月 5 日：疲倦、口干喜饮等症状均好转，尿常规示尿蛋白（-），红细胞（+），红细胞 32/μL。舌尖偏红，苔薄，脉细。

方药：生黄芪 30 g，太子参 20 g，生地黄 10 g，怀山药 10 g，墨旱莲 15 g，淡竹叶 15 g，赤、白芍各 10 g，丹参 15 g，泽兰 10 g，地榆 15 g，三七粉（吞服）4 g。每日 1 剂，水煎分 2 次服。连服 8 周，尿常规红细胞转阴。

（五）燕京刘氏伤寒流派

燕京刘氏伤寒流派的创始人是刘渡舟，其生前为北京中医药大学终身教授、博士生导师，首批全国老中医药专家学术经验继承工作指导老师。

刘渡舟少时由王志远开蒙，后在名医谢泗泉处深造。谢泗泉将其毕生之学倾囊相授，为刘渡舟选择了研习伤寒、法宗仲景的道路。刘渡舟数十年刻苦钻研，在研习伤寒的基础上创造性地提出了"方证相对论""古今接轨论""火证论""水证论"等学术观点；总结出活用经方"泻心剂""柴胡剂""苓桂剂""四逆剂""麻黄剂"等临床运用的法则与经验；创造性地提出了合于古法又适于今用的柴胡解毒汤、柴胡鳖甲汤、柴胡活络汤、三草降压汤、荆防肾炎汤等诸多新方。

刘渡舟教授将毕生经验传于弟子、验于临床，学生遍布海内外，为燕京刘氏伤寒流派的形成、壮大与迅速传播打下了坚实的基础。其弟子在继承刘渡舟教授学术经验的基础上，对更多领域进行了深入研究，医学成果丰硕。

1. 代表人物介绍

（1）刘渡舟

刘渡舟，中医学家。他着力于《伤寒论》的研究，强调六经的实质是经络，重视六经病提纲证的作用。他提出《伤寒论》398 条条文之间的组织排列是一个有机的整体。临床辨证善抓主证，并擅长用经方治病。从事中医教育 30 多年，为培养中医人才做出了贡献。主要著作有《伤寒论通俗讲座》《伤寒论选读》《医宗金鉴·伤寒心法要诀白话解》等。

（2）王庆国

王庆国，师从著名中医伤寒大家刘渡舟教授，博士生导师，国家级名老中医，享受国务院特殊津贴，国家 973 计划中医药专项首席科学家。其从事中医临床、教学与科研工作近 40 年，以中西医结合治疗消化系统疾病、风湿类疾病见长。

2. 肾脏病的认识

水肿是慢性肾小球肾炎的常见表现。刘渡舟教授认为慢性肾小球肾炎的水肿虽多属于"阴水"的范畴，但若遇到六淫等邪亦可呈急性发作而表现为"阳水"。不论阴水、阳水，总是水液郁积于体内，从而导致阴阳失衡，气血失调。其治疗当奉行《素问·汤液醪醴论》"去菀陈莝"的原则，以祛除体内郁积的水液浊毒为先，或发汗以"开鬼门"，或利尿以"洁净府"，调理阴阳，使之趋于平衡。然而，慢性肾小球肾炎水肿常常病程较长，反复发作，具有"虚"的一面，呈现出虚实夹杂、本虚标实的病机。

蛋白尿是慢性肾小球肾炎的主要临床表现之一，与脾肾二脏功能失调最为相关。脾主运化水谷精微，水湿困脾或脾虚不运则精微不能濡养全身而下陷；肾主蛰封脏腑精气，水气伤肾，肾失固封则精微必然下漏于膀胱随尿液排出体外。在慢性肾脏病病变的发展变化过程中有相当一部分患者浮肿并不明显，而主要表现为持续性肉眼血尿或镜下血尿，治疗颇为棘手。刘渡舟教授认为病变往往与下焦湿热密切相关，多是由于湿热伤及肾与膀胱血络所致。正如《金匮要略·五脏风寒积聚病脉证并治第十一》所说："热在下焦者，则尿血。"下焦湿热既可以表现为实证，也可以表现为虚实夹杂证。若湿热下注伤肾而致迫血妄行可表现为严重肉眼血尿，如洗肉水状或咖啡样，或见镜下红细胞满视野并伴有一系列湿热证。治疗以清利为法，方用小蓟饮子；若由于肾阴不足，湿热稽留损伤血络而尿血则往往表现为镜检红细胞多，小便短赤并可伴见心烦、失眠、舌红少苔和脉细数。治疗应以育肾阴、清湿热并施，猪苓汤为常用之方。

氮质血症是肾功能不全的表现，由慢性肾小球肾炎逐渐发展而来，若不及时治疗，可很快向尿毒症阶段转化。本证为湿毒壅滞三焦，肺脾肾功能俱损所致。湿毒壅滞，三焦气化不利，使肺失宣降，"水之标"遏；脾失健运，"水之制"溃；肾失蒸腾，"水之根"摇。表里升降出入之机弛废，邪毒泛溢全身。本证虽有虚候，然亦非正气本虚，实为邪盛伤正的原因。

3. 肾脏病的治疗经验

（1）水肿治疗经验

阳水之表现多是肿势较剧，刘渡舟教授通常使用外散内利之法治疗，务使水道疏通。若通身水肿，二便不利，脉来浮滑，而体力不衰者多用疏凿饮子。该方剂外散内利，药效峻猛，使用时要注意中病即止，必要时改用越婢加术汤或防己黄芪汤收功（越婢汤中炙甘草用量当少于麻黄，以利后者充分发挥作用）。若患者形气较差或年老体弱，则外散内利时兼以固本，常用茯苓导水汤（茯苓、泽泻、白术、桑白皮、大腹皮、木香、木瓜、陈皮、砂仁、苏叶、麦冬、槟榔）。

（2）蛋白尿治疗经验

蛋白尿虽有虚象存在，但非正气虚，而是邪气困正、伤正，邪不去则正难安，故治疗中应以补益与祛邪并重，切不可专事补涩。否则越补邪气越恋，病情越重，关门留寇而病终难愈。同时，在行补时亦重助其脏腑功能，因势利导，充分调动脏腑之生化机能以提高其抗病能力。可采用健脾益气、利湿化浊之法，俟邪去正孤、蛋白仍有渗漏者，再以固肾收涩法治之。临床常用参苓白术散加白豆蔻、焦三仙、泽泻、芡实等。伴有浮肿者合五皮饮，或用防己黄芪汤合五苓散。

（3）血尿治疗经验

刘渡舟教授善用猪苓汤治疗血尿。该方剂当中的药物有补有利但药性缓和，补而不滞湿，利而不伤阴，既可清下焦湿热又可滋少阴之源，契合慢性肾小球肾炎尿血症属于湿热伤肾的病机特点。张仲景创制的猪苓汤为阴虚水热互结而设。刘渡舟教授认为肾阴同肾阳一样，在肾主水中发挥着重要作用，但肾阴虚与肾阳虚所导致的水液病变类型不同。一方面，阴虚导致停水；另一方面，肾阴虚不仅能上济心火，又能产生内热，停水与内热相互搏结而形成了水热互结这一特殊病理结果。猪苓汤有育阴清热利水的作用，又有止血之功能，用于慢性肾小球肾炎尿血阴虚水热互结型正为适宜。慢性肾小球肾炎患者的尿血症候不宜使用止涩之品，否则易致血瘀于内反使出血加重或生变证。诚如《医学心悟》所说："凡治尿血，不可轻用止涩药，恐积瘀于阴茎，痛楚难当也。"

（4）调气机升降出入

慢性肾脏病的治疗原则首要是给肾脏松绑，开其郁，利其气，恢复其升降出入的能动作用。升清阳就有降浊阴的功效。而温补脾肾和泻下排毒的治疗方法都不能针对本病之证。补则有闭门留寇之嫌，泻则有损伤正气之虞，实为攻补两难。刘渡舟教授在这个两难之中梳理出的调理气机升降的治疗核心具有提纲挈领的作用。究其思路的形成，首先应该得益于张仲景的小柴胡汤方义之中的"推陈致新"。推陈致新用现代的语言阐述就是增加人体新陈代谢，如果人体的新陈代谢恢复正常则病变自然向愈。其次，得益于李东垣"升清阳、降浊阴"的理论。刘渡舟教授根据李东垣升降出入的理论分析出相反相成，物质运动的作用与反作用之间的关系，用一分为二的辩证法思想指导了中医的临床辨证思维，从而为慢性肾脏病晚期特别是终末期肾脏病的治疗提供了极佳的思路。

（5）肾病专方——荆防肾炎方

荆防肾炎方为临床治疗中晚期慢性肾脏病提供了一种全新的思路和卓越的治疗效果。本方具有调理气机升降出入、疏郁解毒、开上治下的特点。风能胜湿、轻以去实的功能和特点使其成为治疗慢性肾小球肾炎和慢性肾衰竭的有效方剂。其药物组成是荆防败毒散（荆芥、防风、羌活、独活、柴胡、前胡、枳壳、桔梗、川芎、茯苓、炙甘草）加半枝莲、重楼、生地榆、槐花、大黄。其中荆芥、防风、羌活、独活、柴胡、前胡，取其风能胜湿、风药升清的功能；半枝莲、草河车、生地榆、槐花、大黄则取其降浊解毒；川芎理血中之气；茯苓利体内之湿；炙甘草补中气，并能调和诸药；枳壳降气、桔梗升提，两者一升一降，调理气机升降。本方在应用时需要注意以下几点：第一，药量宜轻不宜重，取其轻扬、风以胜湿之功。第二，本方能开结散热，理气解郁，具有四两拨千斤的妙用。要注意升清和降浊药量的比例，一般是风药升清，用量宜轻，降浊药物，用量宜重，方能取得较好疗效。第三，服用本方时要停服各种补药，忌食酒肉甜食。

荆防肾炎方是刘渡舟教授治疗慢性肾脏病的最常用方剂。然而中医治病时辨证论治仍然是最重要的，失去了辨证论治的指导则犹如触途瞑行，难免失足。荆防肾炎方之所以疗效显著是由于本方调理气机升降出入，在复杂的病情中体现了中医独特的调理方法。

4. 典型医案

（1）刘渡舟医案

杨某，男，28岁，1995年3月8日就诊。患者于3年前患慢性肾小球肾炎，常因感冒、劳累使浮肿、腰痛反复发作，经多方治疗，效果不彰。近半个月来，浮肿加剧，以下肢为甚，小便短少，腰区酸冷，纳差，腹胀，肢软，便溏，时有咽痒、咳嗽，面色晦暗不泽。尿检：蛋白（++），红细胞20/HP，白细胞少许。血检：BUN 19.5 mmol/L，SCr 335.5 μmol/L，CO_2 结合力 17.1 mmol/L，Cho 8.2 mmol/L，Hgb 80 g/L。舌苔厚腻，脉滑略弦。

治疗：祛邪解毒，通利三焦。

荆防肾炎汤：荆芥6 g，防风6 g，柴胡10 g，前胡10 g，羌活4 g，独活4 g，枳壳10 g，桔梗10 g，半枝莲30 g，白花蛇舌草15 g，生地榆15 g，炒槐花12 g，川芎6 g，茜草12 g，赤芍10 g，茯苓30 g。服用14剂，浮肿明显消退，小便量增多，诸症减轻。

二诊：BUN 14.2 mmol/L，SCr 273.7 μmol/L。尿检：蛋白（+），红细胞少许。按照前述方案再服21剂，浮肿尽退。

三诊：BUN 6.9 mmol/L，SCr 167.8 μmol/L，Cho 4.2 mmol/L，CO_2 结合力 24 mmol/L，Hgb 105 g/L。尿检：蛋白（±）。舌淡，苔白微腻，脉软无力。此大邪已退，正气来复之象，对症予以参苓白术散10剂，诸恙皆瘥。

（2）王庆国医案

患者，女，15岁，2010年5月初诊。患者睡中遗尿多年久治无效，其母与外祖父为乡村中医，辨证为脾气虚弱、膀胱失约，以补中益气合以温肾缩泉治之。用药：生黄芪15 g，白术、陈皮、炒山药各10 g，党参、生龙骨、牡蛎各15 g，升麻、柴胡各3 g，当归、乌药各6 g，益智仁10 g。药服30剂，精神体力好转，饮食改善，学习成绩进步，唯遗尿不能解除。刻下症见：纳谷不香，疲乏无力，下肢冷，常易感冒，受凉及劳累后多发，动辄汗出，舌淡胖、苔白、脉弱。王教授在原方中加入麻黄6 g，细辛5 g，制附子10 g。服药15剂，遗尿消失。

（六）吴佩衡扶阳学术流派

吴佩衡，著名中医学家、中医教育家，扶阳学术流派创始人。吴佩衡在学术上对张仲景《伤寒杂病论》有极深的研究和造诣。流派历四代人的传承和发展，培养了一群名医，如吴生元、吴荣祖、吴华、吴荣忠等。该流派对风湿病、外感病、脾胃病及其他中医内科疑难杂症的治疗有着极深入的研究。

1. 代表人物介绍

（1）吴佩衡

吴佩衡，名钟权，原籍四川省会理县。他创立了特色鲜明的理论，被业界公认为中医扶阳派的代表性人物，特别是对中药附子的临床应用炉火纯青。他对疑难危急重症的治疗胆识过人，力挽沉疴，救治了大量疑难危重病人。吴佩衡学术思想开阔，临证经验丰富。他强调阴阳学说为中医理论的精髓，辨证论治是临床治疗的准则。他谨守病机，严格辨证，十分尊崇张仲景"温扶阳气"的治疗法则，对于人身须当保存元气的体会深刻。临证时，他主张抓住温扶先天心肾阳气这一主要环节方能阳复阴退，对危急重症效果极佳。

吴佩衡对张仲景《伤寒杂病论》有较深的研究和造诣，形成了别具一格的吴氏学术流派，编著有《中医病理学》《伤寒论条解》《伤寒与瘟疫之分辨》《麻疹发微》《医药简述》《伤寒论新注》等多部著作并进行了仔细的注解。

（2）吴生元

吴生元，云南省名中医，全国第二批、第五批及云南省第一批老中医药专家学术经验继承工作指导老师，荣获国务院授予的有突出贡献专业技术人员奖，享受国务院特殊津贴，中华中医药学会首届中医药传承特别贡献奖获得者。作为吴佩衡的学术继承人，吴生元跟师临床并研悉吴氏中医学术，随后又在云南中医学院系统进修中医3年，跟各师学习中医多年又经过系统的中西医专业教育，学术上继承了吴佩衡的学术专长及实际经验。

吴生元擅长诊治外感病、风湿痹证、胃肠病及高血压病，诊治疑难杂症有其独到之处。临床对附子的应用与其师一脉相承，整理出版《麻疹发微》《吴佩衡医案》，编撰了《伤寒论讲义》《医药简述》等。

2. 肾脏病的认识

吴氏扶阳推崇郑钦安学说而认为肾脏为先天之本，先天的元阴元阳都藏在肾脏；又重视肾中元阳，认为元阳是人体生命活动的根本。此外肾脏的生理功能还有主水液、主纳气、主一身之阴阳等。病理方面结合古人"肾病多虚"，认为肾阳虚是肾系疾病常见的病因并与其他脏腑相关，尤其与后天之本的脾脏关系密切。

慢性肾脏病的早期即出现尿中蛋白流失。蛋白质为人体的精微物质，长期流失则耗气伤阴，久之则损及肾阳。至慢性肾衰竭阶段，肾脏阳气亏虚可以导致湿浊之邪日盛，湿为阴邪则有抑火、灭火之势，以致肾阳更损。阳虚气不化水则湿浊更甚，如此恶性循环以至于肾中阳气损不可复。故其病机是以脾肾阳虚为本，湿浊瘀毒内停为标。《素问·生气通天论》曰："阳气者，若天与日，失其所则折寿而不彰。"肾为坎水，清代医家郑钦安先生立论"坎中一丝真阳，乃人身立命之本"，并进一步阐释，"肾者，身之本，犹树之根，肾伤则阳泄，水中无火，升气消亡，火灭土崩，人遂死，肾中真阳（元阳）乃人生一丸红日。"肾为先天之本，主藏精气而升发。机体水火交生中气，脾胃为中土，乃阳气升降之枢纽，主运化精微而助生元阳，为心肾交通之要道，水火协调之媒，因此脾土对元阳之火（相火）甚为重要，所谓补土以伏火也。若脾肾阳气虚损至一定程度则出入废、升降息、浊毒内生而生机化灭。故辨证应首重阳虚，并注意湿、瘀、毒的病理症结。

3. 肾脏病的治疗经验

扶阳医派根据慢性肾脏病病因病机拟定了温肾健脾、温阳益气的基本治疗准则：以桂枝汤、补中益气汤为基本方，随证加减，阳气不振者，加麻黄、薤白、吴茱萸、升麻等振奋阳气；脾阳不足者，加附子、干姜、肉桂等温中补阳；肾阳虚者，加淫羊藿、巴戟天、补骨脂等温肾壮阳；湿邪重者，加羌活、陈皮、苍术。治疗时善用附子，附子味辛、甘、温，大热、有毒，归心、脾、肾经，具有回阳救逆、补火助阳、散寒止痛之功，且可升可降，走而不守，素有"回阳救逆第一品药"之称。《本草经读》曰："火性迅速，无处不到。"故其能上助心阳、中温脾阳、下补肾阳，可有效改善脾肾阳虚导致的水肿、畏寒、四肢发冷等症状。《本草纲目》曰："附子以白术为佐，乃除寒湿之圣药……又益火之源，以消阴翳。"九香虫，味咸性温，无毒，归肝、脾、肾三经，功效为补脾肾，壮元阳，疏肝郁，散滞气，善治肝郁气滞引起的气痛，理气止痛，温中助阳；用于胃寒胀痛，肝胃气痛，腰膝酸痛，肾阳不足之证。《本草纲目》曰："膈脘滞气，脾肾亏损，壮元阳。"张景岳《景岳全书·新方八略》曰："善补阳者，必于阴中求阳，则阳得阴助而生化无穷；善补阴者，必于阳中求阴，则阴得阳升而泉源不竭。"补阳时也常加熟地黄、白芍、当归等药，以阴中求阳。肾炎之所以缠绵难愈，是由于湿浊之邪弥漫三焦，导致气机不畅。据《灵枢·营卫生会》描述的三焦"上焦如雾，中焦如沤，下焦如渎"的生理特点，治疗时采用三焦分消走泄的用药方法，即上焦如雾，辛温宣透，芳香化湿，如藿香、白芷、苏叶、香薷等；中焦如沤，辛温苦降，故用苦降燥湿之药，如半夏、陈皮、苍术、白蔻仁、厚朴、大腹皮、白术等；下焦如渎，故用淡渗利湿药，以利湿泄浊，常用药有薏苡仁、滑石、茯苓、泽泻、猪苓、车前子、通草等，使湿浊下趋，从小便而解。同时可用防己、豨莶草、羌活、秦艽等药物祛风胜湿。常用的活血化瘀药物有川芎、当归、桃仁、红花等，虫类搜经通络之品如全蝎、蜈蚣等。该病无论辨证为脾阳虚还是肾阳虚，无论是实证还是虚症，皆可配伍芳香化湿之品，如佩兰、藿香，并与麻黄同用，取其辛温宣透之意；燥湿泄浊药多为苦寒，易伤脾胃，故常配吴茱萸温胃散寒，开郁化滞，炒麦芽健中养胃。

慢性肾衰竭的病机以脾肾阳虚为本，湿浊瘀毒蕴结为标。故其治疗原则为扶正祛邪，攻补兼施。除"急则治标"外，扶脾肾之阳应是根本治疗大法。然而，对于临床中不同的证候，治脾、治肾又各有侧重。"萎黄青惨、全身浮肿、胃气以败，脉微细但欲寐。"面色萎黄青惨是面色黄而无光且乌青发黑，主脾肾亡阳，即是命门火衰，火衰土败，脾陷阳败。《圆运动的古中医学续集·脾经不升主病诀》云："脾是诸经升之关，肾肝不升脾反复，人身中气如轴，经气如轮，中气左旋右转，经气左升右降。中气左旋，则脾经之气升，中气右旋，则胃经之气降。脾升，则下焦诸经之气皆升，胃降，则上焦诸经之气皆降。故曰脾是诸经升之关。"久用苦寒，太阴伤残，少阴亡阳初现。一般来讲，肝脾肾三阴病，就是这三阴中的阳气过于虚弱，阳气该占之位被浊阴占据了，应先救胃气，破阴通阳为急，温化疏散浊阴，脱邪外出。"肌萎弱无力"见于尿毒症患者由于长期疾病的折磨而体质虚弱，久用苦寒，伤及太阴，致脾胃虚弱。胃既受病，饮食减少，脾则难以承受胃中水谷而行其输散精气的作用，因此造成营养来源缺乏，脾气下陷，脾阳虚衰。《素问·太阴阳明论》曰："四肢皆禀气于胃，而不得至经，必因于脾，乃得禀也。今脾病不能为胃行津液，四肢不得禀水谷气，气日以衰，脉道不利，筋骨肌肉，皆无气以生，故不用焉。"脾不能为胃行其津液，故肌萎弱无力。治疗应侧重于脾胃。"全身浮肿"多是先天之阳衰于内，火不暖土，太阴脾胃虚寒，寒湿之邪内生，故见身重肢冷。脾土寒盛阳微，脾失健运，水气不化，故见周身浮肿。治疗应以重剂扶阳，脾肾同治。

慢性肾脏病后期的患者往往病情危重，治病当以顾护人体脾肾为第一要义，生死关头救阳为急。人身属阴，机体因阳运而现生机。人身阳常不足，阴常有余。人身先天一点元阳，赖后天脾胃而充养，但又被生活劳作及内外邪影响等不断消耗，故阳气始终"满而不实"。在病变发展过程中，病情有轻、重、缓、急的不同。从患者的表现而言，不同阶段或局部出现的火热之象，绝非阳旺之象，而属邪火、郁热、虚热、阴火（虚阳）外越或上冲，均责之于阳气虚衰，体内升降之机逆乱，湿浊毒邪潴留，气血瘀滞。治疗上必须顾护脾肾阳气，以中医八纲辨证和仲景六经辨证为指导，视病情轻重缓急、邪正之主次遣方用药。治疗过程中慎守病机，掌握病情变化，灵活加减药物或剂量，甚至调整处方。若邪剧，当急则治标，可采取祛邪安正法，如承气之类亦当用。若病情一有转缓，随即转以扶正祛邪法，重在扶阳、温通诸法，如"四逆""理中"辈，并根据患者病症特点加减用药。若正气虚衰或正虚与邪实相当，阳衰阴盛期必重扶阳气，温阳破阴，回阳救逆。此期温扶脾肾阳气为重中之重。

慢性肾衰竭的治疗常以《备急千金要方》温脾汤合麻黄附子细辛汤为主方加减化裁。药用制附子30~60 g（先煎2小时），生大黄15~30 g（后下），生晒参10 g，炙甘草10 g，干姜20 g，生姜30 g，生麻黄10 g，细辛6 g。如果全身浮肿，合苓桂术甘汤。方中常随证加入太子参、白术、茯苓、黄芪、山药、扁豆等益气健脾，加入少量砂仁既可行气健脾，也可防止补益药碍脾；补肾强腰常加桑寄生、续断、狗脊、肉苁蓉、仙灵脾、杜仲、牛膝等；补肾温阳常用附子、肉桂、冬虫夏草、金毛狗脊、菟丝子、淫羊藿、仙灵脾、益智仁等。治疗恢复期除温补脾肾外还应注意扶正滋阴，注意调节阴阳平衡，以免矫枉过正。补肾养阴常用生地黄、枸杞子、墨旱莲、女贞子、桑椹等，以体现"善补阳者，必阴中求阳，阳得阴助则生化无穷"。

4. 典型医案

（1）吴佩衡医案

沈某，男，30岁，浙江人。1958年12月12日初诊。患慢性肾炎已1年余，当地诊治无效。后因发生腹水肿胀，体虚弱极而转送昆明某医院治疗，住院1周多，其效不显。

患者面部浮肿，目下浮起如卧蚕，面色苍白晦滞，口唇青乌，欲寐无神，神情倦怠已极，腹内水鼓作胀，其状如匏，下肢浮肿，胫跗以下，按之则凹陷而不易复起，身重卧床，难于转侧。问其所苦，但闻语声低弱，言及腹中撑胀，腰背酸胀痛楚不止，小腹亦坠胀作痛，口淡不思食，不渴饮，小便短少。察其舌脉，舌虽润而色淡夹青，苔滑而灰黑，脉象沉迟无力。此系脾肾阳虚，水寒土湿，寒水泛滥所致，法当扶阳温寒化气利水主之，方用四逆合五苓散加减。制附子100 g（先煎2小时），干姜40 g，花椒7 g（炒去汗），猪苓15 g，茯苓30 g，条桂15 g。

二诊：上方服4剂，小便遽转清长畅利，面足浮肿消退，腹水消去十之六七，体重减轻21市斤（10.5 kg），腰背痛已大为减轻，仍有酸胀。稍能食，精神较增。舌苔灰黑已褪，呈现白滑苔。脉转和缓，体尚弱。仍以扶阳温化主之。制附子100 g（先煎2小时），干姜50 g，吴茱萸10 g，桂枝30 g，薏苡仁10 g，猪苓10 g，茯苓30 g。

三诊：连服4剂，腹水消去十之七八，面色亦转好，精神、饮食较增，舌质青色已褪、淡红而润，苔薄白滑，脉和缓有神根。大病悉退，阳神尚虚，余邪未净，唯有增强心肾之阳，不变温化之法，始能效奏全功，照上方加减治之。制附子150 g（先煎2小时），干姜50 g，上肉桂10 g（研末，泡水兑入），砂仁10 g，黑丑20 g，茯苓50 g，丁香10 g。服4剂后，寒水邪阴消除殆尽，善后调理1周，病愈出院。

（2）吴生元医案

宋某，男，83岁。因水肿在某医院肾内科住院治疗6个月，诊断为肾病综合征，肾功能不全，高血压3级。曾服麦考酚吗乙酯治疗1个月，因不能耐受副作用而停药，转寻中医诊治。就诊时查尿蛋白定性（＋＋＋）～（＋＋＋＋），24 h尿蛋白定量为6.4～8.2 g，尿蛋白/尿肌酐726 mg/mmol，血肌酐158 μmol/L，血压波动在170/120 mmHg左右。症见面色晦暗、倦怠足软、下肢浮肿、便秘、口不渴、舌暗红、苔黄腻、脉沉弱。证属阳气亏虚、湿瘀内阻，治予温阳益气、利湿祛瘀为法。药用炙白附片40 g，炮姜15 g，黄芪40 g，当归10 g，赤芍15 g，茯苓20 g，虎杖15 g，白茅根30 g，炙甘草20 g，每日1剂。以后附片加至每剂60 g，从第3周开始尿蛋白减少至（＋＋）～（＋＋＋），血压下降。至第5周时尿蛋白定性转阴，血压也稳定在130/70 mmHg左右。随访半年，尿蛋白/尿肌酐在20.1～84.6 mg/mmol之间，尿蛋白定性在（－）～（±）之间，血肌酐80～110 μmol/L之间。

（七）盱江医学流派

"盱江医学"这个名词概念的产生始于 20 世纪 80 年代，由江西中医药大学已故著名医学史教授杨卓寅先生提出，他在研究江西地方医学时发现，盱江流域历代医学发展繁荣，具有名医众多、学历渊博、实践丰富等特点，于是将其命名为"盱江医学"。

盱江，古称盱水，现名抚河，为江西省抚州市抚河一带流域。千百年来，这里涌现出了数百位闻名于世的中医药学家，在江西境内形成了理论丰富、著作丰硕、临床诊疗技术独特、传承久远的医学流派——盱江医学。它与安徽的新安医派、江苏的孟河医派、广东的岭南医派、黑龙江的龙江医派等均为我国重要的地方医学流派。盱江医学具有名医多、医著多、理论渊源、专科特色鲜明、独创"建昌帮"特色炮制技术等特点。盱江流域素有"才子之乡"之称，从宋代至民国的千年历史中，有传略可考的医家多达 250 余人，医学著作达 700 余种。对后世有深远影响的著作有：《妇人大全良方》《外科精要》《世医得效方》《万病回春》《寿世保元》《本草求真》《红炉点雪》《古今医鉴》等。

盱江医学人物中流传后世、影响较大的医家有：南宋妇产科、外科专家陈自明；元代骨伤专家危亦林；明代"医林状元"龚廷贤；擅长治疗瘰病的医家龚居中；一心投身于医学教育事业的医家李梴；清代脉学及药学医家黄宫绣等。

"建昌帮"中药业的形成促进了盱江医学的发展。"建昌帮"中药业始于东汉，基于南宋，鼎盛于明清，拥有一套独特的传统炮制技术。在中药业界自古就有"药不过樟树不灵，药不过建昌不行"的谚语。其饮片炮制讲究"形、色、气、味"俱全，形以"斜、薄、大"为特征；色泽以"鲜艳"为特征；气味以"药味纯正、香气浓郁"为特征；炮炙工艺以炒、炙、煨、炆、蒸法等为特色。

1. 代表人物介绍

（1）伍炳彩

伍炳彩，男，江西省吉安县人。江西中医药大学金匮教研室主任，教授、主任中医师、博士研究生导师，享受国务院政府特殊津贴。

伍炳彩教授师承著名医家姚荷生教授，擅长中医内科杂病，对气管炎、哮喘、心律失常、肝炎、胆囊炎、胃病、神经官能症、肾炎及疑难发热等的治疗有丰富的经验。伍炳彩教授认为疑难杂病的病机常为寒热虚实错杂，治疗应同时顾及药物之间的相互牵制、寒温相掣、升降失司。他根据《伤寒论》与《金匮要略》的理论提出杂病当分清轻重缓急、抓住主要矛盾，采取分步治疗（如先表后里、先清后补、先补脾胃等）的方法；此外，他对仲景脉学亦做了相当深入的研究，联系临床实际，有自己独到的见解。

（2）皮持衡

皮持衡，主任中医师、教授、博士研究生导师，享受国务院政府特殊津贴，江西省名中医，首届全国名中医，全国第二、三、四批老中医药专家学术经验继承工作指导老师。皮持衡出生于中医世家。他创建了江西中医学院附属医院肾病科，使其成为江西省首家拥有肾病专科的医院。他专注于肾病研究40年，擅长诊治慢性肾脏病及疑难杂症。

2. 肾脏病的认识

（1）急性肾小球肾炎风水论

急性肾小球肾炎属中医的"风水"范畴。伍炳彩教授认为急性肾小球肾炎是外邪与内湿合病，肺失宣降，不能通畅水道。风水水肿往往以面部先肿或上半身先肿、肿势急骤、脉浮为临床特征。若脉不浮但肿势急骤，腰以上为甚亦属风水。《素问·平人气象论》认为"面肿曰风"，可见风水水肿治疗当宣肺气、散表邪、祛外风、利水道。

（2）水肿多从肝论治

水肿，《黄帝内经》称之为"水"，《金匮要略》称之为"水气"，是由于体内水液潴留，泛溢肌肤而引起眼睑、头面、四肢、腹背甚至全身浮肿，严重者还可伴有胸腔积液、腹水。对于水肿的病机，《素问·水热穴论》指出："故其本在肾，其末在肺。"《素问·至真要大论》"诸湿肿满，皆属于脾"以及《素问·阴阳别论》"三阴结，谓之水"均肯定了肺、脾、肾在水肿病中的主导作用。

张景岳强调水肿与肺、脾、肾三脏相干，正如《景岳全书·肿胀》："凡水肿等证，乃脾肺肾三脏相干之病，盖水为至阴，故其本在肾；水化于气，故其标在肺；水惟畏土，故其制在脾。"伍炳彩教授在临床实践中发现水肿从肝论治的病例并不少见，深感从肝入手治疗水肿是一个不可缺少的方法。其理论依据从津液代谢的途径来说，肝失疏泄则气机不畅，气滞津液停留而为痰为水。而肝的疏泄功能又与肝主藏血的功能有密切的联系，肝血不足则不能制约肝阳，不能维护正常的疏泄功能从而进一步影响到津液的代谢过程，引起水肿或臌胀。从水与血的关系来看，在生理上水血本同源，相济并行。在病理上，唐容川根据"血积既久，其水乃成"和"水虚则血竭"的病理基础，强调"血病不离乎水""水病不离乎血"。研究说明血和水在病理上具有"瘀阻则水停，水蓄则血凝"的关系，此水血相关病理在妊娠病中屡见不鲜。从活血与利水的治疗关系上看，活血促利水，利水促活血，前者如大黄甘遂汤、当归芍药散，后者如桂枝茯苓丸。现代研究证明，活血药具有溶解血凝块、吸引水解物入血和降低血黏度等作用。利水药可促进组织间的水液渗入血脉，这样就把分解物带入血脉从而加速了瘀血的吸收。而瘀血的形成与肝失疏泄和气机郁结密切相关，也与肝不藏血所造成的出血有关。

最后，从肝与脾的关系来看，在病理上肝失疏泄可影响脾胃之升降、运化，而脾的运化功能是否正常是水肿是否产生的关键；在治疗上脾病往往要从肝论治。综上所述，从肝论治水肿是有充分理论依据的。

（3）慢性肾衰竭的认识

慢性肾衰竭的临床表现为病情错综复杂，证候多端，其病机互为因果，形成恶性循环；既是脏腑和气血阴阳亏损为主的病证，又是湿浊瘀毒肆虐为标的证候。对于慢性肾衰竭的病因病机，皮持衡教授归纳为"虚、瘀、湿（痰）、毒"四个方面。四者间相互交织，相互影响，互为因果，形成恶性循环。其中，以"虚"为本，正虚以脾肾二脏虚衰为主，涉及心、肝、肺诸脏；以"实"为标，邪实以"瘀、湿（痰）、毒"贯穿于病程始终，瘀可认为与肾动脉硬化、肾小球硬化、肾间质纤维化以及血凝机制变化相关，湿（痰）、毒者乃是代谢产物积蓄（病理产物）和某些生理物质代谢异常的结果。

3. 肾脏病的治疗经验

伍炳彩教授运用解表法治疗急性肾小球肾炎，常佐以导利水湿，习用益母草配白茅根，通行气血、利水消肿，促使病变的痊愈。风寒束肺，表实无汗多用麻黄加术汤合益母草、白茅根；风湿表虚，汗出恶风，身重脉浮，用防己黄芪汤加益母草、白茅根；水肿急骤，颜面先肿，腰以上为甚，伴背寒肢冷、脉沉者，用麻黄附子细辛汤加益母草、白茅根；外寒内饮，喘咳痰稀，用小青龙汤加益母草、白茅根；外寒里热，咽喉肿痛，恶寒无汗，用越婢汤加益母草、白茅根；风湿在表，身重骨节痛，可用麻杏苡甘汤加益母草、白茅根；风湿郁热，兼入血分，风疹隐疹，尿黄口渴，可用麻黄连翘赤小豆汤加益母草、白茅根；风热在表，咽红稍咳，恶寒微热，用银翘散或桑菊饮加益母草、白茅根。此外，急性肾小球肾炎也有因感燥而肿者，肾炎本身有湿，如外感燥邪，外燥里湿，而成燥湿相兼之候，不过其诊断较为困难，目前只能根据脉症做出拟诊而已，治疗可用桑杏汤、杏仁汤加减。急性肾小球肾炎肿消之后往往留下脉浮或寸脉浮等体征，伍炳彩教授认为病仍在表，应该继续使用解表的方法，切不可补益太早以免闭门留寇。

凡水肿从肝论治，多见于水肿涉及血分者。如龙胆泻肝汤之治水肿，除水肿症状外多有眼睛怕光、口苦、小便甚黄、脉弦等；又如当归四逆汤之治水肿，水肿多见于下肢，除水肿症状外常伴肢麻而冷，舌淡、苔白，脉细弦。妇女则往往伴见月经推后、量少、色淡等血虚有寒的症状。如兼有呕吐，则可用当归四逆加吴茱萸生姜汤；如当归芍药散用于水肿则有肝脾不调、水湿内停、脉弦细的征象。

4. 典型医案

（1）伍炳彩医案

胡某，女，45岁，1990年9月12日初诊。自述患肾炎多年，现全身水肿半年余，头面部先肿，后肿及全身，但肿势不甚，晨起颜面肿，午后脚肿；纳食尚可，面色萎黄，精神一般，大便软，小便短少、色黄，无灼热，不浑浊，舌淡红、苔薄白，脉细弦。尿蛋白（+++）。先后用发汗利尿等法治疗近3个月，水肿及蛋白尿均无好转。面色萎黄，脉弦细，浮肿不甚。辨证为血虚水湿内停，用当归芍药散原方。

处方：当归10 g，泽泻10 g，白术10 g，茯苓10 g，白芍15 g，川芎6 g。每天1剂，水煎服。

二诊：服药7剂，水肿略减，尿蛋白减为（++）。

三诊：原方再服7剂，水肿又减，尿蛋白减为（+）。

四诊：继服7剂，水肿全消，尿蛋白阴性。为巩固疗效，嘱原方再服1个月，后未复发。

（2）皮持衡医案

张某，女，39岁，江西上饶人。因"发现肾功能异常半月余"就诊。半月前无明显诱因下出现腰酸乏力至当地医院就诊，门诊查肾功能示血肌酐304.7 μmol/L，予以尿毒清、肾衰宁等中成药口服降肌酐，患者自觉症状无明显改善，为寻求中医治疗，遂来就诊。

初诊：2019年1月11日，患者精神差，神疲乏力，头晕头痛，如立舟船，咽痒，偶有干咳，双下肢轻度浮肿，无腹胀腹痛，纳差，夜寐欠佳；夜尿1次，大便日行2~3次，质偏稀，小便量约1 300 mL/d；舌质暗红，舌苔黄腻，舌下络脉迂曲，脉弦滑。尿常规：蛋白质（++），隐血（-）。肾功能：BUN 20.5 mmol/L，SCr 302.6 μmol/L，UA 536.2 mmol/L。

中医诊断：肾衰病；辨证为脾肾气虚、湿浊内蕴。

治法：健脾益肾、泄浊解毒。

方剂：化裁三仁汤和参芪四物汤加味。

化裁三仁汤：苦杏仁10 g，薏苡仁30 g，白豆蔻10 g，半夏10 g，小通草6 g，淡竹叶10 g，乌贼骨24 g，茜草6 g，当归20 g，川芎20 g。

参芪四物汤加味：党参15 g，黄芪30 g，熟地黄15 g，当归20 g，川芎20 g，白芍10 g，丹参15 g，丝瓜络15 g，瓦楞子15 g。

每方14剂，水煎，隔日1剂，交替服用。另嘱其服用自拟肾衰泄浊汤，150 mL/次，每日2次，早晚2次温服。

二诊：2019年2月13日，患者精神尚可，面色偏黄，易疲劳，畏寒，四肢冰凉，喉干咽痒，纳寐尚可，大便日行1次，质偏稀，小便量可，舌质红，苔薄黄，脉弦细。复查肾功能：BUN 18.4 mmol/L，SCr 313.5 μmol/L，UA 453.2 mmol/L。守上方，化裁三仁汤加巴戟天15 g、仙灵脾15 g，参芪四物汤加仙茅15 g，煎服方法如前，继服肾衰泄浊汤。

三诊：2019年3月8日，患者精神尚可，仍感乏力，较前已有所改善，偶有腰酸腰痛，怕冷，纳可，寐安；夜尿1次，大便每日1~2次，偏稀，小便量可；舌质偏红，苔薄黄，中有裂纹，脉沉细，右弦。尿常规：蛋白质（+）。肾功能：BUN 17.7 mmol/L，SCr 283.7 μmol/L，UA 442.0 mmol/L。守上方，参芪四物汤去丝瓜络、瓦楞子，加狗脊15 g、杜仲15 g。每方各14剂，水煎，隔日1剂，交替服用。

四诊：2019年4月2日，患者神清，精神可，活动后易感疲劳，腰酸腰痛缓解，手足渐温，食欲尚可，寐一般，大便稀，每日1~2次，小便调；舌质红，苔薄黄，脉沉细。尿常规：蛋白质（+）。肾功能：BUN 15.6 mmol/L，SCr 254.0 μmol/L，UA 462.4 mmol/L。守上方，服法如前。此后患者定期复诊，血肌酐一直维持在250 μmol/L左右。

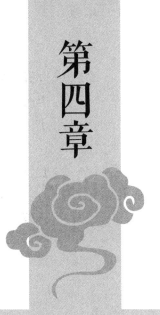

第四章

肾脏病的科研方法概述

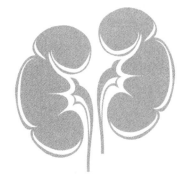

第一节　科学研究和课题申报的方法与技巧

科学研究主要是指自然科学的研究工作。简而言之就是运用科学的知识和方法观察未知事物，进而通过理性思维方式揭示事物本质并获取新知识的过程。这种对未知进行创新探索的过程称为科学研究。科学研究是通过充分学习已有的成果并结合个人或者机体的创新性思考和分析，对于可能的假设理论进行验证和探索的过程。这种过程需要扎实的理论知识基础和较强的动手能力并经过系统而规范的专业技能培训。科学研究的成果主要为整个人类社会提供新的知识、先进的理念和新型的物质设备等。

医学科研工作的开展已经有了上百年的历史，但是真正规范的科研方法和科研手段的确立只是在最近的数十年，随着基础研究的规范、实验工作的开展和临床大规模全球多中心研究工作的推进，越来越多的基础和临床医学研究成果在临床中得到验证从而提高了人类预防和治疗疾病的水平。因此，科研工作受到世界各国的广泛重视并且各国也提供经费和组织科研人员开展越来越多的国际性科研工作。近年来，随着循证医学、大数据和精准医学研究的广泛开展，医学研究工作必然会发展得越来越快、越来越好。

基础性的医学研究相关内容在本书前面章节中已经专门进行了探讨。这里我们主要是探讨科研课题申报的技巧和临床医学相关的研究方法和理念。对于临床研究工作，从方法学的角度而言，目前接触最多的临床医学研究主要分为两大类，其中一类是实验性研究（试验性），而另一类是非实验性研究（观察性）。结合研究的目的、要求和具体需要的工作而采取不同的手段开展研究工作。

实验性研究是指对研究对象消除某种因素或施加一些药物或者非药物的治疗或干预手段以观察和分析研究对象对实验因素（药物或者非药物的治疗干预措施）的反应，并得出结论的一种研究方法。实验性研究的特点是以人作为主要的研究对象，因此在研究的过程中容易受到病人依从性和医学伦理学与法律的制约，从而导致整体研究中部分非实验因素较难被研究者所控制。这就需要研究者在最初进行研究的实验设计时充分考虑各种因素对实验结果的干扰，以便制定较为合理的方案来消除干扰因素，从而获得最为准确的实验结论。实验性研究常用的研究设计方法包括随机对照双盲研究、非盲法研究和非随机研究。

非实验性研究主要是指在完全自然的状态下进行的研究，通常分为描述性研究和分析性研究。描述性研究主要是通过观察，准确而且详细地记载健康、疾病和行为事件状态。记录的内容包括一般情况下时间、地点、人群各种特征（如年龄、性别、职业、民族等）或者某些疾病危险因素的分布特点等。进行描述性研究时必须有明确统一的诊断标准、准确的病例数字以及人口数字。因此，描述性研究可对病因提出线索或假说或对疾病提出有效的预防治疗措施。描述性研究的特点：描述性研究的工作简便易行，无须对研究对象施加任何人为的因素，但无法解释因果关系。分析性研究又称分析流行病学，主要是指检验疾病病因假设或者流行因素的一类方法研究；一般是通过专门设计的不同组间的比较，分析研究因素作用的观察性研究方法；通常包括队列研究和病例对照研究等多种研究方式。这些研究过程无须对研究对象施加任何人为的因素，但是需要研究者按照严格的操作流程在观察的过程中能够收集尽可能全面的信息并将这些信息数据进行整理和归纳，通过严谨的科学分析掌握人类健康、疾病和行为事件的自然分布规律，并通过严谨的分析过程确定决定分布规律的因素。

一、科学研究的类型

科学研究的分类目前还没有十分明确的划分标准，因此也没有统一的规范化名称。我们从目前医学科研出发，按照科研管理的实际情况主要有以下一些分类方法。

（一）按照科研经费的来源进行分类

1. 国家指令性科研课题

国家指令性科研课题主要是根据国家整体的医学发展要求和社会医疗需求特别是公共卫生、重大疾病研究和严重威胁人类健康的慢性疾病和恶性疾病，政府制定相关的科研资金和招标项目面向基础和临床医学科研工作者进行招标和论证，资助开展相关的基础和临床科研工作。这些项目主要包括国家自然科学基金重大研究计划项目、国家自然科学基金重点项目、国家科技支撑计划项目、国家卫生健康委员会项目、国家重点实验室和国家工程（技术）研究中心基金项目以及各个部委和各个省市根据本部门或者本省市情况安排的各种指令性科研项目。上述的科研项目一般每年招标一次，课题研究周期多有具体的要求。

2. 国家指导性科研课题

国家指导性科研课题一般是具体部门或者卫生系统相关单位安排的年度招标项目，这些项目多根据卫生工作的大数据分析或者特殊要求制定。这些项目主要是指导近期科研工作的主要研究方向，是根据社会和人们对于相关疾病或者病症治疗方法的迫切要求等情况安排的科研工作。

3. 协作研究

对于一些涉及多个部门或者多个单位的研究工作，需要联合多个研究部门或者单位开展联合攻关或者共同参与进行，开展工作的过程中需要资源共享和协作分工。这些研究工作可以是国内相关单位也可以是国际上多个国家和地区一起参与设计和完成的工作。这些研究工作既可以调动所有科研人员的智慧，也可以节约资源和时间，在短期内对人类所关心的疾病或者科研难题进行联合攻关。

4. 自选课题

自选课题一般是科研人员根据科学发展的情况并结合自己所从事的学科方向以及科

研工作经历和科研兴趣开展的基础和临床科研工作。

（二）按照科研工作的形式进行分类

参照联合国教科文组织对于科技活动的研究和发展工作的分类，医学科技活动主要分为三大类：基础研究、应用研究和临床研究。

1. 基础研究

基础研究工作主要是通过现代的科技知识和手段，包括物理学、化学、生物学和数学等多个学科的知识和研究手段，阐述医学的基本理论、人体与自然界的关系、疾病与环境的关系、疾病产生的原因和发展规律、药物在人体内的代谢以及治疗作用、多种因素（包括遗传、环境、精神和心理应激）对于疾病发生和发展的影响等。研究的对象包括细胞、组织、动物等多种多样的事物，研究的目的主要是阐述人类生命的起源、人体生长和发育的特点和规律、疾病产生的原因和后果、药物治疗的机制和代谢、药物对人体的影响等多个方面的内容。研究的成果包括多种形式，如研究报告、科学论文或者科学著作等。基础研究的本质和特点是探索世界上物质发展规律的本质特征和发展轨迹，对于医学而言主要是人类的生命现象和疾病、衰老与死亡等现象的联系和特点等内容。通过分析现象，发现规律，寻找手段从而达到解决医学问题的目的。

2. 应用研究

应用研究主要是指运用基础研究所获得的成果，包括新的理论知识和事物发展规律，如疾病的发生原因和发展规律等相关内容，探索如何利用或者借助某些方法将这些新的知识和研究内容转化为实际应用的方法学研究。对于医学的应用研究而言，主要是指如何将这些相关内容转化为预防疾病发生和治疗疾病的方式和方法。研究的对象可能是细胞、动物，也可能是人类。如果涉及人类研究则需要进行伦理学的评价。了解和评价疾病治疗的获益和风险，可减少不必要的人体伤害风险。通过应用研究所获得的成果既可以是研究报告、研究论文或者著作，也可以是发明专利、药物和保健食品等初步的样品。

3. 临床研究

临床研究主要是通过基础研究和应用研究所获取的研究成果，对于医学研究而言主要是研究所获取的新的药物、医用材料或者医疗设备等进行临床观察、疗效评估和实际应用的研究。临床研究的研究对象主要是患者，往往是直接进行诊治的患者，患者在临床研究中的权益需要受到保护，特别是这些临床研究可能会涉及人体健康、生物制剂或者人类遗传等生物信息方面的内容，因此就需要遵守相关的临床研究规范。

基础研究、应用研究和临床研究之间并不是相互独立的内容，实际上三者之间存在着密不可分的内在联系。在实际科研工作中，三个环节相互作用并相互影响，体现出科学研究过程各个环节不可分割的关系，同时也体现出如何探索科学理论知识并将科学理论知识逐步转化为促进社会发展的现实生产领域成果的主要过程，这个过程就是将科学知识转化为生产力的重要过程。也就是说，人类开展医学研究工作，提高人类健康水平需要强有力的科学理论知识，通过创造性的科学劳动将理论知识逐步转化成现实的生产力，从而促进医学技术水平的不断提高和发展。近年来，转化医学的概念被提出并受到广泛认同，正是基于人们逐渐认识到通过艰苦努力所获得的基础科研突破和创新亟待转化为能够临床使用和服务于人类社会的产品或者器械等。因此，建立创新研究团队，集中多个领域的科研人员开展医学研究和创新并尽快将结果应用于临床医学实践，也许会成为今后科研工作的主旋律，从而进一步加强三种不同研究模式间的联系与转化。

（三）按照科研工作所涉及的学科进行分类

由于不同学科所研究的目的、对象和内容差别巨大，因此研究按照学科类别的特点采取不同的方式开展工作。即使在研究对象和内容相同的情况下，不同学科也会采用不同的方式开展研究工作。例如，研究某一疾病，从事基础研究的科研人员更多地从疾病产生的机制、遗传信息和生物学特征入手开展研究工作，而从事临床研究的人员则往往是从疾病的发病率、患病率以及疾病在机体发生和演变的规律、对机体各个组织器官的影响、对功能造成的损伤及修复的方式和方法等方面开展研究工作。

按照研究所涉及的学科分类进行划分是近年来国家指令性和指导性科研项目，如国家重点基础研究发展计划、国家自然科学基金和社会科学基金项目等具有引领作用的科研项目招标和评审的主要分类方式。学科分类的具体方法参考现行的中华人民共和国国家标准《学科分类与代码》（GB/T 13745-2009），该标准由中华人民共和国国家质量监督检验检疫总局、中国国家标准化管理委员会于 2009 年 5 月 6 日发布，2009 年 11 月 1 日实施，并在 2011 年和 2016 年进行了修订。下面以基础医学、临床医学和中医学与中药学为例简要列举相关内容。

310　基础医学

310.11　医学生物化学

310.14　人体解剖学

　310.1410　系统解剖学

　310.1420　局部解剖学

　310.1499　人体解剖学其他学科

310.17　医学细胞生物学

310.21　人体生理学

310.24　人体组织胚胎学

310.27　医学遗传学

310.31　放射医学

310.34　人体免疫学

310.37　医学寄生虫学

310.3710　医学寄生虫免疫学

310.3720　医学昆虫学

310.3730　医学蠕虫学

310.3740　医学原虫学

310.3799　医学寄生虫学其他学科

310.41　医学微生物学（包括医学病毒学等）

310.44　病理学

310.4410　病理生物学

310.4420　病理解剖学

310.4430　病理生理学

310.4440　免疫病理学

310.4450　实验病理学

310.4460　比较病理学

310.4470　系统病理学

310.4480　环境病理学

310.4499　病理学其他学科

310.47　药理学

310.4710　基础药理学

310.4720　临床药理学

310.4730　生化药理学

310.4740　分子药理学

310.4750　免疫药理学

310.4799　药理学其他学科

310.51　医学实验动物学

310.54　医学心理学

310.57　医学统计学

310.61　生物医学工程学

310.6110　生物医学电子学

310.6120　临床工程学

310.6130　康复工程学

310.6140　生物医学测量学

310.6150　人体器官与生物医学材料学

310.6199　生物医学工程学其他学科

310.99　基础医学其他学科

320 临床医学

320.11 临床诊断学

320.1110 症状诊断学

320.1120 物理诊断学

320.1130 机能诊断学

320.1140 医学影像学（包括放射诊断学、同位素诊断学、超声诊断学等）

320.1150 临床放射学

320.1160 实验诊断学

320.1199 临床诊断学其他学科

320.14 保健医学

320.1410 康复医学

320.1420 运动医学（包括力学运动医学等）

320.1430 老年医学（包括老年基础医学和老年临床医学）

320.1499 保健医学其他学科

320.17 理疗学

320.32 输血医学

320.3210 基础输血学

320.3215 献血服务学

320.3220 输血技术学

320.3225 临床输血学

320.3230 输血管理学

320.3299 输血医学其他学科

320.21 麻醉学

320.2110 麻醉生理学

320.2120 麻醉药理学

320.2130 麻醉应用解剖学

320.2199 麻醉学其他学科

320.24 内科学

320.2410 心血管病学

320.2415 呼吸病学

320.2420 结核病学

320.2425 消化病学

320.2430 血液病学

320.2435 肾脏病学

320.2440 内分泌病学与代谢病学

320.2445　风湿病学与自体免疫病学

320.2450　变态反应学

320.2455　感染性疾病学

320.2460　传染病学

320.2499　内科学其他学科

320.27　外科学

320.2710　普通外科学

320.2715　显微外科学

320.2720　神经外科学

320.2725　颅脑外科学

320.2730　胸外科学

320.2735　心血管外科学

320.2740　泌尿外科学

320.2745　骨外科学

320.2750　烧伤外科学

320.2755　整形外科学

320.2760　器官移植外科学

320.2765　实验外科学

320.2799　外科学其他学科

320.31　妇产科学

320.3110　妇科学

320.3120　产科学

320.3130　围产医学（亦称围生医学）

320.3140　助产学

320.3150　胎儿学

320.3160　妇科产科手术学

320.3199　妇产科学其他学科

320.34　儿科学

320.37　眼科学

320.41　耳鼻咽喉科学

320.44　口腔医学

320.4410　口腔解剖生理学

320.4415　口腔组织学与口腔病理学

320.4420　口腔材料学

320.4425　口腔影像诊断学

320. 4430　口腔内科学

320. 4435　口腔颌面外科学

320. 4440　口腔矫形学

320. 4445　口腔正畸学

320. 4450　口腔病预防学

320. 4499　口腔医学其他学科

320. 47　皮肤病学

320. 51　性医学

320. 54　神经病学

320. 57　精神病学（包括精神卫生及行为医学等）

320. 61　急诊医学

320. 64　核医学

320. 67　肿瘤学

320. 6710　肿瘤免疫学

320. 6720　肿瘤病因学

320. 6730　肿瘤病理学

320. 6740　肿瘤诊断学

320. 6750　肿瘤治疗学

320. 6760　肿瘤预防学

320. 6770　实验肿瘤学

320. 6799　肿瘤学其他学科

320. 71　护理学

320. 7110　基础护理学

320. 7120　专科护理学

320. 7130　特殊护理学

320. 7140　护理心理学

320. 7150　护理伦理学

320. 7160　护理管理学

320. 7199　护理学其他学科

320. 99　临床医学其他学科

360　中医学与中药学

360. 10　中医学

360. 1011　中医基础理论（包括经络学等）

360. 1014　中医诊断学

360. 1017　中医内科学

360.1021　中医外科学

360.1024　中医骨伤科学

360.1027　中医妇科学

360.1031　中医儿科学

360.1034　中医眼科学

360.1037　中医耳鼻咽喉科学

360.1041　中医口腔科学

360.1044　中医老年病学

360.1047　针灸学（包括针刺镇痛与麻醉等）

360.1051　按摩推拿学

360.1054　中医养生康复学（包括气功研究等）

360.1057　中医护理学

360.1061　中医食疗学

360.1064　方剂学

360.1067　中医文献学（包括难经、内经、伤寒论、金匮要略、腧穴学等）

360.1099　中医学其他学科

360.20　民族医学

360.30　中西医结合医学

360.40　中药学

360.4010　中药化学

360.4015　中药药理学

360.4020　本草学

360.4025　药用植物学

360.4030　中药鉴定学

360.4035　中药炮制学

360.4040　中药药剂学

360.4045　中药资源学

360.4050　中药管理学

360.4099　中药学其他学科

360.99　中医学与中药学其他学科

二、医学科研工作的特点

医学研究是科学研究的一个重要组成部分，与其他学科相比较而言具有一些自身特点和特殊性，这些特点是我们从事医学研究工作过程中不可忽视的环节和内容。了解医学研究自身情况，有利于研究工作的顺利进行。此外，我国的中医药学研究不但具有医学研究的一般特点，还具有一定的特殊性，需要我们在进行相关研究时予以关注。

（一）医学研究的特点

1. 医学研究的多学科融合

现代医学研究具有十分明确的目的，主要是围绕生命现象的特点和本质开展研究工作。而研究生命的起源、遗传和环境对人类健康的影响及疾病的发生和发展规律等问题，需要借助生物学、信息学和数学等学科知识和技术，借助数据处理和分析等方式方能深入开展研究工作。此外，研究工作特别是重大学术课题的开展涉及的学科领域往往较多且较为复杂，多需要各个领域的科研人员联合协作进行学术研究和科研攻关工作。

2. 医学研究的特殊性

由于医学研究的目的是服务人类的健康，因此医学科研工作的研究对象是人类。人类是世界上最为复杂的生命体，医学科学研究就是要对人类生命现象和生命本质进行深入分析，同时人类个体生命和健康的不可重复性决定了在面对人类生命开展研究工作时需要严密而且完整的计划和风险控制预案。此外，由于研究对象也就是人类本身具有较为明确的社会性特点，而且人类复杂的心理活动和个体化的社会经历会使得研究数据出现一定的随机变化甚至直接影响最终的研究结论，因此我们不但要注意研究工作的严肃性、科学性和特殊性，也要注意研究结论的可靠性，不轻易得出最终的研究结论。

3. 医学研究的社会性

医学科学研究的主要目的是服务人类健康，不分国家、种族、年龄和性别，它是一项社会公益性工作。因此，科学研究所产生的成果不但可以对个人健康产生直接作用，而且全世界各个国家和地区的人们均会受益。例如，我国研制的胰岛素就是全世界糖尿病患者的福音，同样青蒿素的研制也成功挽救了全世界数百万人的生命。这些科学研究成果使得全世界人类受益，直接体现了科学研究的社会性特点。

（二）中医药学研究的自身特点

中医药学研究由于其自身的特殊性，除了具备上述医学研究的特点之外，还具有一些自身特点，主要包括以下几个方面的内容，需要在开展相关研究时给予关注。

1. 中医与中药研究的紧密性

在中医进行临床实践过程中往往会医药并重，中医临床实践的特点就是"理、法、方、药"相互融合。也就是说，治疗过程是一个有机的整体，这体现出中医药工作的特点。因此，开展中医药学相关的科学研究时需要注重四者之间相互配合。例如，在使用某些中药治疗疾病的过程中不但需要研究药物治疗的机制，同样也需要结合中医药理论知识将疾病的病因、病机、辨证、疾病变化规律和特点融合起来进行综合分析，将传统的研究手段与现代先进的研究手段结合起来开展研究工作。

2. 弘扬传统与继承发展相互结合

中医药学是中国的特色医学，它是在多年的生活实践过程中逐渐形成并在临床实践过程中得到验证的医学理论，通过对临床实践的总结和理论知识的进一步升华并与中国传统文化相互融合，形成了具有独特性的中医药学理论体系。由于中医药学理论知识丰富，而且中医药学文献内容量巨大，因此对中医药理论知识进行挖掘和整理，进一步通过科学方法进行机制和临床的验证，在临床中进行科学实践并最终服务于人类健康是中医药学开展科学研究的重要过程。此过程需要借助现代科学的数据分析，运用先进的仪器设备对重要的基础研究工作进行科学的验证，同样需要客观地对患者进行临床数据的收集和现代方式的检测，科学地获取中医药在疾病治疗过程中的机制和确切的临床疗效，体现出继承传统的中医药学科学知识和文化的同时，也需要进一步借助现代的研究手段和研究方式获取最为直接和客观的研究数据，得出科学合理的研究结果。

3. 理论与临床的有机融合

中医学包括理论和临床两个组成部分，两者之间的关系十分密切，不可分割，可以说两者之间达到了有机的融合。不论是开展关于脏象、病因病机、阴阳五行的中医理论研究还是关于治则治法等的研究，研究的相关内容均来源于临床实践过程中认真细致的观察、总结与归纳工作。同样，我们开展临床实践时并不能盲目选择和使用药物和方剂，需要借助基础理论知识，将治疗建立在确实可靠的基础理论之上才能保证治疗的准确。

（三）现代医学研究和中医药学研究的关系

现代医学和中医药学的研究目的是一致的，研究的对象也基本相同，都是为了了解生命的本源，解决人类的病痛，延长人类寿命。两者的共同特点都是服务于临床医疗，具有较强的综合性和广泛性且涉及的内容要求较高。但是，由于两者的起源和发展方式不同，两者之间还是具有一些明显的差别。

1. 研究的方式不同

现代医学的研究在显微镜发明后飞速地发展，研究的方式逐渐走向微观领域。现代医学的研究在发现临床问题时会结合临床问题建立相应的假说，在此基础上进行观察并开展相应的实验研究。实验研究包括生理学、病理学、组织学、形态学和分子生物学等方面的工作，进而结合相应的实验研究工作的结论在不同等级的动物或者细胞、组织等层面上模拟人类疾病并进行实验性治疗，在获得较好实验效果的基础上进一步开展临床研究工作。通过小范围的临床研究获得珍贵的临床研究资料，在确定确切疗效和相关毒副作用的基础上公开科研成果，进而开展广泛的临床应用，服务于人类健康。

中医药学的研究具有较为明显的地域性和人文特点，人类在自然环境中生活并在此基础上逐渐对自然界的植物、动物和矿物等产生认识，发现其相关的药理作用并逐渐形成相应的理论，通过在抵御疾病的实践中验证其理论获得实践效果。在这个过程之中，中医药学理论知识逐渐形成并与中国的传统文化和哲学思想紧密地结合在一起，形成具有中国特色的中医药学知识体系。因此，开展中医药学相关研究工作时必须依据其本身所具有的特点进行。例如，多数中药来源于中国特有的动植物，这些动植物本身曾经或者至今仍然作为食品被应用在日常生活之中，它们的功效或者疗效已经在人体上进行了反复"验证"，一般不需要进行动物实验等相关研究就可以直接使用。此外，还有一些中药的毒副作用已经被初步地认识和掌握，但是由于自然科学与中医药之间的联系建立较晚，对这些中药毒副作用的认识和理解在科学研究层面上相对较浅，需要借助现代医学研究的手段对这些毒副作用进行深入研究。中医药学在数百年的临床使用过程中积累了很多实践经验，因此在研究的方向和研究的内容方面可以节约大量的时间和经费，有利于中药的快速发展和科学评价。近年来开展的"指纹图谱"技术就是在中药研究领域上借助现代物理和化学等技术手段促进中药的成分分析和有效成分识别等方面研究进展的一种有效探索和创新性研究工作。

2. 研究的重点不同

现代医学研究的方式通常是对某个疾病或者某个医学问题开展相关的方法学研究工作，所采取的研究形式主要是实验研究和临床应用研究。实验研究主要是先进行解释生命的起源、生命产生的物质基础、遗传信息的产生和调控、遗传密码、蛋白质的结构和功能、组织胚胎的产生和发育等基础研究工作，进而对疾病形成与遗传的关系、环境对疾病的影响、疾病的病理学和病理生理学特点、蛋白质功能活动与疾病、药物在体内的代谢等很多方面开展研究工作，通过数据的分析和归纳了解生命特征和疾病产生等多方面的问题从而为临床研究指明方向；通过临床研究获取第一手的研究资料，发现并解决实际问题，为临床工作提供安全保障或者警示。

中医药学的研究则更加侧重于对某个医学问题的进一步认识。一方面主要是通过对浩如烟海的中医学著作进行系统地收集、整理和发掘，通过临床医学著作整理了解临床疾病的中医学病变特点、临床治疗经验和有效的治疗方剂，从而能够更加有效地在临床工作中进行运用；另一方面，主要是在原有基础上进行进一步的改良和创新。例如，借助现代工业化发展的优势对原有行之有效的中药方剂进行剂型改良，开展中药的纳米化制剂开发从而提高药物在体内消化和吸收的效率，提高单位药物的效果，节约药物资源。还可以进行中药成分对于机体功能作用、作用部位和作用靶点的研究，最大限度地了解中医药学的价值。

三、科研选题

科研选题，顾名思义就是选择科研工作的方向和内容，也就是开展科研工作时所确立的研究对象、方法和目标。科研选题是开展科研工作的第一步，是科研工作的重要组成部分，也是开展具体科研工作的起点。课题选择的重要内容包括提出什么样的科学问题并希望通过何种形式解决这个科学问题，在这个过程中需要借助哪些外部的技术手段，科研团队具有何种内在的研究优势和技术优势，如何顺利地完成科研选题的既定目标。也就是说，科研选题是科研计划开展前的首要工作。

(一) 科研选题的原则

任何一项工作都具有一定的特点，科研选题也是如此。科研选题在自然科学的每个领域均会涉及，需要按照一定的原则开展。科研选题的原则从广义来看主要包括以下几个方面的内容。

1. 科学性原则

科研工作特别是自然科学工作的选题首先需要符合科学性原则，也就是需要符合自然科学事物发展的一般规律，保证研究本身的科学性。在选题上要保证研究依据是建立在客观科学基础之上，具有较为明确的科学依据。不能够臆想或者凭空进行科研选题。特别是开展医学科研选题，面对的是人类生命和健康，如果不能确定选题的科学性，极有可能造成人力和物力的浪费，甚至危害人类健康。

2. 可行性原则

科研选题是确立科研工作的目标和方向，同时也是确定开展什么形式的科研工作，需要借助什么样的科研设备、实验条件、医疗设施、技术人员（包括临床医务人员），以及合理的时间安排等。申报科研项目的人员需要在进行科研选题时就十分重视能否在现有条件下按照科研工作计划开展课题研究。有些科研课题虽然具有较好的前景和必要性，但是如果不能满足相关的硬件和软件要求的话，即使立项也不能按照要求的内容和时间完成，不但造成科研经费和人力投入的浪费，也会影响个人和单位的科研信誉，不利于今后的科研立项和课题申报工作。

3. 紧迫性原则

科研选题特别是医学科研选题与人类健康密切相关，时常会涉及到公共卫生和食品卫生等问题。特别是某些具有较强传染性和致命性的疾病如果发生或者在人群传播，就会迅速危及人类健康和整个社会的公共安全。如果不能及时地控制这些疾病就会导致社会恐慌和大量的群众受到伤害。这些问题具有特殊的紧迫性，需要尽快开展研究工作以明确疾病发生的原因，进而能够迅速解决较为紧急的公共卫生安全问题。

4. 需求性原则

科研选题特别是医学科研选题需要结合社会发展的步伐，符合人类对于健康的期望和社会需求。这就要求研究者在进行科研选题的时候必须进行广泛的社会调研和认真细致的数据分析，既要了解国内外本领域的研究现状和学术动态，也要了解国家战略和卫生计划相关领域存在的重点和难点问题、学科近期发展态势以及下一步需要解决的问题。这些不仅是社会和国家发展的需要，也是人们健康的需要，从而必然是科研投入的重点领域和科研选题需要重点关注的内容。

5. 创新性原则

创新是推动科学技术前进和发展最为重要的前提条件，没有创新就会使科研技术失去发展的动力。创新是在前人工作基础上通过不断的学习提出或者证实全新的理论和技术，或者在利用现有的技术手段探索未知领域的工作中获得新技术和新理论。创新是科学研究最为重要的原动力，也是科学研究的价值所在。也就是说创新性研究从广义而言主要包括两个方面：一方面是指新的发明和创造，往往是尚未被人们认识或者掌握的科学知识，包括理论方面和实际技术；另一方面是指在前人工作的基础上通过不断地探索，提出崭新的理论和实践方法。当然，开展科学研究不能为了创新而创新，近年来随着科学技术的不断发展，通过一项科学研究而获得很多创新工作的可能性非常小。因此，目前科学研究在选题、科研过程和人力物力安排方面均需要有科学的设计，能够在一项研究工作中获得一到两个创新点就是非常好的科研工作。较高水平的创新性研究往往需要联合众多学者和科研技术人员在先进设备的支持和巨额的科研经费的资助下才能完成。对于刚刚开始进行科研工作的研究人员而言，一点一滴的创新最终会汇聚成巨大的创新成果，当然这往往需要科研人员多年甚至几代科研人的努力才能完成。

6. 专业性原则

专业性原则主要是指在进行科研课题的选择时需要突出专业的特色和研究的特点。近年来，科研工作进展很快，大量科研成果不断涌现也直接促进了学科分化，专业分工越来越细。因此，在进行科研选题和科研工作时需要以科研人员自身的专业方向为主要考量设计并开展科研工作，这样才能提高科研工作的效率。当然，科研工作提倡多学科的交叉合作。开展科研工作时可以借助其他学科的设备甚至方法为自身学科的科研工作服务，但是原则上不提倡脱离自身的学科方向开展研究工作。

（二）科研选题的方法

科研选题需要依据一定的原则和专业特点，通过研究发现客观事物的现象和特点，围绕某个方向开展和推进。由于科研工作的特点和较强的原则性，我们在这里以"中医肾脏病"为例探讨科研选题的方法，主要起到抛砖引玉的作用，为科研工作开展提供思路。

1. 结合中医特色和肾脏病本身特点

中医药学选题的主要原则是围绕中医药学自身的基础研究和临床治疗的特点进行科研选题，选择的课题需要符合中医药学自身的特点，特别是要符合中医药学整体观念和辨证论治的特色，同时需要按照中医药学对于肾脏病病因病机的研究和治疗原则进行科研课题的方向选择，不能脱离中医药学对肾脏病的认识而臆想或者凭空选择科研课题，以保证科研课题开展的效果。

2. 结合文献和前人的经验选择课题

中医药学在中国具有上千年的历史，有文字记载的历史也有数百年。在如此漫长的时间里，数以千计的中医药学专家学者和优秀医生均在中医肾脏病领域有过或多或少的贡献，特别是临床治疗方面的贡献更是不胜枚举，留下了诸多论述肾脏病的中医药学著作。因此，我们在进行科研选题时需要注重对以往中医药学文献的收集整理和归纳总结，了解前人在该领域的研究成果和研究特色，寻找研究的空白点和缺陷，结合自身的研究基础确立研究方向，以便进行科学合理的科研选题。

3. 结合现代医学研究的异同选择课题

中医药学和现代医学虽然都是医学研究，研究的对象也都是人类，但是现代医学研究和中医药学研究的方式、方法和着眼点存在明显的区别。在开展中医肾脏病研究的过程中，需要了解其相对于现代医学的长处和优势，同时了解现代医学的缺点和不足。只有明确两者的区别和联系，才能真正地明确哪些疾病和问题必须依靠现代医学解决，哪些问题需要通过中医药学的研究解决，从而弥补现代医学在这些问题上的不足，使其更好地为人类的健康服务。

4. 结合现代医学和中医药学的交叉融合选择课题

人文、地域和历史等因素的差异造成了中医药学和现代医学形成的方式不同，内涵迥异。因此，中医药学和现代医学两者存在明显不同的理论知识、研究方法和临床观念。尽管如此，由于两者的研究对象都是人，特别是人的生命起源和疾病现象等相关问题，治疗上都是采取药物等方式，两者在开展医学科学研究和治疗方面必然存在某些相似之处或者在某些研究领域存在一定的交叉和联系，这些学科间的联系和交汇必然给科学研究工作提供较多的机遇和方式。不论是通过现代医学研究或者现代科学方式阐释中医药内在的理论基础和物质基础，还是按照中医药学的思维方式开展现代医学机制和物质作用方式的研究，均是将两者进行有机地融合，从而有利于医学进步和人类健康。

5. 结合临床疾病治疗的疗效和方式选择课题

不论是中医药学还是现代医学的研究工作，进行科研选题均需要在一定程度上符合临床需要，特别是为一些常见病、多发病、恶性疾病和疑难疾病提供治疗指南和临床操作规范，这是对医学科研工作的基本要求，也是开展医学科研工作的重要目的。研究时要细心观察和广泛开展调研工作，发现临床需要，特别是对现有临床治疗过程中遇到的难点和重点问题进行选题和开展科研工作才具有较高的价值。对于中医肾脏病而言，许多难治性肾脏病和继发性肾脏病在现代医学范畴缺乏有效的治疗方式和治疗药物，通过替换或者辅助中医药治疗可能会取得意想不到的疗效，值得我们在进行选题时予以重视。

四、科研课题申请书的书写要点和难点

科研课题申请书的书写是开展科学研究工作的关键步骤，也可以说是开始进行科学研究工作的重点和难点。科研课题申请书是开展科研工作前所书写的类似工作计划书的文书，一般而言这份申请书需要包括申报者的基本信息、课题组成人员、资金使用计划和来源、课题提纲和摘要、课题的基本内容、课题的工作计划、课题的有效性、课题的主要内容、课题的创新性和可行性、课题主要研究人员的工作经历、课题承担单位的基本情况、课题主要人员的科研成果，以及申报课题相关内容的以往工作基础。也就是

说，由于一个科研课题内容丰富、信息量巨大，因此需要科研申请书有详细的信息、开展研究的基础、合理的经费使用、适当的人员安排和科学的工作计划，这是开展和完成一项科研课题的必备条件。由于科研课题需要专家审核才有可能进行科研立项和经费批准，下面我们就相关问题进行详细的阐述。

（一）按照不同科研部门的要求填写课题申请书

目前的科研课题工作主要是由各个相关领域和部门开展课题招标，由于从国家、部委到各个省市及部门所关注的科研工作并不完全相同，关注的领域和特点也不相同，因此各部门的课题招标的标书也不完全一样。尽管核心内容相似，但是书写格式并不相同。我们必须严格按照标书的格式进行书写，否则可能无法通过课题招标单位的形式审查。个人认为，随着科技发展和网络化程度的提高，今后的科研课题格式必然会逐渐达到一定程度的统一。

（二）依据课题招标指南的要求撰写课题申请书

课题的申报需要注意认真阅读申报指南，由于课题的来源不同，课题经费支持的领域和侧重点自然也不相同。每年各部委结合本领域的方向和特点，并充分汇集相关专家学者的建议之后确定本年度支持的重点领域并发布相关的课题申报指南。撰写标书的人员需要依据招标指南并结合自身研究工作填写标书内容，填写的研究计划和研究方向需要符合招标要求。当然，有些课题如国家自然科学基金面上项目和青年项目多为自由选题，只要研究的方向正确，按照要求认真填写相关内容即可。

（三）课题申请书包含的主要内容

1. 基本信息

基本信息主要包含题目、申报题目所属学科与领域、申报单位情况、申报者情况、课题中英文关键词、课题中英文摘要（有字数和字符数限制）。多数的申请项目是研究者依据研究基础自由申报的项目，并没有十分严格的限制。但是如果课题招标来源有关于申报领域或者申报方向的特别说明，填写时需要注意申报内容与招标方向相符合。如国家自然科学基金本身的着眼点主要是基础研究或者建立在基础研究基础上的创新性研究，资助的领域主要集中在自然科学相关的基础研究领域。填写题目时需要结合题目的信息和研究内容选择申报课题所在的学科及其代码，填写的学科决定了申请书会交给哪个相关领域的专家进行评审。进一步结合中英文关键词选择课题研究的具体内容和重点领域，按照相关内容选择与申请书内容最为接近的领域，这样申请书才会分配给熟悉该领域的专家学者进行评审，避免分配给非本专业领域专家评审，否则可能会因专家对研究内容不熟悉而影响评价。申报单位情况多为系统自动生成，无须填写。申报者情况主要是个人的年龄、性别、职称、身份信息和研究领域等内容，需要依据实际情况认真填写。课题基本内容的中英文简介是基本信息中需要撰写的内容，主要是关于课题申请书整个情况的一个简要介绍。此项主要是对课题所涉及的主要学科领域、目前的研究状况、课题组前期的研究基础、课题的学科假说、课题研究内容的主要机制及相应的科学检测方法等进行简要的阐述，让评审专家对整个申请书涉及的主要内容有一个提纲性的认识，能较好地完成这部分内容是迈向成功的第一步。

2. 项目组主要参与者

项目组主要参与者是介绍本研究课题中除课题申请者之外的所有成员的基本情况，此部分内容主要涉及课题人员的数量、科研人员的结构以及参与者的单位和工作时间。一般而言，需要注意对参与课题人员的年龄、职称和工作时间方面进行合理安排。技术人员和专家相结合，课题负责人、技术人员、研究人员和研究生相结合的安排可以更好地保证从课题设计、科研工作开展、数据收集、数据分析、论文撰写到成果完成的顺利实现。

3. 经费预算（直接经费）

经费预算是科研课题申报过程中不能忽视的方面，一份好的课题申请书的经费预算必定是科学合理的。科学合理的预算并不是说课题的申报经费和实际支出费用百分之百一致，虽然存在理论上的可能性，但是在实际操作过程中并不能达到。例如，实际研究中使用某个试剂进行实验操作，试剂可能由于运输问题发生破损、污染、保存不当等意外，也可能在技术人员操作过程中出现污染、试剂倾倒等情况，也有可能实验本身取材不当等，这些均会影响实验进度或者实验结果从而造成试剂浪费和人力浪费，以致需要重新实验。我们在实验过程中可以尽量避免意外发生，但是并不能百分之百地消除意外。因此，在进行经费预算时需要考虑这些因素的存在。整体预算要有 5%～10% 的比例作为实验过程中补充材料或重复实验的经费；抑或由于课题申报和开展均需要一定时间，需要考虑材料和人力成本增加对研究工作的影响，提前计划好充足的经费从而保证在规定时间内顺利完成研究工作。对于每个具体工作内容所需要的经费数额，须按照课题申报和研究过程中的每项内容合理、详细、科学地计算。各项所用的经费数额的总和就是直接经费。当然，科研经费的投入是有限度的，不会因为一个课题非常优秀就给予太多的倾斜，当然优秀的项目特别是有前景的项目在前一个项目结题后往往会有较大可能性得到下一年度的持续资助。由于总体经费数额均有一定限度，多数项目填报好直接经费数额并加上间接经费数额的总和就是经费总额。经费总额一般不超过前一年本学科经费资助平均额度的 20% 视为比较合理。在预算说明书中应该对每项费用的预算进行较为详细的说明，包括各种支出的数量和费用明细。如果是超过一定额度的设备或者其他费用，需要单独列出详细的购买原因，需要单独附页进行详细的说明。

4. 报告书正文

报告书正文是课题申报书的核心内容，这个部分主要包括三个方面的内容。第一部分：立项依据与研究内容（项目的立项依据，项目的研究内容、研究目标及拟解决的关键科学问题，拟采取的研究方案及可行性分析，本项目的特色和创新之处，年度研究计划及预期研究结果）。第二部分：研究基础与工作条件（研究基础，工作条件，正在承担的与本项目相关的科研项目情况，完成相关项目情况）。第三部分：其他需要说明的情况及参与者简介。

（1）立项依据与研究内容

① 项目的立项依据：研究项目的立项依据主要是在开展研究工作前对于所需要研究的内容情况进行详细的阐述，让评审专家对于申请人所申请项目的经济价值和社会意义有一个比较详细的了解。一方面，通过文献检索和数据分析展示目前所申请项目国内外的研究现状和研究水平，提出本次申请课题所要研究的主要内容及关键科学问题，通过研究解决这些科学问题对社会发展和国民经济发展的影响等。另一方面，通过论述展示申请人及其研究团队对于相关研究问题的科研能力和申报项目的前期研究基础情况。

② 项目的研究内容、研究目标及拟解决的关键科学问题：此部分内容主要是探讨申请项目所要研究的主要内容，通过研究工作能够达到的目标，以及完成这些研究目标后可以解决哪些相关的科学问题，能够在基础理论或者应用研究方面提供哪些成果或者价值，是否能解释一些还未认识到的科学问题或者对于已经认识的科学问题提出新的见解或者更深层次的认识。

③ 拟采取的研究方案及可行性分析：主要是结合研究内容和研究目标拟订的研究方案。研究方案需要紧密地结合研究内容、研究目标和拟解决的科学问题而制订，如开展哪种类型的科学实验，这些科学实验需要用到哪些材料、哪些实验设备并如何进行实验工作，通过这些工作能够得到什么样的研究结果，这些研究结果与课题研究所要解决的科学问题之间存在何种联系。一般而言，研究方案往往需要有研究目标并以解决关键科学问题作为最终的目的。可行性分析主要是针对研究的申请单位、申请人和参与课题的主要人员的情况、科研水平和科研能力进行一定的说明，同时简要论述开展研究工作的申请单位是否拥有较为完善的实验设备配置，或者共享实验平台从而能够提供研究所需要的设备，特别是精密设备以及高价值的设备，以保证研究工作开展后能够按时完成。研究单位在设备、场地、实验条件、人员配置和财务管理方面的高效合理，是科研工作顺利进行的可行性条件。

④ 本项目的特色和创新之处：课题研究的特色和创新之处是课题申请书的点睛之处，这个部分的内容是在前述内容基础之上对科研内容的提高与升华，主要用于说明研究内容本身的特色和研究工作的创新点。

⑤ 年度研究计划及预期研究结果：主要是围绕科研课题的要求和内容逐年安排相关的工作，一般以年为单位，详细说明每年需要开展的课题内容、工作进度、可以达到的阶段性目标和达到目标后可以产生的科研成果及其形式。预期研究成果是指完成科研课题工作之后可以达到的结果，包括研究生和技术人员培养、研究报告、论文和专著等内容。

（2）研究基础与工作条件

① 研究基础：主要是论述申请者本人和课题组其他人员开展科学研究工作的相关

经历，已经开展的科研工作、发表的学术论文以及获得的科研成果如科技进步奖、发明专利或者人才项目等内容，展示整个研究团队在申请的科研课题方面所具有的科研能力，特别是要论述申请课题相关科研领域已经开展的工作内容和完成的情况，从而体现自己的团队在本领域研究具有较好的基础，可以按照相关的要求和时间进度完成科研工作。

②工作条件：主要是研究单位和研究团队所拥有的从事科学研究的条件和能力，具体而言主要是指所拥有的学术平台、设备情况和技术水平。

③正在承担的与本项目相关的科研项目情况：目前已经获得资助的与本次申报课题相关的项目情况、完成情况以及获得的成果和前期研究结果。

（3）其他需要说明的情况及参与者简介

①主要是课题申报的内容是否已经获得资助，或者前期工作是否获得过相关的资助以及资助的情况和完成的情况。课题申报是否存在产权纠纷或者国外是否已经存在相关技术及知识产权。

②参与者简介：主要是简要介绍所有的主要参与人员的单位、职称、教育经历、科研与学术工作经历，是否曾使用其他身份信息，主持或参加科研项目及人才计划项目的情况，代表性研究成果和学术奖励情况。

5. 课题标书的常见问题

申请科研项目并开展科研工作是每位科研人员的基本工作职能，因此每位科研人员都希望撰写的申请书能够得到专家认可从而获得资助，但是并非每份申请书都可以获得科研资助。近年来，科研申报的竞争越来越激烈，从而导致科研申报的中标率明显偏低。书写一份高质量的标书是获得资助的核心问题之一。很多标书之所以未获得良好的评价而失去了资助机会，往往是下列情况所导致。

（1）立项依据不明确，文献调研不充分

立项依据是科研工作开展的前提和条件，一份合格或者优秀的标书必须有充分的理由来论述开展科研工作的价值和社会意义，以向评审专家展示此项科研工作立项依据的充分性。立项依据包括以下内容：从目前研究的现状看需要解决什么问题，解决这些问题会产生哪些有价值的成果，带来什么样的社会影响和经济价值，对于社会发展和文化生活水平的提高作用在哪里。在此基础上，需要进一步结合文献的检索结果和资料查新等工作阐明这项工作目前的国内外研究现状，研究的基本科学问题及其相关机制，还可以简要说明课题组在此方面的研究已经取得了哪些前期研究成果等。

（2）研究内容阐述模糊，研究目的不明确

研究内容是立项依据的进一步展开和科学论述，因此研究的内容要详实而且具体，不能泛泛而谈是哪个领域的工作，而是要具体到研究什么样的科学问题，研究这个科学问题中的哪个方面、哪个作用机制的哪个部分，通过完成这项工作最终可以达到什么样的价值，研究的针对性要明确且研究的内容要具体。

（3）研究内容缺乏针对性

明确针对哪个科学问题之后就要阐述如何开展研究。研究需要聚焦到某个内容，或者说某个具体问题上并阐述研究的具体方法以及开展什么样的研究，如研究内容需要设计多少实验，这些实验为什么要开展，开展这些实验可以解决哪些问题，前一项实验和后一项实验的关系如何，研究是进一步扩展还是对同样的问题在不同层次上阐述结果的可靠性并进行验证等。

（4）研究的创新性不足

研究的创新性是科研工作和科学发展的内在动力，科学进步离不开创新。对于一个科研课题而言，开展研究本身就是尝试进行某些创新性工作。如果一项申报课题所研究的问题已经是该领域成熟而且被多次验证和使用的内容，那么开展这样的研究就是同水平甚至低水平的重复，失去了开展科学研究工作的价值和意义。资助这样的科研课题只能造成财力和人力的浪费。

（5）研究的计划性较差

开展研究工作都是有一定时间要求的，因此需要按照所申报的研究内容和需要达成的研究目标制订研究计划。研究计划需要尽量的详实和具体，包括每年研究计划目标，每个季度需要开展哪些工作，每个月需要开展什么样的研究工作和需要开展多少实验，这些实验在整个研究工作和每年度的研究计划中起到什么作用，需要达到什么样的结果，等等。研究的计划需要详实而具体，不能泛泛而谈，让人感觉欠缺科学安排。

（6）研究基础薄弱

研究基础是申请人所在的研究团队和所依托的研究单位方面的情况。申报人所在的研究团队基础薄弱是指研究团队对于所要开展的研究工作没有很好的研究基础，甚至从来没有涉及过相关的研究工作。研究单位基础薄弱是指研究单位所提供的实验室和科研平台不完备，或者缺乏研究所需要的相关设备和条件，难以保障相关研究工作的开展。

（7）研究预期结果不明确或者水平较低

研究预期结果主要是对研究可以获得的各种有价值的成果进行梳理。这些研究成果包括人才的培养，具有自主知识产权的设备仪器、论文和著作等多方面的内容。开展每一项科研工作时都需要对这些相关方面进行价值评价或者评估。评价需要合理，不能太高也不能过低，太高或太低都不利于研究工作的开展。

（8）研究者和主要参与者缺乏开展相关研究的经历或经验

研究者和主要参与者应该是对于科研工作特别是需要开展研究的工作或者科研领域非常熟悉的研究人员，从而可以比较顺利地完成相关的研究工作，获得所需要的研究成果。如果研究者和主要参与者没有任何科研工作经历或者研究经验，则存在不能按时或者有效地完成研究工作的风险，造成研究工作延迟甚至停滞。

五、临床研究的关键内容

临床科研设计主要是通过建立科学的研究方法用于医学临床研究，目前国际上较为通用的医学临床科研设计主要是遵循 20 世纪 80 年代由加拿大科学家团队提出的方法，包括三个方面即设计（design）、衡量（measurement）和评价（evaluation），简称 DME。该临床设计原则主要是指在研究工作中需要开展相关研究工作的基本方式。这种研究模式是将流行病学、医学统计学和卫生经济学等方法和临床医学科研紧密结合起来的一种研究模式，用于指导医学教育、临床科研、疾病防治、卫生管理等多方面的工作。

（一）设计

设计是临床科研工作开展之前的首要工作，任何科研工作如果没有严谨而科学的设计都会在研究工作开始之初就遇到各种各样的问题从而浪费大量的人力和物力，这些问题有时甚至可能导致科研工作无法正常开展从而导致研究工作的终止。因此，我们需要认真地对待科研的设计工作。科研设计工作的基本要求是较高的严密性、合理性和高效性。其中，科研设计的严密性要求考虑实验过程中的可操作性以及遇到任何可能出现的问题时进行对应处置的各种预案和措施。合理性要求实验工作符合现实或者未来需要解决的问题的临床需要并符合伦理学的要求，不能损害或者影响参加研究的研究者和研究对象的各种利益，必须对研究者进行专业培训并设计处置相关临床问题的规范化流程，同时将各种利益和风险充分告知参加的研究对象并签署规范的知情同意书。高效性主要是指科研开展过程中如何提高实验的效率，缩短科研实施的时间从而整体上缩短单位科研项目实施的周期。由于实施的临床实验研究是涉及生命的科学工作，都是临床和实践工作中大家十分关心的内容，高效性能够解决的问题就是如何在有限的时间之内完成研究工作，得到实验结论从而能够更好地服务临床。

（二）衡量

衡量是在临床科研工作过程中确定适合研究所需要的测量方式和合理的量化数据或者量化指标。通过一定的评价方法和评价数据可以对科研工作中获取的人类健康状态、疾病程度和病变状态进行客观地记录。进行科研工作，既可以通过患者的心率、血压、血细胞分析和肝肾功能等数据衡量研究结论或者实验效果，也可以通过 CT、超声影像或者同位素检测等影像学数据进行研究评价。此外，对于患者评价的症状性指标如疼痛、恶心和乏力等也需要使用一定的评价方式进行数字化的记录。全面准确地建立衡量方法，选取所有与研究相关的内容并进行数字化的记录，这样才能够提高研究或者实验结果的准确性和精确性，通过全面合理的客观数据得出反映研究问题自身规律的研究结论。

（三）评价

科研工作的评价包括多个方面，主要有研究工作的过程评价、风险评价、科学性评价和可靠性评价。由于临床科研工作中部分前瞻性的研究工作存在一定的风险和不可预知的结果，因此在开展科研工作时，一方面需要在实施过程中开展过程性评价，如定期召开研究者工作会议，讨论研究过程中频繁出现的问题，特别是实验设计过程中未涉及或者未重视的问题，应该如何处置并提出合理的建议和评价方法或者是否应该忽视；另一方面需要关注患者的权益和健康，注重研究过程可能对患者造成的影响和带来的毒副作用，特别是注重可能出现的风险并对相关风险进行科学合理的评价。对研究结果建立规范合理的评价体系同样十分重要，只有建立规范合理的评价体系才能对研究的数据和研究的结论做出科学合理的评估，确定研究的方式和方法是否有效。

六、临床科研设计的基本原则

（一）对照原则

对照原则是科研工作，特别是临床科研设计中一个十分重要的原则，科学合理地设置对照可以实现较好的比较观察，使得实验研究和实验数据科学可靠。开展临床实验性研究是为了明确使用的干预性因素的效果，按照实验目的和实验对象的不同而设置的对照组是否满足实验性研究的要求，一般按照对照的类型分为阳性对照、安慰剂对照和外部对照等。

1. 阳性对照

阳性对照一般是指将试验组与已知标准治疗进行比较，通常采用随机和双盲的方法开展临床研究工作。

阳性对照研究的优点包括以下几个方面：

首先，使用阳性对照研究在伦理原则方面存在较少的问题。其次，医患双方比较容易接受，患者的依从性较好且可以减少由于缺乏疗效和其他治疗方面的原因而导致的病例脱落。临床研究所需样本量较大，可进行较大病例数的临床试验并提供更多的安全性信息。由于试验组均采用阳性治疗，一般认为此种设计方法的伦理学问题和实际问题相对较少。

阳性对照研究同样存在一定的缺点：

主要是阳性对照研究必须建立在阳性对照物本身已经被证明是标准治疗物或者有效的治疗方法。如果这个前提条件不成立，或者只是研究者的推测或假设，试验组的效果将难以解释，临床试验的结果将是不可信的，结果的外推性将受到质疑。此外，接受对照治疗的受试者并不是接受标准治疗，也有可能接受的是一个无效甚至有害的治疗。

2. 安慰剂对照

安慰剂对照所采用的研究方法与阳性对照比较类似。

安慰剂对照研究的优点包括以下几个方面：

首先，安慰剂对照能可靠地证明疗效及安全性。其次，安慰剂对照也为判断不良反应是来自试验药物本身还是来自潜在的疾病或并发疾病提供了最有力的依据。此外，安慰剂对照的优点还体现在安慰剂对照试验具有较高的效率并且具有较强的减少偏倚的能力。

安慰剂对照的缺点体现在以下几个方面：

首先是伦理问题，该对照方法可能导致使用安慰剂的患者不能获得及时而有效的治疗从而失去治疗的最佳时机。其次，安慰剂对照可能导致患者的依从性下降，患者由于顾虑或者缺乏必要的治疗从而产生病例脱落的概率较大。此外，安慰剂对照由于多为一些食品类的成分，往往不能提供疗效比较方面的信息。

（1）使用安慰剂对照需要满足下列条件才能开展相关工作

① 当没有公认有效的干预时。

② 当不采用公认有效的干预时，最多致使受试者感到暂时的不适或延迟症状的缓解。

③ 采用一个公认有效的干预作为对照会产生科学上不可靠的结果，而此时使用安慰剂并不会增加受试者任何严重或不可逆损害的风险。

（2）安慰剂对照试验常用的设计方法

① 试验组-安慰剂组-阳性对照组设计。

当试验药和安慰剂无差异时，为了判断是试验药物确实无疗效还是研究方法本身缺乏鉴别差异的能力，增加标准/阳性对照组是较好的解决方法。

② 标准治疗基础上的对照研究。

一般情况下，标准治疗会有缺陷，或不完全有效。对照组应是能使临床治疗效果有所改善，或者是有效剂量有所不同。此法仅适用于新药与标准药物的药理学机制不同的情况，除非某些例外如可以延缓耐药性的产生等。该方法的优点是可以解决安慰剂对照中常常面临的伦理、可行性和可操作性问题。

3. 外部对照

外部对照研究是将接受试验药物的一组对象与本试验以外的一组病人进行比较，而不是与分配到不同治疗组的相同情况病人组成的内部对照组进行比较。外部对照组可以是早些时候受过治疗的一组病人（历史对照）或是在同一时间但是在另一试验中的一组病人。基线对照研究是指将受试者接受治疗后的状况与治疗前的状况相比较，例如血压、血糖水平等结果，是外部对照的一种变异。

（二）随机原则

1. 随机原则的概念

随机原则主要是指不能随意地、主观地或者有目的地抽取研究样本进行研究，而是需要在研究总体中随机抽取研究对象。采取这种研究方式主要是为了能够在研究过程当中避免人为因素所导致的偏差，可以使实验结果比较可靠和符合实际情况。实现随机的方法有许多，不论采用何种随机方法，其目的都是为了能够保证研究对象在非主观的条件下随机进入各个不同的治疗组或对照组。

2. 随机的分类

随机化包括两个方面的内容：首先，随机抽样是指每个个体都有同等的机会被抽取作为研究对象；其次，所有的研究对象都有同等的概率被分到试验组或对照组。随机化常用的分组方法有以下三种类型：

（1）简单随机分组

可用抽签或使用随机数字表的方法，将研究对象随机地分成试验组和对照组。

（2）分层随机分组

先将研究对象的特征，如年龄、性别、病种和病程等可能产生混杂作用的因素作为分层的客观指标对研究对象进行分层，然后再在每层中将研究对象随机地分为试验组和对照组。

（3）整群随机分组

一般是以家庭、学校、医院、乡村、街道等客观指标作为单位随机地将各个单位分成试验单位和对照单位。

（三）盲法原则

盲法的使用主要是为了减少研究者或者患者由于主观上的心理作用而产生的治疗偏向，为了最大限度达到不受任何影响或没有偏差而客观地使用药物，从而保证研究结果可靠可信且所采取的实验研究方法客观合理。

一般而言，盲法主要分为公开、单盲、双盲和三盲四种方法。其中，公开也称公开试验，主要是指研究者和研究对象均知道分组情况，优点是易于实施，易于发现问题并及时处理；缺点是易产生观察性偏倚。单盲是指在一个实施方案的实验过程中对于接受治疗的受试者（患者）所采取的治疗或者干预方式（如药物）的具体情况，所用药物是试验药物还是阳性对照药物等情况研究者本人知晓而患者并不知晓。它的优点是易于实施，可以有效地避免观察性偏倚。双盲是指在一个实施方案的实验过程中对于接受治疗的受试者（患者）所采取的治疗或者干预方式（如药物）的具体情况，所用药物是试验药物还是阳性对照药物等情况研究者本人和患者均不知晓，而是由第三者（与治疗无关的医务人员）来执行。它的优点是可以避免研究者和研究对象所造成的偏倚，缺点是方法复杂较难实施。三盲试验是双盲试验的扩展，是指研究对象、研究者及资料分析人员均不了解研究分组情况。该法优点是能够更客观地评价反应变量；缺点是如果遇到突发事件需要按照程序破盲，有延误治疗特别是延误急救的风险。盲法也可以用于动物或者细胞培养等基础研究工作，对于基础研究而言，盲法主要体现在以编码或代码的形式对实验对象进行分组和相应的干预，编码和分组与实验数据的收集和处理人员以独立的方式进行各自的工作，最终由实验负责人员汇总和分析实验的结果。

不论是基础研究还是临床实验研究工作，盲法的执行均存在一定的难度。特别是临床试验工作可能会涉及到患者的权益甚至身体健康等方面的问题。因此，我们不但要按照盲法的要求建立起严谨的科研流程，制订实验风险控制方法和实验工作应急处置方案，还需要进行严格的伦理学申报和审核。近年来，伦理学申报和审核制度逐渐完善。伦理审核往往需要由医学、法律、卫生等多方面的专家共同组成的伦理委员会对实验项目进行多个方面的论证，以保证方案实施过程中患者的权益。其已经成为临床实验研究必备的条件。

七、随机的基本问题

（一）随机现象

随机现象是指事前不可预知的现象，即在相同条件下重复进行试验，每次结果未必相同，或已经知道事物过去的状况，但未来的发展却不能完全肯定。

（二）随机的作用

随机的作用是减少研究过程产生的误差。误差是指临床研究中研究结果总是会或多或少地偏离真实情况。临床研究中误差的来源包括随机误差和系统误差。随机误差是由于抽样误差所引起的，其大小可以用统计学方法进行估计，但没有方向性。也就是说，这种误差的存在使研究结果随机地高于或者低于真值。系统误差即偏倚（bias），是指研究结果系统地偏离了真实情况。偏倚与随机误差不同，偏倚的存在总是造成研究结果高于或者低于真值，因而具有方向性。在研究工作中定量地估计偏倚的大小十分困难，而确定偏倚的方向却相对容易。当偏倚使研究结果高于真值时，称为正偏倚；反之，偏倚使研究结果低于真值时，称为负偏倚。

（三）偏倚

偏倚可产生于临床试验的各个阶段，包括选择性偏倚、信息偏倚和混杂偏倚。

1. 选择性偏倚

选择性偏倚出现于研究设计阶段，是指由于研究对象选择不当而使研究结果偏离真实情况所产生的偏倚。研究设计上的缺陷是选择性偏倚的主要来源，在确定研究对象时表现得最为突出。常见的情况是在研究开始时实验组和对照组就存在着除诊疗措施以外的差异，而缺乏可比性。

2. 信息偏倚

信息偏倚又称观察偏倚、测量偏倚，是指研究过程中进行信息收集时产生的系统误差。测量方法的缺陷、诊断标准不明确或资料的缺失和遗漏等都是信息偏倚的来源。

3. 混杂偏倚

流行病学研究中，由于一个或多个外来因素的存在，掩盖或夸大了研究因素与疾病的联系，从而部分或全部地歪曲了两者间的真实联系，称为混杂偏倚或混杂。引起混杂的因素称为混杂因子。

（四）偏倚的控制

随机和盲法是减少偏倚的重要措施。随机化就是每一个研究对象或观察单位都有完全均等的机会被抽取或分配到某一组，而不受研究者或研究对象主观意愿所左右。随机化的概念是根据"随机事件"的"不确定性"的特性而定的。随机化有利于减小试验组和对照组之间的系统差异，使得不论是已知的还是未知的影响因素（如年龄、性别、病情轻重、疾病分期等）在试验组和对照组中分布趋于相似，具有可比性。试验组和对照组只有研究因素（如服用某种药物）有所不同。偏倚的控制可提高统计分析的可靠性。

（五）随机化的方法

临床研究中样本量固定的随机分配方法较为常用，按其操作的复杂程度和操作过程，此类随机化分配方法可分为简单随机化、区组随机化和分层随机化。此外，还有动态分配和 Zelen 随机化等。

1. 简单随机化

简单随机化也称完全随机化。操作简便，但例数较少时容易出现各组例数不平衡的情况。

2. 区组随机化

区组随机化可以改善简单随机化的组间不平衡倾向。实际操作时，区组的长度应恰当，以防止不平衡和区组内最后序列的可预测性。较好的方法是对研究者隐藏区组长度，设定多个区组长度且进行随机选择。采用序列可变的区组随机化，可明显保证随机化结果的隐匿性。

3. 分层随机化

每一亚组或分层单独进行区组随机化，可以使得影响因素分布达到均衡，此即分层随机化。常见分层：基线（观察零时点）测得的重要预后影响因素如临床中心、年龄、性别和数据分析时必须考虑到的分层因素。当分层因素较多时可用一个综合了多个分层因素的概括性预后指标作为单个分层因素去实现各个因素间的平衡。事先分层时，这些分层因素必须在随机化前完全知道，而且这些因素对预后的影响较为明确。如果用来分层的因素没有明确定义或涉及主观判断的成分较多，误分层的机会将会增大，从而可能导致将研究对象分在错误的层中。

4. 中央随机化

中央随机化是指在科学研究中为了实现盲法，排除人为或者其他未知因素对研究结果产生的偏差影响而采用的一种由计算机系统中央控制动态区组随机方法来实现的科研设计方法。严格来说，中央随机化不归属于随机化方法分类，它只是在随机化操作上不同而已。多中心临床试验中，各个分中心的随机化分配和药物配给集中由一个独立的机构或单位来安排，这种随机化分配称中央随机化。各个分中心与此机构通常需要通过电话或计算机网络进行联系或操作。通常中央随机系统还应该与科学研究中各个环节的管理相结合。采用中央随机化的方法，能显著地提高科学研究的水平和效率。中央随机化可以采用严格的程序来确认入选病例，从而保证入组病例不会被错误分层。中央随机化时可以选择不同的方法诸如区组随机化、分层随机化进行动态分配。近年来，已有多家国内外机构研制出基于交互式语音应答技术或互联网的中央随机化系统，有不少大型临床试验采用了中央随机化方法。

5. 动态分配

动态分配是结合中央随机化和分层随机化的一种随机化方法，也称动态中央随机化。在这种随机化方法中，受试者接受何种处理取决于当前各组的平衡情况，如采取分层随机化时取决于受试者所在层内的各组平衡情况，以使各组的各种预后因素易于达到平衡。动态分配常通过电话或网络借助计算机来实现。动态分配由于随时可对试验进度或脱落情况做出反应从而可以节省试验药物和经费，所以特别适合在大型的昂贵药物的临床试验中应用。另有与此类似的最小化分配方法，用以平衡各组间每个受试者的各个预后因素及水平的边际处理合计数，解决小样本试验中需要平衡多因素、分层过多而出现空或稀层的问题。

6. Zelen 随机化

为照顾患者的治疗意愿，1979 年 Zelen 对临床试验的随机化分配提出新的设计。受试者随机地被分配到 A 组和 B 组两个组。若 A 组的受试者接受对照的标准治疗，B 组的受试者则根据其是否接受试验治疗而决定去留，不愿意接受试验治疗者令其接受 A 组的标准治疗。上述这种设计因为只询问 B 组的意愿，也称单组意愿设计。此外，还有双组意愿设计，即随机分配到两组的受试者均询问其治疗意愿，同意接受该组预定措施的则给予预定措施治疗，否则改用另一组的措施。

（六）随机化分配的操作

不管是手工操作，还是用计算机系统进行随机化分配，通常需要先拟定随机化分配的计划，该计划由独立于临床研究者的人员或组织来制订和执行，而且随机化的细节不应写入临床试验方案中以确保临床试验随机化结果的保密性和双盲方法的严格执行及报告的准确性。随机化的操作一般遵循以下的步骤：

1. 选择随机化方法

根据实验研究的需要进行设计，选择简单随机化、区组随机化或分层随机化等。

2. 确定随机数发生器

通常是随机数字表或计算机预编程序。

3. 确认随机化分配

主要是确认随机化分配的总例数、分组组数及比例、分层因素个数及水平。

4. 区组规定

主要是长度，是否可变或随机选择。

5. 分组规定

各组对应的随机数字的规定。

6. 抽取或产生随机数字

用计算机预编程序时此步可自动进行。

7. 随机分配结果

按照分组规定将受试者按顺序逐个与随机序列关联并记录此关联结果。计算机预编程序时可自动进行并记录此结果。

8. 制作随机分配卡

主要是将上述随机化结果制成卡片，或由计算机程序将结果输出成卡片，此卡片供临床研究者使用。

9. 随机分配结果的隐藏

主要是能使随机化结果的产生与临床研究者的执行保持独立，这是随机化结果执行的关键。

10. 保管随机编码紧急破盲资料

在非盲法或单盲试验中，随机化结果在被执行前临床研究者一般知道实验的具体情况，特别是每个患者分组和用药的情况。而双盲试验中，临床研究者在整个试验过程均不知道随机化的结果和药物编码，此时为保证受试者安全，应制作紧急破盲信封或者制订其他措施以满足紧急状态下任何一个受试者破盲的需要。常采用不透光信封将分配结果密封（每一中心指定专人管理）或采用交互式语音操作或计算机软件自动控制的方法等集中控制管理相关情况。

八、适合临床开展的研究工作

（一）观察性研究

观察性研究，又称非实验性研究或对比研究，确切地说是一种非随机化对比研究。该研究的研究者不能人为设置处理因素，同时受试对象接受何种处理因素或同一处理因素的不同水平也不是随机而定的。

1. 病例队列研究

病例队列研究是指研究开始时在队列（某个疾病或者病种）中按一定比例随机抽样选出有代表性的样本作为对照组，观察结束时队列中出现的所研究疾病的全部病例作为病例组，与上述随机对照组进行比较。

队列研究属于二级设计方案，论证强度仅次于随机对照研究。队列研究多用于病因研究，也常用于疗效和疾病预后的研究。队列研究特点包括以下几个方面的内容：第一，研究结果一般是发生和不发生，而且研究周期相对较长。第二，研究过程中需要控制失访率<10%，否则会影响研究结果的科学性和准确性。第三，研究的样本含量大，投入人力大且易发生测量偏倚和失访等设计上的一些缺陷。

2. 病例对照研究

病例对照研究，主要是比较患有某种疾病的患者与未患该病的对照者既往暴露于某个（或某些）可能危险因素的百分比差异，以判断这个（些）因素与该病有无关联及关联程度大小的观察性研究方法。

本研究主要是以现在确诊患有某个特定疾病的病人作为病例，以不患有该病但具有可比性的个体作为对照。研究方式主要是通过复查病史、记录所有可能的危险因素、化学或者物理暴露史、实验室检查等所有各方面的数据，分析比较病例组与对照组中各因素的相关性，并通过统计学检验确定某种因素对于两组差别的影响是否存在统计学意义，通过数据结果判定某种因素与疾病之间是否存在着统计学上的关联从而确定某种因素与疾病之间是否存在一定的关联。再通过分析各种偏倚对研究结果的影响推断出某个因素是否是疾病的危险因素，从而达到寻找并确认某个或者某些因素与疾病发病之间关系的目的。这是一种回顾性的分析，是一种由结果探索病因的研究方法，也是在疾病发生之后去追溯假定病因的方法。病例对照研究是分析流行病学最基本和最重要的研究类型，对于研究疾病病因有着重要的价值。

3. 横断面调查

横断面调查又称横断面研究，调查所获得的描述性资料是在某一时点或在一个较短时间区间内收集的资料，它能够客观地反映这一时点的疾病分布以及人们的某些特征与疾病之间的关联。由于所收集的资料是调查当时所得到的现况资料，故又称现况研究或现况调查，横断面研究所用的指标主要是患病率，故而又称患病率调查。通过在某个时点或某个时期内对某个特定范围人群当时的疾病和健康状况以及相关特征和因素等进行调查分析，描述调查状况的分布情况，从而探索疾病的病因线索。

横断面调查的目的主要包括以下几个方面的内容：第一，横断面调查是描述疾病或健康状况的三间分布。通过对某一地区或人群的调查，获得某种疾病在时间、地区和人群中的分布，从而发现高危人群或发现有关的病因线索，为疾病的防治提供依据。第二，它是描述某些因素与疾病或健康状况之间关联的研究。通过确定危险因素与疾病关系的调查，研究明确某些因素与疾病的关系，指导人群注重预防、降低危险因素，从而为减少疾病发生提供依据。第三，通过本研究确定高危人群。第四，通过本研究评价防治措施及效果并提供有价值的信息，特别是通过重复进行横断面研究，根据患病率差别的比较可以考核前段时期所施行措施的效果。第五，评价疾病防治措施的效果，从而为疾病监测或其他类型的流行病学研究提供基础资料。

总之，上述各种不同方法的优缺点各有不同，病例对照研究主要是用于筛选可疑病因，建立假设并作为病因研究的第一阶段。病例队列研究用于检验假设，作为第二阶段。这时已通过其他途径对病因和疾病的自然史有了足够的了解，否则很少有人会贸然进行病例队列研究，因为失败的代价比较大。

三种研究方法的比较见表 4-1-1。

表 4-1-1　三种研究方法的比较

研究方法	病例队列研究	病例对照研究	横断面调查
样本来源	无疾病的正常个体	患病病例和具有可比性的对照组	暴露者、现患者或存活者
分组标准	暴露或未暴露	患病或未患病	前两者之一
时间顺序	前瞻性（从因到果）	回顾性（从果推因）	现况
比较内容	暴露者与未暴露者发病或死亡情况	病例与对照过去的暴露情况	暴露者的患病情况或患病者的暴露情况
率	发病率或死亡率	暴露率	现患率，暴露率
暴露与疾病联系指标	危险度，相对危险度，率差，平均值	优势比，平均值	相对危险度，率差，平均值
优点	暴露资料较正确；可计算发病率及危险度；可同时研究一种暴露与多种疾病的关系；用于检验假设	样本小，获得结果快；费用低；无失访；可同时研究一种疾病与多种暴露的关系，筛选病因；可用于少见病研究	获得结果迅速
缺点	需要大样本和长期随访；费用高；失访问题多；不适用于少见病	样本代表性差，对照选择有难度；回忆暴露史多偏倚；仅能算优势比	因果关系不易确定；仅调查存活者，不适用于病程短和死亡快的病；罕见病需要大样本，也不适用

（二）实验性研究

实验性研究是指在某种可以控制的条件下有效地控制某种变量的变化，来研究这种变量的变化对其他变量所产生的影响。研究者能够人为给予某种可以控制的干预措施，其设计对应于实验设计。实验性研究的优点在于能够较好地控制非处理因素（即混杂因素）的影响，避免人为造成的偏倚，使组间具有均衡性和可比性；其缺点为小样本时不能保证非处理因素（混杂因素）在组间有较好的均衡性和可比性。若所采用的处理对人群有害或不利，随机分组会导致伦理学问题。因此，在进行与人类有关的实验性研究时需要提前进行伦理学的审查。实验性研究包括临床试验、动物实验、现场实验和类实验等多种类型。

1. 实验性研究的方式

一般而言，临床实验性研究是将研究人群随机地分为实验组和对照组，研究者对实验组人群施加或除去某种干预措施后随访并比较两组人群疾病发生或者健康状态以判断其效果的一种实验方法。本研究具有以下几个方面的特点：首先，它是前瞻性研究，即必须直接跟踪研究对象，虽不一定从同一天开始，但必须从一个确定的起点开始跟踪。其次，实验必须施加一种或多种干预处理方式作为处理因素，可以是预防或治疗某种疾病的疫苗、治疗某种疾病的药物或其他干预方法等。最后，研究对象必须是来自一个总体的抽样人群，并在分组时遵守严格的随机分配原则。

2. 实验性研究的特点

① 研究必须设立对照组。

② 研究必须采用随机分组的方法。

③ 研究过程中所使用的干预措施是人为施加并可以控制的。

④ 研究方向是前瞻性的。

⑤ 研究时多采用盲法收集相关资料。

3. 实验性研究的优缺点

（1）优点

① 研究者可以按照研究设计对所选择研究对象的条件、暴露、干预措施和结果分析进行标准化。

② 通过随机分配将研究对象随机地分配到试验组和对照组，可以平衡试验组和对照组中已知的和未知的混杂因素，提高两组的可比性。

③ 在一般情况下试验组和对照组样本量大致相等且样本数量多经过统计学测算，故有较好的统计学效果。

④ 由于试验组和对照组研究时间同步，外来因素的干扰对两组同时起作用，故对结果影响较小。

⑤ 由于试验组和对照组的结果可以在研究结束时观察到，故可以确定干预措施的合并症或不良反应的发生情况。

（2）缺点

① 实验性研究的实验设计和实施较为复杂，需要较大的人力和物力，实际工作中有时难以达到。

② 实验性研究对研究对象的有关条件控制比较严格，多有较为详细的纳入和剔除标准，特别是关于人类的研究，对于病例收集和按时完成研究有较高的要求。

③ 开展针对人类的研究工作时，当施加干预措施的效果未知时需要考虑医学伦理的问题，进行伦理学相关的专门论证需要消耗较多的时间和经费。

4. 伦理学的基本要求

研究对象是人类时就必须更加重视伦理问题和相关要求。目前，国际上关于医学研究中的伦理问题已在赫尔辛基宣言中详述，其中的核心内容包括以下几个方面：

① 研究必须符合科学原理，需要具备良好的实验室条件、动物实验基础及充分的科学文献知识。

② 研究计划实施前必须提前提交伦理委员会审查并获得批准。

③ 研究的目的是对患者健康产生的利益大于社会和科学的利益。

④ 参与研究的患者在不受任何外界干扰的情况下明白自己有权同意或拒绝参加研究，明白在研究过程中任何时间可以停止参加研究并不受任何条件干扰。退出研究后同样可以受到合理的治疗。

⑤ 研究过程中一旦发现研究所造成的危害性超过所得利益必须立即中止研究。

5. 研究的标准化

研究的标准化是指研究过程当中所有的客观指标都有统一的评价标准，包括研究中所使用的物理、化学、生物学的检测方法等都需要明确规定和详细说明，所使用的药物或者干预方式都有标准化配置过程或者检测方法。

（1）诊断指标和观察指标的标准化

应明确疾病的诊断标准，最好使用国内或国际上统一的分类标准或诊断标准以便与他人的研究结果相比较，疾病相应的各种观察指标应客观统一。

（2）所有研究相关的内容方法标准化

同一个研究要尽量使用同一个厂家、同一品牌及同一批号的试剂或者药物。在研究开始前对各种检测仪器进行校正，尽量在相同的或相似的条件下对样本进行检测。同时应该对研究人员进行统一培训，制定统一的调查方法和统一的判断标准。

第二节　循证医学、转化医学和精准医学

一、循证医学

循证医学又称实证医学，其核心思想是医疗决策应在现有的最佳临床研究基础上做出结论，同时将临床证据、个人经验与患者的实际状况和意愿相结合。循证医学创始人之一的 David Sackett 教授定义循证医学为"慎重、准确和明智地应用当前所能获得的最好的研究依据，同时结合医生的个人专业技能和多年临床经验，考虑病人的价值和愿望，将三者完美地结合并制定出病人的治疗措施"。循证医学不同于传统的医学治疗模式。传统的医学治疗模式主要是基于经验医学，即根据非实验性的临床经验、临床资料和对疾病基础知识的理解来诊治病人。循证医学并非要取代临床技能、临床经验、临床资料和医学专业知识，它只是强调任何医疗决策都应建立在最佳科学研究证据的基础上。显然，现代循证医学要求临床医师既要努力寻找和获取最佳的研究证据，又要结合个人的专业知识包括疾病发生和演变的病理生理学理论以及个人的临床工作经验，同时关注他人（包括专家）的意见和研究结果。临床的治疗决策既要遵循医疗实践的规律和需要，又要根据"病人至上"的原则，尊重患者的个人意愿和实际可能性。循证医学的临床证据主要来自大样本的随机对照临床试验、系统性评价和荟萃分析。中国循证医学中心自 1996 年 7 月正式在四川大学华西医院（原华西医科大学附属第一医院）开始筹建，1997 年 7 月获原卫生部认可，1999 年 3 月 31 日经科克伦（Cochrane）协作网指导委员会正式批准注册成为 Cochrane 协作网的第 14 个中心。

（一）循证医学的特点

1. 基本内容

循证医学是将最佳临床证据、丰富的临床经验和患者的具体情况这三个临床上最为重要的要素紧密结合在一起开展工作。其中，寻找和收集最佳临床证据的目的就是为了获得对于疾病最为敏感和可靠的诊断方法，制订出安全有效的治疗方案，尽最大可能使患者在临床治疗过程当中获得最佳的效果。最佳临床证据的获取需要临床医师掌握熟练的临床技能，识别患者的临床证据从而迅速对患者状况做出准确的分析与评价。进行临床决策时需要尊重患者自己的选择，认真地考虑患者的实际情况并根据患者对疾病的认识和对治疗的期望程度制订相应的方案。最佳临床证据、丰富的临床经验和患者的具体情况这三大要素密切结合，可以使临床医师和患者在医疗上取得共识，从而达到最佳的治疗效果。

2. 循证医学最为重视确凿的临床证据

循证医学最为显著的特点是重视确凿的临床证据，而传统医学则往往是依据个人的临床经验或者遵从上级医师的意见制订治疗方案。这些意见一般是个人临床经验或者参考医学资料制订的治疗方案。显然，传统医学处理患者最主要的依据是个人或他人的实践经验。

（二）循证医学与传统医学的区别

循证医学与传统医学的区别主要体现在对临床证据的认识上。传统医学模式并非不重视证据，而是在寻找证据和利用证据的方式和方法方面与循证医学有非常明显的区别。传统的临床医学过程十分强调在临床实践中寻找证据和分析证据，根据证据解决临床实际问题。在传统医学的模式下，医师通过问诊结合视、触、叩、听、嗅等方式详细地了解病史并进行系统的体检，通过进一步分析各种实验室检查结果，认真细致地分析证据并根据经验应用药物，最后观察病情的变化和评价治疗方法是否有效。医师将患者临床诊治过程的客观数据和症状收集成有效的证据并进行回顾性的分析，评估临床治疗方案的效果并积累临床经验以此掌握临床实践过程中处理各种疾病的方法和手段。这种实践经验具有一定的临床价值并值得重视，但此种实践存在一定的局限性，这是由于它所反映的仅仅是个人的临床实践经验和临床证据。

循证医学的临床证据主要来源于多中心、大样本的随机对照临床试验以及基于这些临床试验数据开展的系统性评价和荟萃分析。由于这些临床研究和实践的内容不同，特别是研究者采用的方法不同、纳入病例数量多少不一、采用的统计学方式不同以及研究过程的多种证据的可靠性也不一致，因此相关的临床证据的价值存在非常明显的差异。我们将这些临床证据和差异分为 A 级、B 级和 C 级三个不同等级。

传统医学的证据由于历史的原因多来自专家经验，但是传统医学相对循证医学而言有着十分明显的优势那就是长期的临床实践积累。传统医学虽然没有按照随机、对照和多中心等特点开展临床工作，但是由于临床的应用时间长且病例丰富，因此从传统医学中提炼出来的专家经验同样值得在临床上作为重要的实践经验传承使用。特别是近年来传统医学的许多临床方剂和药物在国家的支持下正在按照循证医学的要求开展严格的临床研究工作，且结果令人振奋，表明很多传统医学的内容及效果同样可以达到较高的级别，具有较高的临床研究和使用价值。

（三）循证医学的证据特点

循证医学问世以来，其证据质量先后经历了多个阶段，目前比较公认的是 GRADE 分级方式。以前的循证医学分级主要是关注设计质量而对过程质量监控和转化的需求重视不够，而 GRADE 分级关注转化质量，从证据分级出发整合了分类、分级和转化标准，它代表了当前对研究证据进行分类分级的国际最高水平，其意义和影响重大。目前，包括 WHO（世界卫生组织）和 Cochrane 协作网等在内的 28 个国际组织、协会已采纳 GRADE 分极标准，GRADE 分级标准同样适用于制作系统评价、卫生技术评估及医学指南。GRADE 分级标准主要是通过软件完成，可以从官方网站下载免费的软件安装后将相关研究内容输入，软件可以自主分析相关内容并给出相应的评价。影响证据质量的因素包括以下几个方面：

1. 可能降低证据质量的因素

① 偏倚风险：包括隐藏分组缺失、盲法缺失（特别是结局指标为主观性指标且对其评估极易受偏倚影响时）、失访过多、未进行意向性治疗分析、观察到疗效就过早终止试验或未报道结果（通常是未观察到疗效的一些研究）。

② 不一致性：不同研究间大相径庭的疗效评估（异质性或结果的差异）意味着各种疗法的疗效确实存在差异。差异可能源于人群、干预措施或结局指标。当结果存在异质性而研究者未能意识到并给出合理解释时，证据质量亦降低。

③ 间接性：包括两个方面的内容。第一，欲比较两种活性药物的疗效时，尽管可能没有两药直接比较的随机对照试验，但可能存在两药均与同一种安慰剂比较的随机对照试验，这样便可进行两药疗效的间接比较，但提供的证据质量比两药直接比较的随机对照试验要低。第二，间接证据包括人群、干预措施、对照措施、预期结局及相关研究中诸如此类的元素。

④ 精确性：研究纳入的患者和观察事件相对较少而致可信区间较宽，将降低该研究的证据质量。

⑤ 发表偏倚：若研究者未能发表研究（通常是阴性结果的研究），证据质量亦会减弱。典型的情况是证据仅局限于少数试验而这些试验全部由企业赞助，此时不得不质疑存在发表偏倚。

2. 可能增加证据质量的因素及其解释

① 效应值很大：当方法学严谨的观察性研究显示疗效显著或非常显著且结果一致时，将提高证据质量。

② 可能的混杂因素会降低疗效：如营利性医院患者死亡率高于非营利性医院。该结果是在忽略营利性医院卫生资源更多，就诊患者的社会经济状况较好、病情较轻的情况下得出的。若考虑到这类混杂因素，非营利性医院疗效更好的证据质量将提高。

③ 剂量-效应关系：给药的药量和引起的效应大小之间有明显的关联。

（四）循证医学的证据分级（多用于临床和病因学研究工作）

1. A 级证据

① 证据往往来自样本量较大的随机对照试验或直接来自系统性评价和 META 分析。作为系统性评价和荟萃分析研究对象的临床试验所包含的资料，至少应相当于一项设计良好的大型随机对照临床试验。

② 证据来自至少一项"全或无"的高质量队列研究。"全"部患者死亡或治疗失

败，而采用新的治疗方法则一些患者存活或治疗有效，例如应用某些方法治疗尿毒症患者透析过程中出现室性心律失常或者用常规方法往往导致多数患者死亡或治疗失败，而采用新的治疗方法则"无"一例死亡或治疗失败。

③ 证据来自至少一项中等大小样本量的随机对照试验；或者来自对一些小样本试验（汇集的病例总数应达到中等数量）所做的 META 分析。

④ 证据来自至少一项随机对照试验。

2. B 级证据

① 证据来自至少一项高质量的非随机性队列研究。

② 证据来自至少一项高质量的病例对照研究。

③"结局"性研究。

④ 单个病例-对照研究。

⑤ 证据来自至少一项高质量的病例系列报告。

3. C 级证据

病例系列报告、低质量队列研究及病例对照研究。

4. D 级证据

主要来自专家的意见。

有时证据并不能完全适用于上述分类。例如，过去并无随机对照临床试验证实稳定型心绞痛患者应用 β 受体阻滞剂可降低病死率，但却已有令人信服的证据表明，心肌梗死后应用 β 受体阻滞剂的患者其病死率显著降低。在此情况下，理所当然地会建议心绞痛患者应用 β 受体阻滞剂，以期心肌梗死患者获得的有益疗效可以外推至心绞痛患者。

（五）循证医学的理念主要是以满意为终点评价治疗方法

以往的临床医学研究工作之中，经验医学往往占据主导地位。经验医学指导下的临床研究多以不满意作为主要观察终点，如评价某种药物的疗效是以用药前后患者病情的改变如血压、肾功能或者尿蛋白等为标准。此外，也包括观察治疗方法产生的不良反应和患者的耐受性等。评价往往以用药后患者相对于治疗之前化验单数据或者临床症状的改变作为药物是否有效的标准，如果同时副作用少、漏服率低且肝肾功能和其他实验室检查未见异常，就可认为该药是安全的。至于这一药物长期应用是否能够改善患者的生存状况则并不在考虑之列。然而循证医学改变了这个理念，它在临床评价过程中往往以病死率或心脑血管等重要脏器损害的并发症发生率等影响预后的指标作为观察的主要终点，评价药物对长期预后的影响。这些指标有总死亡率、重大事件（脑卒中、猝死、呼吸衰竭、急性心肌梗死）发生率、有效寿命、生活质量以及卫生经济学指标（如成本-效益比）等。因此，即便某些药物在临床上的作用明显且具有极佳的依从性，但是应用循证医学评价其猝死和死亡危险因素时如果相关的风险明显增加，我们仍然需要否定这个药物在临床的应用价值，这种理念和以往的认识有明显不同且符合人类疾病治疗的最终目的。这种理念会改变很多传统的治疗方式和方法。

（六）循证医学理念下开展临床研究工作的质量保证

开展大样本、多中心和随机双盲的临床研究是今后循证医学理念下开展临床研究工作的主要方向，也是我们从事临床研究工作的必由之路。

1. 样本量大

以往的经验医学指导下的临床研究病例数有限，往往仅有几十例。循证医学模式下的临床研究主要为大型临床试验。临床试验的目的是评价治疗方法降低死亡率的效果。死亡率是一个计数指标，死亡发生频率相对较低，所需要的观察时间较长。一种治疗方法对慢性病死亡率的影响只是"适度"，即有效率仅 10%~25%，这就必须严格控制各种研究的偏倚，减少随机误差，采用严格规范的随机对照设计，从而尽可能地消除系统偏倚。要有效地减少和控制随机误差，增加样本量和进行大型临床试验是唯一可行的方法。否则研究结果难以精确，极易导致假阴性。大型临床试验选择病例多在数千例到数万例的规模。

2. 随机对照设计

大型临床试验的设计科学，强调随机对照并采用盲法。其有一套完整的质控系统，包括定期监测和分析临床上各种资料，监测员定期和不定期地检查各协作医院的研究资料，及时对重要事件做再评估，设计专职专人审核研究表格和资料，由统计学专家处理分析资料等，从而保证临床试验的可靠性和可信性。

3. 系统性评价

系统性评价和传统的文献综述不同。文献综述常涉及对原始研究进行选择，对选定的资料做分析，因而是非标准的和不客观的，也是不系统的。系统性评价则采用明确的和可重复的方法对原始材料进行概括和总结，经得起时间的考验。由 Cochrane 协作组所做的一些著名系统性评价，需要定期且持续不断地更新最新相关研究成果，要求资料来源十分广泛且收集内容完整。显然，系统性评价可以提供可靠的临床证据。

二、精准医学

精准医学主要是指医生在对患者进行疾病的预防和治疗过程中需要充分考虑患者的个人基因、环境与生活习惯的差异对于患者的影响，需要结合每一个患者的病情进行诊治的医学。狭义的精准医学是指根据患者个体的基因特征并结合环境和生活方式等因素进行精确的评估，从药物基因组学的角度对患者个体实施精准的治疗或干预，以提高治疗的安全性、有效性和经济性。广义的精准医学是指以基因组、蛋白质组、表型组等先进的生物技术手段与方法为基础对大样本人群与特定疾病进行生物标志物的分析、验证与应用，确定疾病的原因和治疗靶点，对疾病不同状态和过程进行精确分类和治疗的方法。最终目的是实现对患者的个体化精准治疗。精准医学的关键是以大样本的药物基因组学分析和队列研究的广泛开展为基础，对大样本的生物数据进行分析，得到精确的人类基因、蛋白质和药物关系的数据资料库。因此，精准医学的实施需要大量的人力、物力和前期基础研究作为实施的前提和条件。

精准医学的最终目的简而言之就是通过先进的技术手段在短时间之内根据每个患者的个体特征"量身定制"治疗方案。当然，精准医学制订的治疗方案并不是为每个患者单独创制的药物或医疗设备，而是根据患者对某种特异性疾病的易感性差异或者对某种特异性药物或治疗措施的反应性差异进行明确分类或者精细分类。

精准医学的"精准"是指既"精确"又"准确"。在科学方法之中，检测系统的精确是指检测量与实际量值间的接近程度。一个检测系统的准确性也称可重复性，是指在条件未改变的情况下重复检测并表现为相同的结果。总而言之，精准医学需要与医学事实最为一致而且能够在无数次医疗实践过程中很少出错甚至不出错。精准医学需要基于大数据进行疾病患病基因的预测、对疾病进行针对性的预防并制订合理有效的个体化治疗措施。精准医学的研究内容主要是以大数据和有效且合理的客观证据为基础，通过海量的数据分析结合临床及基础研究客观证据选择合理的治疗靶向，进一步整合相关的内容从而使得治疗更加精确而有效。

精准医学的研究目的主要是将研究成果应用于整个人类的健康和疾病领域，是借助于生物工程学、分子生物学、基因组学和生物信息学在内的整个基础研究领域的飞速发展，实现整个医学领域的进步。例如，我们可以借助基因测序的方式通过数据分析确定某些位点的基因型变化可能是发生特异性疾病的特定基因变异，从而提前预防疾病发生；也可以通过血液检查分析尽早发现肿瘤 DNA，进而为预防和治疗提供最为可靠和有效的方案。精准医学鼓励科学家通过创新的方法去检测和分析人类疾病相关的分子、基因、生活方式和环境等各种生物医学信息，并发现最为有效可行的治疗方式。精准医学的长期目标是通过创新的研究模式明确疾病的发生机制、建立数据库预测人类疾病的发生风险从而获得最佳的治疗效果。

尽管大家对于精准医学有所期待，但是精准医学本身还是存在一定的问题。首先，精准医学面临的问题就是生物安全信息的问题。精准医学目前往往是以人类和患者的基因信息为基础的工作，在进行基因检测和公共基因资源的利用等方面就面临着如何保护数据安全从而保护整个人类安全的重要议题。其次，则是治疗费用的问题，精准医学目前的检测费用仍然较为昂贵，如果将一些常见病和普通疾病均纳入精准医学的检查和治疗范围之内就会造成治疗费用的大幅度升高和社会资源的大量消耗。再次，就是某些研究是否真的具有临床应用价值。例如，部分基因研究的结果被发现难以应用于实践。如果某个基因研究的结果可以将某些疾病发生的风险预测水平从3%增至4%，虽然从统计学来看具有显著的变化和价值，但是这些基因变异的发现却不见得一定具有临床意义和价值。最后，应该是应用的获益与风险。需要明确对于相应的基于基因型的判断结果是否显著，从而确定哪种治疗将会使某个特定疾病患者获益最大。目前的相关研究都是基于基因和数据分析方面，对于人类而言，特别是相关的研究人员如何将复杂的证据数据转化为有临床意义和可以应用的产品使得人类在精准医学上获益仍然有较长的路需要走。对于这一系列的问题和困惑，目前全世界的科学家和研究人员都在不断探索解决途径。对于基因研究的安全性而言，相应的法律制度是规范相应行为的基础，将基因测序工作和相应的数据管理变为国家指导和监督下的行为并制定合理规范的管理措施具有必要性和合理性。建立国家基因数据库并进行相应的管理是安全的需要、社会的需要、患者的需要和研究的需要，有利于精准医学健康合理地发展从而确保相应技术的可靠和有效。

三、转化医学

转化医学是近年来医学领域的新词汇，转化医学的概念最早来源于 1992 年著名的 *Science* 杂志提出的"B-to-B"的概念，1996 年 *Lancet* 杂志正式提出"Translational Medicine"这个名词。目前，对于转化医学的相关解释主要是指从实验室到临床（bench to beside）的过程，实际上就是将实验室的研究发现转化为临床使用的诊疗技术和具体方法的过程。这个过程当中主要的理念是建立基础研究和临床研究的桥梁，加快基础研究成果向临床应用转化的过程，是将基础医学研究和临床治疗连接起来的一种新的思维方式。转化医学更广泛的意义是从患者出发开发和应用新的技术，强调的是患者的早期检查和疾病的早期评估。转化医学研究进程的目标是向一个更加开放和以患者为中心的方向发展。这个研究理念打破了传统基础研究与临床实践之间的壁垒，主张将诸如新药的研发等研究工作尽快应用于临床的安全测试和临床试验之中，并通过转化医学研究团队来增强基础研究和临床医学的沟通从而提高研究的临床价值。同时，转化医学倡导以患者为中心，从临床工作中发现和提出问题，由基础研究人员进行深入研究，然后再将基础科研成果快速转向临床应用，在此过程之中基础与临床科技工作者密切合作以提高医疗总体水平。

转化医学是医学研究的一个分支。转化医学的典型含义是将基础研究的成果转化成为应用于实际患者的治疗手段，非常强调技术从实验室到病床的连接。也有学者认为，转化医学应该是将研究成果和研究结论能够应用于日常生活和健康保健之中的工作，将医学研究的成果尽快惠及人类大众。2003 年美国国立卫生研究院（NIH）在多个医科大学成立了转化医学中心，转化医学日益受到医学界的广泛关注。中国也紧跟世界上医学发展的前沿，研究和制定相关的政策和指南，重视转化医学相关工作，使得加快发展转化医学成为国家在生物医学领域里的一个重大政策。早在 2007 年，我国就在国内召开了"转化医学国际会议"。随后转化医学在我国医学界特别是医学院校迅速发展，多数医学院校都成立了转化医学院或者转化医学研究中心。我国政府也高度重视转化医学工作，在《中共中央关于制定国民经济和社会发展第十二个五年规划的建议》辅导读本中指出：以转化医学为核心，大力提升医学科技水平，强化医药卫生重点学科建设。转化医学的实质是理论与实际相结合，是基础与临床的整合，是对分子、细胞、结构、功能、表型、发病机理、生理病理、环境遗传、预警诊断、预防治疗和医学信息的系统分析。转化医学是多学科、多层次、多靶点，微观与宏观、静态与动态、结构与功能、生理与病理、预防与治疗、人文与科学的交叉融合。它不仅涉及到基础和临床各个学科改革，更加关系到现在和未来医学的发展方向。

（一）转化医学的课题设计

转化医学旨在建立基础研究与临床应用之间的桥梁，也就是说转化医学主要强调从临床上发现问题并以此为目标开展基础研究工作，通过基础研究成果揭示的内容促进其在临床上的迅速使用。我们认为基础研究的工作价值并不来自于课题的大小，更多地取决于研究所涉及的课题设计，课题设计的优劣直接影响研究成果的价值，也是直接关系到转化医学研究成果是否能够迅速转化为临床应用的关键问题。

1. 正确的研究方向是科研工作的先导

创新是动力、创新是方向、创新是源泉，保证课题研究的正确方向往往需要不断在创新的基础上拓展研究工作。创新离不开良好的实践经历和研究基础。我们需要在实践当中不断地聚焦和发现本领域的新知识、新设计和新物质。因此，创新是确立正确研究方向的重要条件。转化医学研究的创新需要在以往的研究基础上将各种实验室技术和知识尽快应用到临床研究，使得越来越多的人们受益。

2. 转化医学课题研究需要遵循的原则

转化医学研究的目的是医学知识的临床转化，因此尽快进行临床相关研究是转化医学研究的重中之重。临床研究工作需要在相关临床科研基础上开展，临床研究设计的重要原则就是随机、对照和盲法，使用这样的设计原则是为了最大限度地保证研究的客观性、科学性和可靠性，减少研究的误差从而保证研究数据的真实有效。

3. 多学科协作是转化医学研究的必由之路

转化医学研究是从基础到临床的发展之路，在这个过程中需要多个学科紧密协作才能保证研究的顺利完成。基础研究会涉及到基因研究、蛋白研究、代谢组学研究和遗传学研究的专业技术人员；临床研究则需要临床医生以及检验学、病理学和影像学等专业技术人员的参与；研究获得的相关数据更需要统计学家、流行病学家和生物学家等多个领域的专家学者积极地参与。这样的研究工作涉及面广，内容丰富，如果研究工作顺利必将对转化医学本身的发展十分有利。因此，参与研究的人员不仅仅需要具备良好的专业素养，同时也必须具有较好的沟通和协调能力，不同学科人员解决本领域的专业问题的效率和协同工作必不可少。

（二）转化医学的目的

转化医学的主要目的就是要打破基础医学、药物研发、临床医学和公共卫生之间的固有屏障，改变之前这些研究领域和开展研究工作的科研人员相互之间缺乏联系且对话较少的现状，通过转化医学的理念指导建立直接的关联，填补基础实验研发与临床和公共卫生实践之间的鸿沟，为新药品开发和新的治疗实践和应用开辟出一条具有革命性意义的新途径。同时，转化医学也是基础研究和临床应用之间的一个双向开放的快速通道，不仅仅是从基础研究到临床实践的转化和应用，临床应用过程中遇到的各种问题也可以通过回馈到实验室得到进一步的阐释和研究，以寻找临床问题诊治的新途径和新方法并快速转化为具体的临床实践工作。例如，在具体的实践过程当中，我们期望开展诊断及监测人类慢性肾脏病的新的生物标志物的研究，基于转化医学研究的理念组成由基础医学、临床医学和生物信息学等专业研究人员组成的创新研究团队，通过紧密跟踪相关领域基础研究新进展和临床需要进行有计划、有目的的研究工作，选取患者并进行临床标本的收集和分析，创新研究团队制订定期讨论和沟通的工作计划并及时研究慢性肾脏病病变过程中遇到的问题，对患者的临床标本进行筛查和对生物标志物开展数据分析，明确研究目的并明确不同阶段和病情下人类慢性肾脏病的新的生物标志物，在此期间需要临床研究者的细致观察，基础研究者对生物标志物的检测和生物信息研究者对所获得的海量临床数据进行认真的分析和归纳。新的生物标志物的发现和应用可以为后续创新药物的开发和临床应用开辟出一条新途径，从而大大缩短新的治疗方法从实验到临床的时间，进而快速提高慢性肾脏病患者诊断和治疗工作的质量。

（三）转化医学存在的问题

目前转化医学的发展还存在一定的问题和争论。疾病谱的转变使医疗成本大大增加。随着信息化的到来和人们生活方式的改变，疾病谱在世界各国间都有很大差异。发达国家疾病谱以慢性病为主，发展中国家以传染性疾病和营养缺乏病占主导。对于我国这样的发展中国家而言，随着经济的快速发展，疾病谱往往会从以急性病为主转向以慢性病为主。近年来，我国的人口平均寿命不断延长，老龄化现象越发明显，慢性疾病患病率和发病率的增高使社会的医疗负担越来越沉重。因此，疾病的预防和早期干预将是我国今后很长一段时间的重要课题。

传统的研究方法无法满足慢性病的防治需要，越来越需要通过转化医学的理念，通过基础和临床等多学科的合作研究为包括慢性肾脏病在内的所有慢性疾病寻求解决问题的创新思路和创新方法。对于遗传背景的差异和疾病的特异性，基于分子分型的个体化治疗需求被明确地提出来。这就需要收集临床数据、开展数据分析和进行疗效评价。

首先，每一个疾病的确立、治疗方式的确定和患者的检测及治疗均需要巨额的前期投入和后续检测的大量经费消耗。其次，基础科学研究积累的大量数据的意义需要解析。特别是前期研究收集的基因组学、蛋白质组学等的大量数据。转化医学的基本理念是进行精确的数据库建立和合理治疗方法的使用。假如不能有效地解析这些数据，就无法将大量的数据转化为解决医疗问题的有用信息。数据库的建立和阐释需要生命科学、数学、计算机科学和医学领域专家的有效合作与交叉研究。科学研究从微观走向宏观，整合的系统生物学时代即将来临，对改变医学研究模式提出了强烈的需求。最后，转化医学需要基础研究、药物开发及医学实践三者的有机融合。但是，传统情况下三者之间相互分离的局面浪费了大量的资源，而且解决问题的效率往往不高。以患者的需求为导向开展医学科学实践是转化医学的根本目的。通过三者的密切结合，提高解决医学重大问题的效率是解决这个医学根本性问题的有效途径。

（四）转化医学的存在形式

转化医学的存在形式或者说存在模式目前主要分为两种类型：其中一种类型是从实验室到病床，主要解决如何进行转化研究的问题；另一种类型是循证医学的应用与推广。转化医学研究是一个团队，是一个以患者个体为中心的多学科的研究团队，是医学发展的新领域。

转化医学研究的实现需要经历很长的时间，转化医学强调的是理念的转变和资源的整合，建立研究平台有利于尽快地开展相关工作。工作核心是整合资源，建立平台，建立整合患者的危险因素、临床诊治、生存和预后等临床组学资料的数据库以及具有完整的患者生物标本和开放式的疾病转化研究的平台。利用这一平台，能够对实验室和运用生物信息学技术发现的生物标志物进行快速鉴定和评估，真正地实现转化医学的目的。

第三节　真实世界研究

一、概述

1993 年，Kaplan 等在一项纳入 591 例高血压患者的研究中，评价了雷米普利的疗效，并在文中首次提及真实世界研究（real world study，RWS；real world research，RWR）的概念。

真实世界研究是针对临床问题，收集真实世界数据（real world data，RWD）进行汇总分析，从而获得真实世界证据（real world evidence，RWE）的研究过程。

（一）真实世界数据

真实世界数据是指来源于日常所收集的各种与患者健康状况和（或）诊疗及保健有关的数据。真实世界数据主要来自卫生信息系统（hospital information system，HIS）、医保系统、疾病登记系统、国家药品不良反应监测哨点联盟（China ADR sentinel surveillance alliance，CASSA）、死亡登记数据库、组学数据、来自移动设备的个体健康监测数据和患者报告结局数据等。

（二）真实世界证据

通过对适用的真实世界数据进行恰当和充分的分析所获得的关于药物的使用情况和潜在获益-风险的临床证据，包括通过对回顾性或前瞻性观察性研究或者实用临床试验（pragmatic clinical trial，PCT）等干预性研究获得的证据。要想使真实世界数据成为真实世界证据，需要考虑研究环境和数据采集接近真实世界、更全面的效果评价、合理的结果解释等方面内容。

（三）真实世界研究与随机对照临床试验

随机对照临床试验（randomized controlled trial，RCT）严格控制试验入组、排除标准和其他条件，并进行随机化分组，可以最大限度地减少其他因素对疗效估计的影响，因此所得的结论较为确定。但其也有局限性，如结论外推于临床实际应用时面临挑战、在罕见病等疾病领域难以实施、时间成本高昂等。而 RWS 是非随机研究（non-randomized sudy），它衡量的是治疗的实际效果，而非在试验中的疗效，这使得通过真实世界研究而得出的结论具有更好的外推性。其与 RCT 是互补的关系，并不对立。

二、真实世界数据的评估

真实世界数据分为既往回顾性数据和前瞻性数据。回顾性数据通常需要进行数据整理，数据主要来源于既往开展的回顾性观察性研究、前瞻性观察性研究、回顾前瞻性观察性研究等。而前瞻性数据则需要进行数据管理，数据主要来源于将要开展的前瞻性观察性研究或实用临床试验，由于此类数据类似于 RCT 的数据收集，即根据研究方案建立数据库并通过电子数据采集系统采集数据，是前瞻的、有计划的结构化和标准化数据。真实世界数据评估主要针对的是回顾性数据，但对前瞻性数据也有指导意义，通过数据相关性和可靠性进行评估。

（一）相关性

评估真实世界数据是否与所关注的临床问题密切相关，其重要因素包括但不限于：

① 是否包含与临床结局相关的重要变量和信息，如药物暴露、患者人口学和临床特征、协变量、随访时间、结局变量等。

② 临床结局定义是否准确，相应的临床意义是否明确。

③ 真实世界数据中的患者对于研究的目标人群是否具有代表性。

④ 是否有足够的样本量以及随访时间以证明疗效并获取充分的潜在安全性事件。

（二）可靠性

真实世界数据的可靠性主要从数据的完整性、准确性、透明性和质量保证方面进行评价。

（1）完整性

真实世界数据无法避免数据缺失问题，包括变量的缺失和变量值的缺失。当数据缺失比例超过一定限度时，尤其涉及研究的关键变量时，例如影响研究结局的诸多重要预后协变量缺失或变量值缺失，会加大研究结论的不确定性，此时需要慎重考虑该数据是否会影响真实世界证据。

（2）准确性

数据的准确性极为重要，通常需要参照较权威的数据来源进行识别或验证。数据元素和转化数据的算法均应保证其正确。数据的准确性还反映在数据的一致性和合理性上，一致性包括数据库内部的相关数据标准、格式和计算方法等必须一致；合理性包括变量数值的唯一性、合理的区间和分布、相关变量的预期依从关系以及时变型变量是否按预期改变等。

（3）透明性

数据的来源、收集与治理的全过程应透明、清晰，并具有可溯源性，尤其是暴露、协变量以及结局变量等关键变量应能追溯到源数据。数据的透明性还包括数据的可及性、数据库之间的信息共享和对患者隐私保护方法的透明。

（4）质量保证

真实世界数据的可靠性需要考虑数据质量。质量保证的措施包括但不限于：数据收集是否有明确流程和合格人员；是否使用了共同定义框架，即数据字典；是否遵守采集关键数据点的共同时间框架；是否建立与收集真实世界数据有关的研究计划、协议和分析计划的时间安排；用于数据元素采集的技术方法是否充分，包括各种来源数据的集成、药物使用和实验室检查数据的记录、随访记录、与保险数据的链接以及数据安全等。

三、真实世界研究的设计

RWS 通常围绕病因、诊断、治疗、预后及临床预测等相关的研究问题展开。病因研究主要是研究危险因素与疾病之间的关系，并研究引起人体发病的机制，如研究幽门螺杆菌感染与十二指肠溃疡的关系。诊断研究主要是研究某类新方法对特定疾病诊断的准确度，以判断新诊断方法的临床价值。治疗性研究主要是研究某类治疗方案对特定疾病的疗效及副作用。

真实世界研究设计存在几种类型，广义上讲，队列研究、病例对照研究和自我对照病例研究是三种基本类型。队列研究跟踪患者从治疗到结果。病例对照研究从源人群中选择疾病病例和对照，并比较两组的治疗历史。队列设计是实验的直接模拟，通常已成为观察性研究的标准设计，除非研究问题指定了替代设计。自我控制的方法是通过观察同一个人不同的治疗时间来比较同一个人内部的治疗和结果，而不是跨组的个人。研究设计的选择取决于几个因素，包括感兴趣的研究问题，暴露/结果的稀缺性等。由于队列研究在评估发病率、自然史或相对有效性/安全性时最直观，因此我们将把进一步讨论的重点放在这种设计上。

（一）实用临床试验

实用临床试验又称实操临床试验和实效临床试验，是指尽可能接近真实世界临床实践的临床试验，是介于 RCT 和观察性研究之间的一种研究类型。与 RCT 不同的是：PCT 的干预既可以是标准化的，也可以是非标准化的；既可以采用随机分组方式，也可以自然选择入组；受试病例的入选标准较宽泛，对目标人群更具有代表性；对干预结局的评价不局限于临床有效性和安全性；PCT 一般使用临床终点，而避免使用传统 RCT 中可能使用的替代终点；可以同时考虑多个对照组，以反映临床实践中不同的标准化治疗；一般不设安慰剂对照；在大多数情况下不采用盲法，但对于如何估计和纠正由此产生的测量偏倚，需给予足够的重视；数据的收集通常依赖于患者日常诊疗记录。与观察性研究不同的是，PCT 是干预性研究，尽管其干预的设计具有相当的灵活性。

例如，一项以患者为中心的、评价不同剂量阿司匹林的获益和长期有效性的研究采用了随机化的 PCT 设计，研究纳入患有动脉粥样硬化性心血管疾病且具有高风险缺血事件的患者，随机分配到两个不同剂量的阿司匹林治疗组（外加日常医疗保健），主要终点为来自电子健康档案和保险索赔数据库的全因死亡、非致死性心梗导致的住院以及由中风引起的住院的复合终点。

设计 PCT 时还应考虑以下因素：收集到的数据是否适合产生真实世界证据；治疗

领域和干预措施等是否符合各种形式的常规临床实践；是否具有足够的可以用于评价的病例数（特别是临床结局罕见的情况）；参与 PCT 的各试验中心甚至不同的数据库之间对终点的评价和报告方法是否一致；是否采用随机化方法控制偏倚；当盲法不可行时，应考虑非盲对结局变量（特别是患者报告的结局）可能产生的影响，可使用不受治疗分组影响的终点（如中风、肿瘤大小等），以减少非盲带来的可能偏倚。

由于 PCT 需要考虑所有可能的潜在因素的影响，包括各种偏倚和混杂因素的影响，故其研究设计和统计分析较为复杂，所需的样本量通常远超 RCT 设计。PCT 如果采用随机化方法将减小混杂因素的影响从而提供稳健的因果推断。由于是在更接近真实临床实践环境下开展的研究，PCT 所获得的证据在多数情况下被视为是较好的真实世界证据。

（二）使用真实世界证据作为外部对照的单臂试验

单臂试验也是验证研究药物有效性和安全性的一种方法。例如，针对某些罕见病的临床试验，由于病例稀少导致招募困难；针对某些缺乏有效治疗措施的危及生命的重大疾病，随机对照试验往往存在伦理问题。因此，以上两种情况可以考虑以自然疾病队列形成的真实世界数据作为外部对照的基础。

外部对照主要用于单臂试验，可以是历史对照也可以是平行对照。历史外部对照以早先获得的真实世界数据作为对照，需要考虑不同历史时期疾病的定义、诊断、分类、自然史和可用的治疗手段等对可比性的影响；平行外部对照则是将与单臂试验同期开展的疾病登记数据作为对照。采用外部对照需要考虑目标人群的可比性对真实世界证据的影响；对于接受其他干预措施的病人的数据，应考虑是否有足够的协变量以支持正确和充分的统计分析。

使用外部对照具有局限性，主要包括医疗环境不同、医疗技术随时间变化、诊断标准不同、结局的测量和分类不同、患者的基线水平不同、干预多样化、数据质量难以保证等。这些局限使得研究对象的可比性、研究结果的精确性、研究结论的可靠性和外推性等均面临挑战。

为克服或减少这些局限，一是要确保所采集的数据符合真实世界数据的适用性要求。二是采用平行外部对照设计要优于历史对照，平行外部对照可采用疾病登记模式，保障数据记录尽可能完整、准确。三是采用恰当的统计分析方法，如合理利用倾向评分（propensity score，PS）方法，虚拟匹配对照方法等。四是要充分使用敏感性分析和偏倚的定量分析来评价已知或已测的混杂因素和未知或不可测量的混杂因素以及模型假设对分析结果的影响。

（三）观察性研究

观察性研究所采集的数据接近真实世界，其最主要的局限在于存在各种偏倚、数据质量难以保证、已知或已测和未知或不可测量的混杂因素较难识别等，使得研究结论具有很大的不确定性。

对于观察性研究所收集的数据是否适合产生真实世界证据，以支持监管决策，关注要点至少应包括：

① 数据特征：例如，数据来源及其质量、研究的人群、暴露和相关终点的数据采集、记录的一致性、数据整理过程、缺失数据的描述等。

② 研究设计和分析：例如，有无合适的阳性对照，是否考虑了潜在未测或不可测混杂因素以及可能的测量结果的变异，分析方法是否严谨、透明且符合监管要求等。

③ 结果的稳健性：为保证结果的稳健性，预先确定了何种敏感性分析、偏倚定量分析和统计诊断方法。

观察性研究的主要分析方法是因果推断。

四、真实世界研究的常用统计方法

相较于 RCT 研究，真实世界研究中的统计分析方法主要是因果推断方法，其中特别需要注意对混杂效应的控制或调整，以避免得出有偏倚的效应估计。以下仅对部分常用的因果推断方法做概括性说明，具体的技术细节和使用参见相关文献（不排除其他方法的合理应用）。

（一）描述性分析和非调整分析

对于真实世界研究，正确有效的描述性统计分析可以发挥较为重要的作用。例如，在疾病登记队列研究中，按暴露因素的不同水平对相关协变量进行分层描述统计有助于比较组间的均衡性；在倾向评分匹配数据集中，按暴露因素分组汇总统计相关协变量可帮助发现残余不均衡等。真实世界研究通常需要从大量协变量中考虑可能的混杂因素，利用描述性统计分析对受试者的相关特征进行广泛和全面的探索性分析是非常必要的。

（二）调整分析

（1）协变量的选择

对于采用调整协变量的因果推断方法，协变量选择方法大致分为两类，一类是基于暴露至结局相关路径构成的因果关系网络，识别出风险因子、混杂因素、中间变量（intermediate variable）、时变型混杂因素（time-varying confounder）、碰撞节点变量（collider variable）及工具变量（instrumental variable），将风险因子和混杂因素作为协变量纳入模型，同时避免纳入中间变量、碰撞节点变量和工具变量，但对于时变型治疗或混杂等复杂情况，可能需要调整中间变量和碰撞节点变量，对因此额外引入的偏倚应注意采用合理的统计分析方法同时进行控制。在实际应用中，当部分因果结构已知时，协变量的选择方法可以基于相关疾病和治疗领域的背景知识，对所有观测到的、可能与结局相关的基线变量，已知的结局相关危险因素，以及治疗或结局的所有直接起因变量都进行调整。另一类协变量选择方法是基于高维自动变量选择的方法，从数据中依经验学习变量间的相关关系，筛选出与处理因素和（或）结局变量相关的变量作为协变量。上述两类方法可以结合使用，即首先利用专业经验知识，确定一个变量集合，然后使用适宜的经验学习方法，从中筛选出纳入最终分析模型的协变量。这样做的优点是限制了对经验学习的依赖性，在减小混杂效应的同时也减小了过度调整的风险。需要注意的是，协变量的选择过程必须是公开、透明的。

（2）利用回归模型进行调整分析

利用各类回归模型对潜在混杂因素进行调整，从而估计药物暴露的效应，一般调整的变量可能同时与研究的处理因素和结局指标相关，且在因果路径上位于处理因素之前。回归模型的选择应考虑模型的假设是否成立，自变量的选择是否恰当，是否需要利用汇总的协变量（如倾向评分或疾病风险评分），暴露变量和反应变量（结局事件）的发生率等。

（3）倾向评分

倾向评分定义为在观察到的协变量条件下，观察对象接受某种处理（或暴露）的概率，可以综合概括所有已观测到的协变量的组间均衡性。对基于这些协变量的倾向评分进行调整，可以有效地控制混杂效应，是一种在有较多协变量的情况下对混杂效应的调整方法。通常可采用倾向评分匹配法（propensity score matching）、倾向评分分层法（propensity score stratification/subclassification）、逆概率加权法（inverse probability of treatment weighting），以及将倾向评分作为唯一协变量纳入统计模型进行调整分析等方法进行因果效应估计。

利用倾向评分进行因果效应估计时，需要判断倾向评分接近的患者在不同组间的协变量分布是否均衡、不同组间倾向评分分布的重合性如何。对于重合性不好的情况可以考虑补救方案，如限制研究对象范围为各组倾向评分分布的重叠区域，但应注意由此引发的目标人群变化可能导致因果效应估计结果不适用于原始目标人群。需要注意的是，倾向评分匹配方法只能对已知的观测到的协变量进行调整，对未知或未观测到的协变量需要借助敏感性分析进行评价。另外，传统回归方法与倾向评分匹配法各有利弊，前者不能保证研究协变量一定均衡，后者可能会导致样本量减少，因此进一步的敏感性分析是非常必要的。

（4）疾病风险评分（disease risk score，DRS）

疾病风险评分与倾向评分作用相似，是一个基于所有协变量的综合指标，定义为假定无暴露和特定协变量条件下，发生结局事件的概率。估计疾病风险评分的方法一般分为两类：一类是利用研究样本的所有观测值进行拟合，将暴露（设置为无暴露）与协变量作为自变量，研究结局作为因变量得到相应的疾病风险评分预测值；另一类是仅利用无暴露的样本估计疾病风险评分，然后将所有研究样本的协变量取值回代入疾病风险评分模型，对所有研究样本计算相应的疾病风险评分预测值。

对于结局事件常见但处理（暴露）因素罕见或者可能存在多重暴露的研究，疾病风险评分方法是一种较好的选择，能够平衡不同组间样本的基线疾病风险。对于处理（暴露）因素多水平，且部分水平较罕见的情况，建议选择疾病风险评分方法而非倾向评分方法。

（5）工具变量

上述传统多元回归、倾向评分和疾病风险评分等方法只能控制已测混杂，对未知或无法测量的混杂因素无法调整。工具变量能够控制未观测到的混杂因素，进而估计出处理与结局的因果效应，不涉及具体的对混杂因素/协变量的调整。如果某变量与处理因素相关，并且对结局变量的影响只能通过影响处理因素实现，同时与暴露和结局的混杂因素不相关，那么该变量可以称为一个工具变量。

使用工具变量最大的难点在于找到合适的工具变量。首先，工具变量必须与暴露和结局的所有观测到或未观测到的混杂因素不相关。其次，工具变量对结局不能有直接影响，除非通过处理至结局的通路间接作用于结局。最后，工具变量必须与研究的处理因素相关，而且相关性越高越好。可采用二阶段最小二乘估计等方法利用工具变量进行因果效应估计。

（四）缺失数据考虑

缺失数据在真实世界研究中通常难以避免，不仅结局变量可能缺失，协变量也有可能缺失。研究者和申办方应考虑优化试验设计，尽可能地将缺失率降到最低。

在进行主要分析前，应先尝试分析数据缺失的原因。通常缺失数据按缺失机制可以分为三种情况：完全随机缺失（missing completely at random，MCAR）、随机缺失（missing at random，MAR）和非随机缺失（missing not at random，MNAR）。完全随机缺失指数据缺失的概率与所有已测或未测的协变量及结局变量均无关。随机缺失指在给定的已测协变量取值和结局变量条件下，数据是否缺失是随机的，与潜在结局无关。而非随机缺失指数据的缺失概率与缺失值本身有关，同时也可能与已测协变量及结局变量有关。

对于缺失数据，选择正确的方法进行填补和分析是避免偏倚和信息损失的有效手段，否则会因剔除缺失数据而导致样本量减少、降低研究效率。恰当的填补方法应根据缺失机制和临床问题建立相应的假设来确定。一般来说，对于完全随机缺失，可以只对数据完整的样本进行分析；对于随机缺失，可以构建统计模型进行预测填补，例如多重填补（multiple imputation，MI）、传统回归模型方法、马尔科夫链蒙特卡洛（Markov chain Monte Carlo，MCMC）方法、全条件定义法（fully conditional specification，FCS）等；对于非随机缺失，可利用模式混合模型（pattern mixture models，PMM）方法，分别对缺失数据和非缺失数据构建不同的统计模型进行分析。此外，还有单一值填补方法，其优点是原理简单、易于操作，缺点是即使在随机缺失条件下也不能保证结果正确有效，且没有考虑缺失值的变异性，因此一般不建议用于主要分析。

在可能有协变量缺失的观察性研究中，对不同缺失模式可考虑使用一些常规统计方法，包括完整数据分析法、多重填补法和倾向评分法。

需要明确的是，三种数据缺失机制假设通常均无法直接检测，只能通过对数据收集过程的描述和理解来说明其合理性。现实中，难以确定最佳的或唯一适用的缺失数据处理方法，也没有任何方法可以得到与原始完整数据一样的稳健无偏估计。应对缺失数据的最佳策略，关键在于研究的合理设计和实施。

（五）敏感性分析和偏倚的定量分析

上述各种因果推断方法均有各自的适用条件和假设，例如未观测协变量的可交换性、一致性和正相关性，因此需要针对这些假设进行敏感性分析，以期对因果推断结果的稳健性进行评价。例如，两个基线协变量相同的患者，其未观测的协变量可能会导致接受治疗的概率完全不同。敏感性分析可以检测未观测的协变量对疗效估计偏倚的影响，协助确定基于接受治疗概率而估计的疗效的上下限。

关于偏倚的定量分析，应保证分析过程透明、可信，一般采用以下步骤：结合因果结构模型和观测数据，以鉴别可能的偏倚；利用含有假设的因果图计算偏倚的大小及其对因果效应解释的影响；结合研究目的和偏倚模型，利用偏倚参数的分布来评价偏倚的大小和不确定性。

最后需要特别说明的是，对于分析结果的解释，真实世界研究与其他确证性研究一样，应尽可能全面、客观、准确、充分，不能仅仅强调统计学意义（如 P 值和置信区间），更要注重临床实际意义；不仅要看最终的结论，还要看形成该结论的整个证据链的逻辑性和完整性；不仅要看整体结论，也要关注亚组效应；不仅要控制已测或可测的混杂因素，还要控制潜在未测或不可测混杂因素（如采用历史事件率比进行调整）；此外，对各种可能偏倚和混杂的控制和影响需要给予尽可能详尽的阐述。

五、中医药与循证医学、精准医学、转化医学及真实世界研究的关系

通过认真阅读和学习循证医学、精准医学和转化医学的内容，我们可以发现三者之间存在一定的内在联系。通过学习三方面的内容特别是转化医学的内容，我们可以发现转化医学主要是前两者研究工作的进一步发展。转化医学的兴起给以临床为基础的中医药个体化研究提供了良好的发展机遇和发展前景。这是由于中医与西医不同，中医本身的特色和优势明显而且不足和缺陷也很突出。总的而言，中医先进的理念和落后的技术手段之间的矛盾非常突出，从而极大地影响了中医理论的广泛传播及中医诊疗技术的普及和应用。中医药的转化医学研究目前面临的问题主要包括以下几个方面。

（一）中医药专业词汇的转化问题

中医药的这些问题多是来源于《黄帝内经》和《伤寒论》等文言文相关的内容，这些知识点具有很大的局限性，除了系统学习过中医学知识的人以外，能够理解其中内容的人相对较少。如果不能被理解就无法被人接受，这是很重要的问题，值得我们重

视。可以开展相关研究工作，用通俗易懂的语言阐释中医药的知识和文化，让更多的人能够理解中医和信任中医。

（二）中医药转化需要紧密结合临床

转化医学的核心就是将研究尽快转化为临床有价值的诊断和治疗方式。特别是选择中医药治疗方面的优势病种结合现代医学在临床治疗的难题开展科研攻关。可以通过基础、临床和生物统计等学科的相互协作对中医药的证候发生、发展、分类、治疗和疗效评价等内容进行筛选并确定有临床价值的生物标志物进行系统生物学研究，同时结合四诊的辨证定位和八纲辨证分析确立具有价值和应用前景的中医药防治疾病的手段。

（三）中医药转化坚持中医药特色

中医药的基本内涵就是强调中医理论与临床、中医与中药相结合并以人为本、辨证施治。中医认识疾病的核心是"整体、动态"，中医治疗疾病的核心是"调节、平衡"，中医强调的理念就是"天人合一"。也就是说，中医药治疗的核心既不是疾病的病原体也不是疾病，而是人。中医强调治疗过程之中需要注重空间、时间、环境和状态都在不断变化，并关注所处其中的人类的健康问题。可以针对相关问题通过中药方剂对人体自身问题进行整体调节，最终达到人体阴阳平衡和机体健康的治疗目的。

（四）中医药的循证医学和精准医学问题

以大数据和规范化研究为基础的循证医学和精准医学的发展对于中医药学而言是机遇也是挑战。将循证医学和精准医学的理念和方法广泛应用于中医药学当中是未来中医药学开拓型研究工作的重要领域。可以通过收集海量临床数据，对体现中医诊治特色的诸如舌诊、脉诊等内容通过大数据分析的方式建立客观的数据库和客观化的评价标准，以此客观直接地体现中医药防病治病的临床价值。进而通过优势病种的选取开展大样本、多中心的临床研究，借助循证医学的方式方法开展研究工作，形成具有说服力的中医药疾病诊治的成果。充分融合循证医学和精准医学理念有利于中医药在未来的发展工作。

（五）中医药与真实世界研究

真实世界研究主要是针对临床问题，收集真实世界数据并进行汇总分析从而获得真实世界证据的研究过程。真实世界研究的证据主要是通过回顾性或前瞻性观察性研究或者实用临床试验等干预性研究获得的数据。要想使真实世界数据成为真实世界证据，需要考虑研究环境和数据采集接近真实世界、更全面的效果评价、合理的结果解释等方面。真实世界研究是非随机研究，它衡量的是治疗的实际效果，而非在试验中的疗效，这使得通过真实世界研究得出的结论具有更好的外推性。

因此，从研究的特点和自身的优势而言，其更加符合中医药从事和开展研究所需要评价的要求，近年来越来越多的中医药研究采用了真实世界的研究方式。当然，真实世界研究和随机对照研究不是对立的关系，两者各有优势，相互补充。

主要参考文献

［1］郭霭春. 黄帝内经素问校注语译［M］. 天津：天津科学技术出版社，1981.

［2］南京中医学院中医系. 黄帝内经灵枢译释［M］. 上海：上海科学技术出版社，1986.

［3］李克光. 金匮要略讲义［M］. 上海：上海科学技术出版社，1985.

［4］巢元方，等. 诸病源候论［M］. 北京：人民卫生出版社，1955.

［5］张介宾. 景岳全书［M］. 上海：上海科学技术出版社，1959.

［6］喻昌. 医门法律［M］. 上海：上海科学技术出版社，1983.

［7］黄自立. 中医古籍医论荟萃［M］. 汕头：汕头大学出版社，2003.

［8］王孟英. 温热经纬［M］. 北京：人民卫生出版社，1956.

［9］吴谦，等. 医宗金鉴（二）·删补名医方论［M］. 北京：人民卫生出版社，1957.

［10］王吉耀. 循证医学与临床实践［M］. 北京：科学出版社，2002.

［11］李中梓. 医宗必读［M］. 北京：人民卫生出版社，1995.

［12］李幼平. 循证医学［M］. 北京：人民卫生出版社，2014.

［13］中国科协学会学术部. 中医药与转化医学［M］. 北京：中国科学技术出版社，2012.

［14］莱什纳，等. 转化医学的研究与探索：解读 NIH-CTSA 2.0［M］. 时占祥，译. 北京：科学出版社，2014.

［15］万学红，卢雪峰. 诊断学［M］. 9 版. 北京：人民卫生出版社，2018.

［16］葛均波，徐永健，王辰. 内科学［M］. 9 版. 北京：人民卫生出版社，2018.

［17］陈灏珠，林果为，王吉耀. 实用内科学［M］. 14 版. 北京：人民卫生出版社，2013.

［18］董德长. 实用肾脏病学［M］. 上海：上海科学技术出版社，1999.

［19］王海燕. 肾脏病学［M］. 3 版. 北京：人民卫生出版社，2008.

［20］王海燕，赵明辉. 肾脏病学［M］. 4 版. 北京：人民卫生出版社，2021.

[21] 林果为，王吉耀，葛均波．实用内科学［M］．15 版．北京：人民卫生出版社，2017.

[22] 沈映君．中药药理学［M］．2 版．北京：人民卫生出版社，2011.

[23] 周秋丽，王涛，王本祥．现代中药基础研究与临床［M］．天津：天津科技翻译出版公司，2012.

[24] 李时珍．本草纲目（金陵版排印本）［M］．2 版．北京：人民卫生出版社，2005.

[25] 盛增秀．王好古医学全书［M］．北京：中国中医药出版社，2004.

[26] 汪昂．本草备要［M］．郑金生，整理．北京：人民卫生出版社，2005.

[27] 凌一揆．中药学［M］．上海：上海科学技术出版社，1984.

[28] 马子密，傅延龄．历代本草药性汇解［M］．北京：中国医药科技出版社，2002.

[29] 田代华．实用中药辞典［M］．北京：人民卫生出版社，2002.

[30] 向楠．中药临床药理学［M］．北京：中国医药科技出版社，2010.

[31] 孙世澜，关天俊，袁海．肾脏病新理论新技术［M］．北京：人民军医出版社，2014.

[32] 魏明刚．肾脏病的基础与临床研究［M］．苏州：苏州大学出版社，2018.

[33] 刘必成．肾脏纤维化：基础与临床［M］．北京：科学出版社，2016.

[34] 时振声．时氏中医肾脏病学［M］．北京：中国医药科技出版社，1997.

[35] 沈庆法．中医肾脏病学［M］．上海：上海中医药大学出版社，2007.

[36] 陈香美．肾脏病学实验技术操作规范［M］．北京：人民军医出版社，2011.

[37] 美国改善全球肾脏病预后组织．慢性肾脏病评价及管理临床实践指南［M］．王海燕，译．北京：人民卫生出版社，2014.

[38] 邹万忠．肾活检病理学［M］．3 版．北京：北京大学医学出版社，2014.

[39] 张伯臾．中医内科学［M］．上海：上海科学技术出版社，1985.

[40] 黎磊石，刘志红．中国肾脏病学［M］．北京：人民军医出版社，2008.

[41] 陈香美．肾脏病学高级教程［M］．北京：人民军医出版社，2014.

[42] 丁甘仁．丁甘仁医案［M］．上海：上海科学技术出版社，1960.

[43] 周仲瑛．中医内科学［M］．北京：中国中医药出版社，2007.

[44] 董建华．中国现代名中医医案精华［M］．北京：北京出版社，1990.

[45] 叶任高，沈清瑞．肾脏病诊断与治疗学［M］．北京：人民卫生出版社，1994.

[46] 杰姆逊，洛斯卡奥．哈里森肾脏病学［M］．北京：北京大学医学出版社，2011.

[47] 黄帝内经素问［M］．北京：人民卫生出版社，2012.

[48] 龙伯坚．黄帝内经集解［M］．天津：天津科学技术出版社，2004.

［49］凌耀星．难经校注［M］．北京：人民卫生出版社，2013.

［50］钱超尘，李云．黄帝内经太素新校正［M］．北京：学苑出版社，2006.

［51］张仲景．伤寒论［M］．钱超尘，郝万山，整理．北京：人民卫生出版社，2005.

［52］孙思邈．备急千金要方［M］．北京：人民卫生出版社，1955.

［53］钱乙．小儿药证直诀［M］．北京：人民卫生出版社，2017.

［54］刘完素．素问玄机原病式［M］．北京：中华书局，1985.

［55］朱丹溪．丹溪心法［M］．北京：人民卫生出版社，2005.

［56］叶桂．临证指南医案［M］．北京：人民卫生出版社，2006.

［57］张介宾．景岳全书［M］．北京：人民卫生出版社，2007.

［58］严世芸．中医各家学说［M］．北京：中国中医药出版社，2007.

［59］孙伟．实用中医内科肾病学名词术语［M］．南京：南京出版社，2008.

［60］傅春华．实用中医药科研指南［M］．成都：四川科学技术出版社，1994.

［61］郑筱萸．中药新药临床研究指导原则：试行［M］．北京：中国医药科技出版社，2002：163-165.

［62］魏明刚，周栋，高坤，等．慢性肾脏病的基本病机探讨和益肾清利和络泻浊法应用的分析［J］．辽宁中医杂志，2010，37（4）：642-644.

［63］魏明刚．肾脏病病机的理论探讨［J］．中国中医基础医学杂志，2011，17（11）：1188-1191.

［64］魏明刚，孙伟，熊佩华．肾脏病的中医研究思路与方法［J］．辽宁中医杂志，2008，35（1）：45-46.

［65］汪涛，叶任高，李惠群．慢性透析病人的生活质量［J］．中华肾脏病杂志，1995，11（4）：227-229.

［66］邹燕勤，王钢．孟河医派临床大家邹云翔论治肾病经验［J］．江苏中医药，2016，48（06）：1-5.

［67］李华伟．余承惠辨证结合辨病分期治疗特发性膜性肾病经验［J］．贵阳中医学院学报，2017，39（5）：12-15.

［68］薛雪，孙伟．孙伟教授治疗淋证临床经验撷菁［J］．四川中医，2011，29（12）：9-11.

［69］蒋熙，朱婉华．朱良春老中医治疗淋证拾粹［J］．吉林中医药，1992，1（1）：7-8.

［70］仲昱．邹燕勤治疗淋证八法简介［J］．江苏中医药，2012，44（10）：63-65.

［71］陈岚．温降苦泄治关格［J］．铁道医学，1986，14（3）：170-171.

［72］赵艳，孙晓光，彭建中．汪逢春治关格医案二则赏析［J］．山西中医学院学报，2011，12（4）：31-33.

［73］时振声，房定亚，聂莉芳．关格危急证验案三则［J］．江苏中医杂志，1986，9（9）：6-8.

［74］承伯钢．中药保留灌肠治疗关格［J］．江西中医药，1987，2（2）：10.

［75］生晓迪，徐英，杨月萍，等．国医大师张大宁运用四神丸加减治疗肾性血尿经验撷要［J］．江苏中医药，2018，50（11）：16-17.

［76］杨敬，陈原，熊维建，等．郑新主任医师治疗IgA肾病血尿的临证经验［J］．中国中西医结合肾病杂志，2006，7（12）：687-688.

［77］时振声，吴立文．化瘀法治疗尿血［J］．黑龙江中医药，1983，4（4）：28-29.

［78］吕霞．王静安国医大师治疗小儿血尿经验［C］．中华中医药学会儿科分会第30次学术大会论文汇编，2013：34-36.

［79］王钢．谈继承发扬邹云翔老师治肾学术思想的过程和心得体会［J］．中国中西医结合肾病杂志，2015，16（5）：380-385.

［80］徐昌安，杨雪花．邹燕勤教授益肾泄浊法治疗肾劳经验［J］．新疆中医药，2020，38（1）：39-40.

［81］易景慧，范钊坤．袁长津论治慢性肾衰竭经验［J］．湖南中医杂志，2015，31（3）：17-19.

［82］欧湘旎，孙伟．孙伟教授论治慢性肾衰竭气阴两虚证［J］．浙江中医药大学学报，2016，40（5）：383-385.

［83］占永立．戴希文教授中医"和"法为主治疗慢性肾衰竭（肾劳）学术思想［C］．2016年中国中西医结合学会肾脏疾病专业委员会学术年会论文摘要汇编，2016.

［84］谢作钢，程锦国．程锦国运用桂枝茯苓丸治验举例［J］．浙江中医杂志，2013，48（9）：689-690.

［85］宋建蓉．刁本恕运用中医多元法治疗小儿遗尿症经验［J］．成都中医药大学学报，2011，34（2）：20-22.

［86］彭玉，陈竹，冷丽．黄建业名老中医"从心论治"小儿遗尿经验［J］．中医儿科杂志，2014，10（1）：10-12.

［87］李庭凯．朱进忠治疗遗尿的独特经验举隅［J］．中医药研究，2000，16（1）：40-62.

［88］黄牲．黄明志教授治疗小儿遗尿经验［J］．中国中西医结合儿科学，2009，1（2）：147-148.

［89］闫永彬，丁樱，任献青，等．丁樱教授肾病尿浊"风激水浊"病机说［J］．中华中医药杂志，2013，28（11）：3290-3292.

［90］王殿虎，杨丽，罗婷婷，等．王兆军标本兼顾治尿浊［J］．四川中医，2014，32（6）：23-24.

［91］吕仁和，时振声．尿浊的辨治［J］．北京中医杂志，1991，4（4）：10-11.

［92］王子威，张文柱．张文柱教授应用补肾活血化浊法治疗尿浊经验［J］．内蒙古中医药，2017，36（13）：38-39.

［93］吕旭阳．沈元良辨治尿浊经验采撷［J］．中华中医药杂志，2017，32（3）：1111-1113.

［94］施映枫，王莉，徐柳青，等．高尿酸血症肾脏损害的研究进展［J］．中华肾脏病杂志，2014，30（10）：794-798.

［95］路建饶，顾波．高尿酸血症和高尿酸性肾病的治疗进展［J］．临床肾脏病杂志，2011，11（2）：62-64.

［96］张璐，杨定位．高尿酸血症肾病的诊治进展［J］．中华临床医师杂志（电子版），2019，13（6）：457-462.

［97］罗慧．高尿酸血症对肾内血流动力学影响的研究进展［J］．重庆医学，2021，50（7）：1217-1221.

［98］刘文静，陆海涛，孟凡强，等．肥胖相关性肾脏病的临床特点及预后［J］．中国医刊，2020，55（03）：268-271.

［99］刘洋，章海涛．肥胖致肾脏病的发病机制及治疗进展［J］．肾脏病与透析肾移植杂志，2018，27（04）：374-378.

［100］仓艳琴，彭艾．肥胖相关性肾病发病机制的研究进展［J］．中国老年学杂志，2011，31（15）：3006-3009.

［101］马爱景，冯梅，钟慧，等．肥胖相关性肾病［J］．西部医学，2006（02）：207-209.

［102］武立华，赵湘．肥胖相关性肾病研究进展［J］．浙江中西医结合杂志，2011，21（10）：747-750.

［103］林美华．老年肾脏病患者病理诊断与临床诊断比较分析［J］．山东医药，2012，52（36）：78-80.

［104］李富震，苏金峰，柳成刚，等．龙江医家学术特色浅述（续）［J］．中华中医药杂志，2021，36（03）：1311-1313.

［105］李富震，苏金峰，赵春森，等．龙江医家学术特色浅述［J］．中医杂志，2013，54（19）：1702-1704.

［106］姜德友，王磊，常存库．龙江医派史略［J］．中医文献杂志，2012，30（03）：19.

［107］常佳怡，周雪明，姜德友．龙江医派奠基人高仲山学术思想撷萃［J］．中医药信息，2013，30（05）：94-96.

［108］高桂郁，马龙侪．对张琪研究员的治学风格和学术特点的初步探讨［J］．黑龙江中医药，1983（01）：1-5+36.

［109］杨帆，姜德友，张淼．姜德友教授对六味地黄丸类方运用研究［J］．河北中

医药学报，2014，29（02）：50-52.

[110] 王雪茜，赵琰，张晓瑜，等．王庆国教授师法仲景拓展运用麻黄之经验撷英[J]．世界中医药，2015，10（05）：740-743.

[111] 张泉森．奚凤霖治肾病综合征[J]．江苏中医，1991，12（07）：14.

[112] 俞立强，陈爱平，熊佩华．费伯雄治肾探析[J]．中医临床研究，2011，3（09）：61-63.

[113] 蒯伟勇．邹云翔教授肾病学术思想特色与成就[J]．新中医，1989，21（04）：5-8.

[114] 王润．王任之先生治疗慢性肾炎经验[J]．安徽中医临床杂志，1995，7（03）：33.

[115] 潘赐明，周丽红，赵黎．新安医家王乐匋学术特色浅谈[J]．湖北民族学院学报（医学版），2017，34（03）：48-49.

[116] 孙宇洁，李家劼，奚然然，等．新安医家王仲奇辨治肾消病经验探析[J]．中国民族民间医药，2020，29（14）：70-72.

[117] 陈大威，雷根平．浅析扶阳法治疗慢性肾功能衰竭[J]．四川中医，2014，32（12）：28-30.

[118] 徐春娟，何晓晖，王河宝．试析盱江医学中的医学独创性[J]．中华中医药杂志，2015，30（08）：2744-2747.

[119] 冯倩倩，李丛．谈盱江医家学术思想的关联性：以谢星焕、李铎、喻嘉言为例[J]．江西中医药，2016，47（11）：7-10.

[120] 李福生，王茂泓，吴国庆，等．皮持衡肾病"五论"学术思想浅析[J]．中华中医药杂志，2019，34（10）：4649-4651.

[121] 付春梅，吴国庆，曾琴，等．皮持衡教授辨治慢性肾病学术经验撷要[J]．北京中医药大学学报，2012，35（12）：852-854.

[122] 吴国庆，皮持衡．皮持衡教授治疗慢性肾衰竭经验[J]．亚太传统医药，2020，16（03）：84-86.

[123] 张保伟．刘渡舟教授治疗慢性肾衰经验撷拾[J]．中医药学刊，2004，22（04）：584-592.

[124] 杜义斌．吴生元教授"扶阳"为特色治疗老年病经验拾萃[J]．实用中医内科杂志，2011，25（02）：8-10.

[125] 叶国嫦，李秋，文超．223例儿童急性肾损伤的病因及预后分析[J]．重庆医学，2014，43（10）：1181-1183.

[126] 杨柱，唐东昕，郭斌，等．刘尚义治疗肿瘤用药经验数据挖掘分析[J]．中医杂志，2016，57（19）：1641-1645.

[127] 葛信国，张福产，蒋小燕，等．保元排毒丸对顺铂肾损害的不同证型的临床

疗效观察［J］. 时珍国医国药, 2009, 20（03）: 721-722.

［128］刘厚颖, 李小维, 袁戈, 等. 济生肾气丸加味治疗顺铂化疗后肾毒性 36 例［J］. 时珍国医国药, 2010, 21（08）: 2091-2092.

［129］刘红, 孙伟, 万毅刚, 等. 慢性肾脏病肾组织炎症信号通路 NF-kB 的调节机制及中药的干预作用［J］. 中国中药杂志, 2013, 38（24）: 4246-4251.

［130］赵青, 万毅刚, 王朝俊, 等. 慢性肾脏病肾组织炎症信号通路 p38MAPK 的调节机制及中药的干预作用［J］. 中国中药杂志, 2012, 37（12）: 1700-1704.

［131］陈楠, 沈平燕. 肿瘤化疗药物与肾脏损害［J］. 临床内科杂志. 2003, 20（4）: 171-173.

［132］刘园梅, 李晓玫. 内科常用药物相关的急性肾衰竭［J］. 药物不良反应杂志, 2008, 10（4）: 279-283.

［133］余靖. 抗肿瘤药物肾损害［J］. 中国社区医师, 2006, 22（6）: 12-15.

［134］何劲松, 谢瑞祥. 抗肿瘤药物对肾脏的损害及处理措施［J］. 海峡医药, 2011, 23（10）: 107-109.

［135］董力, 黄江燕, 眭维国. 抗肿瘤药物与肾脏损害［J］. 现代医院, 2005, 07: 41-43.

［136］任燕. 基于"吴门医派络病理论"益肾活络方治疗慢性肾脏病 3 期的理论及临床研究［D］. 南京: 南京中医药大学, 2020.

［137］吴云峰. 吴佩衡扶阳学术思想治疗优势病种的用药规律研究［D］. 云南: 云南中医学院, 2018.

［138］王冬燕. 建国以来中西医结合治疗肾脏病研究［D］. 济南: 山东中医药大学, 2009.

［139］师双斌. "肾藏精"藏象基础理论核心概念诠释［D］. 沈阳: 辽宁中医药大学, 2013.

［140］DAUGIRDAS J T. Handbook of dialysis［M］. Philadelphia: Lippincott Williams & Wilkins, 1994: 241-368.

［141］GOLDMAN L M, SCHAFER A I. Goldman's cecil medicine［M］. 25th ed. Philadelphia: Saunders Elsevier, 2016.

［142］BRENNER B M, RECTOR F C. Brenner and Rector's The kidney［M］. 10th ed. Philadelphia: W. B. Saunders Company, 2015.

［143］CHURCHILL D N, TAYLOR D W, KESHAVIAH P R, et al. Adequacy of dialysis and nutrition in continuous peritoneal dialysis: association with clinical outcomes［J］. J Am Soc Nephrol 1996, 7（2）: 198-207.

［144］WANG T, YE R G, ZHEN Z H, et al. Influence of peritoneal dialysis on the progression of chronic renal failure［J］. Adv Perit Dial, 1995, 11: 11-14.

［145］LEE T H，CHEN J J，WU C Y，et al. Hyperuricemia and progression of chronic kidney disease：a review from physiology and pathogenesis to the role of urate-lowering therapy ［J］. Diagnostics，2021，11（9）：1674-1674.

［146］ZHU C，SUN B，ZHANE B，et al. An update of genetics，co-morbidities and management of hyperuricemia ［J］. Clinical and experimental pharmacology & physiology，2021，48（10）：1305-1316.

［147］KLINENBERG J R，KIPPEN I，BLUESTONE R. Hyperuricemic nephropathy：pathologic features and factors influencing urate deposition ［J］. Nephron，1975，14（1）：88-98.

［148］FATHALLAH-SHAYKH S A，CRAMER M T. Uric acid and the kidney ［J］. Pediatr Nephrol，2014，29（6）：999-1008.

［149］MOUNT D B. The kidney in hyperuricemia and gout ［J］. Curr Opin Nephrol Hypertens，2013，22（2）：216-223.

［150］CICERELLO E. Uric acid nephrolithiasis：an update ［J］. Urologia，2018，85（3）：93-98.

［151］CICERELLO E，MERLO F，MACCATROZZO L. Urinary alkalization for the treatment of uric acid nephrolithiasis ［J］. Arch Ital Urol Androl，2010，82（3）：145-148.

［152］KIM M J，HOPFER H，MAYR M. Uric acid，kidney disease and nephrolithiasis ［J］. Ther Umsch，2016，73（3）：159-165.

［153］HUMANES B，LAZARO A，CAMANO S，et al. Cilastatin protects against cisplatin-induced nephrotoxicity without compromising its anticancer effciency in rats ［J］. Kidney Int，2012，82（6）：652-663.

［154］YAO X，PANICHPISAL K，KURTZMAN N，et al. Cisplatin nephrotoxicity drugs：a review ［J］. Am J Med Sci，2007，114-124.